LES EAUX MINÉRALES

ET LES

BAINS DE MER DE LA FRANCE

NOUVEAU GUIDE PRATIQUE DU MÉDECIN ET DU BAIGNEUR

PAR LE DOCTEUR

PAUL LABARTHE

Docteur en médecine de la Faculté de Paris.
Médecin adjoint du Dispensaire de salubrité,
Membre de la Société de thérapeutique expérimentale de France,
de la Société d'anthropologie, etc.

PRÉCÉDÉ D'UNE INTRODUCTION

PAR

M. A. GUBLER

Professeur de thérapeutique à la Faculté de médecine de Paris
Membre de l'Académie de médecine, de la Société d'hydrologie et de la Société
médicale des hôpitaux, médecin de l'hôpital Beaujon
Chevalier de la Légion d'honneur.

Cecy est un livre de bonne foy.
MONTAIGNE.

Prix : 4 francs. Relié en toile : 5 francs

PARIS

C. REINWALD ET Cie, LIBRAIRES-ÉDITEURS

RUE DES SAINTS-PÈRES, 15

1875

LES

EAUX MINÉRALES

ET LES

BAINS DE MER DE LA FRANCE

PARIS. — IMP. SIMON RAÇON ET COMP., RUE D'ERFURTH, 1.

LES EAUX MINÉRALES

ET LES

BAINS DE MER DE LA FRANCE

NOUVEAU GUIDE PRATIQUE DU MÉDECIN ET DU BAIGNEUR

PAR LE DOCTEUR

PAUL LABARTHE

Docteur en médecine de la Faculté de Paris,
Médecin adjoint du Dispensaire de Salubrité,
Membre de la Société de Thérapeutique expérimentale de France,
de la Société d'Anthropologie, etc.

PRÉCÉDÉ D'UNE INTRODUCTION

PAR

M. A. GUBLER

Professeur de thérapeutique à la Faculté de médecine de Paris
membre de l'Académie de médecine, de la Société d'hydrologie et de la Société
médicale des hôpitaux, médecin de l'hôpital Beaujon
Chevalier de la Légion d'honneur.

« *Cecy est un livre de bonne foy.*
MONTAIGNE.

Prix : 4 francs. Relié en toile, 5 francs.

PARIS
C. REINWALD ET Cie, LIBRAIRES-ÉDITEURS
RUE DES SAINTS-PÈRES, 15
1873

PRÉFACE

AU LECTEUR

Les ouvrages sur les *Eaux minérales* sont très-nombreux et peuvent être rangés en plusieurs catégories.

Les uns, comme le *Grand Dictionnaire des Eaux minérales et d'hydrologie médicale* de MM. Durand-Fardel, Le Bret et Lefort, *Les Eaux minérales d'Europe* de M. Rotureau, etc., sont des ouvrages considérables comme science et érudition, de véritables encyclopédies, mais trop volumineux, trop étendus, trop détaillés et d'un prix trop élevé pour être à la portée de tous les praticiens et des baigneurs.

Les autres, comme les *Précis d'eaux minérales* de Patissier, d'Alibert, de Bourdon, de Joanne et Le Pileur et de Roubaud, sont, ainsi que l'indique leur titre, des ouvrages succincts, résumés, pratiques, d'un prix relativement modéré et très-utiles aux médecins et aux baigneurs ; mais trop anciens (le plus récent remonte à 13 ans) et nullement au courant des progrès nombreux réalisés par la thérapeutique thermo-minérale dans ces dernières années.

Viennent ensuite les innombrables brochures publiées chaque année par les médecins des eaux, dans lesquelles sont consignées toutes les observations physiques, chimiques, physiologiques et thérapeutiques recueillies par eux dans les stations thermales où ils exercent. Ce sont là des publications éminemment utiles, mais qu'il est absolument impossible à tout praticien de collectionner et de lire complétement.

Enfin, il y a d'autres genres d'ouvrages sur les *Eaux minérales* dont j'hésitais d'abord à parler, mais contre lesquels il faut cependant mettre en garde les médecins et le public. Je veux parler de ces ouvrages rédigés par des plumes vénales qui distribuent le blâme ou l'éloge, selon que les propriétaires des sources sont avares ou prodigues de leur argent, le prix de chaque article inséré variant entre 500 et 2000 francs, suivant l'importance de la source, la richesse de la station, et l'étendue et l'intensité de la réclame! Quelle confiance voulez-vous que de pareils livres inspirent aux médecins et aux baigneurs?

L'ouvrage que nous publions aujourd'hui est avant tout « *un livre de bonne foy*, » rédigé sans aucun esprit de parti et d'après les seules données scientifiques de l'expérience et de l'observation. Il est de plus, ainsi que l'indique son sous-titre, un livre pratique destiné à être utile aux médecins et aux baigneurs. Qu'on en juge par le plan que nous avons suivi.

L'ouvrage comprend TROIS GRANDES DIVISIONS.

La PREMIÈRE DIVISION est consacrée à l'étude des eaux minérales et se compose de *Deux Parties* :

La *Première* comprend une étude sur les *eaux minérales*, en général : définition ; caractères physiques et chimiques ; actions physiologiques et thérapeutiques ; modes d'administration ; classifications géologiques, géographiques, physiques, chimiques et médicales ; généralités sur chaque classe. Elle se termine par la législation des eaux minérales, et un index bibliographique de tous les ouvrages généraux publiés jusqu'à ce jour sur la matière.

La *Seconde* comprend l'étude de chaque station thermale en particulier. Pour cette étude, nous avons suivi l'ordre alphabétique, comme étant de beaucoup le plus simple et le plus commode. Le lecteur trouvera pour chaque station : l'itinéraire, la description topographique de la ville et de l'établissement thermal, la description des sources, leurs noms, leur température, leur débit, leurs caractères physiques et leur analyse chimique, leur action physiologique et thérapeutique, avec l'énumération des maladies auxquelles elles conviennent.

Comme le genre de vie que mène le baigneur aux eaux importe à sa cure, nous avons terminé chaque article par quelques mots sur les plaisirs et les distractions que présente la station, et sur les principales promenades et excursions à faire dans les environs.

Un appendice bibliographique contenant la liste des auteurs qui ont écrit sur chaque station, et le titre de leurs ouvrages, est joint à chaque article. Grâce à cet appendice, le médecin qui voudra faire des études approfondies sur une station thermale donnée, saura où il devra puiser ses documents, et le baigneur pourra connaître les travaux spéciaux du médecin consultant auquel il se confiera, une fois rendu aux eaux.

La DEUXIÈME DIVISION est consacrée à l'étude des bains de mer, et se compose aussi de *deux parties*.

Dans la *Première*, nous avons étudié les *bains de mer* en général : caractères physiques et chimiques de l'eau de mer ; analyses chimiques des eaux de la Manche, de l'Océan et de la Méditerranée ; divers modes d'administration de l'eau de mer ; règles des bains de mer ; action physiologique et thérapeutique des bains de mer ; maladies que l'on traite aux bains de mer. Enfin, nous avons terminé cette partie par un coup d'œil sur les plages de la France. Comme dans la partie consacrée aux eaux minérales en général, nous avons, dans un appendice bibliographique, donné la liste des principaux ouvrages sur les bains de mer.

Dans la *Seconde*, nous avons passé en revue les stations balnéaires des côtes françaises, en donnant sur chacune d'elles les documents nécessaires aux médecins et aux baigneurs. Ici, encore, comme pour les eaux minérales en particulier, nous avons suivi l'ordre alphabétique.

La TROISIÈME DIVISION est consacrée à l'étude des maladies que l'on traite par les eaux minérales et les bains de mer. Cette étude, on le comprend, n'a pu recevoir tous les développements qu'elle comporterait si on voulait la faire à fond; il nous eût fallu pour cela seul un gros volume. Nous nous sommes donc contenté d'un simple *Memento Thérapeutique*, dans lequel nous avons fait suivre chaque maladie des noms des eaux qui lui conviennent, selon sa période et selon la constitution et le tempérament de l'individu qui en est atteint. Du reste en se reportant du nom de la source indiquée dans le *Memento* à l'article consacré spécialement à cette source, le lecteur y trouvera tous les détails voulus sur les propriétés de la source, et sur son efficacité dans la maladie indiquée.

Un *Appendice*, rendu nécessaire par la dernière guerre devait terminer le volume. Il devait renfermer un *Parallèle entre les eaux minérales de France et d'Allemagne*. afin que le baigneur sût les noms des Sources Françaises équivalentes aux Sources Allemandes qu'il fréquentait autrefois, mais que son patriotisme ne lui permet plus de revoir.

Nous allions commencer cet *Appendice*, lorsque M. le professeur Gubler ouvrit son cours de thérapeutique à la faculté et annonça qu'il allait étudier les eaux minérales françaises. La première leçon, fut justement consacrée par l'éminent professeur au *Parallèle entre les eaux minérales de France et d'Allemagne*. Ce parallèle, fait d'une manière vraiment magistrale, eut un immense succès, et l'idée nous vint aussitôt de demander au savant thérapeutiste l'autorisation de le reproduire en tête de ce volume. Cette autorisation nous fut accordée avec une bonté et une complaisance exquises. Nous en remercions ici publiquement et du plus profond de notre cœur notre excellent maître.

Voilà comment, cher lecteur, le *Parallèle des eaux minérales de France et d'Allemagne* qui devait se trouver en *Appendice* est en *Introduction*, et comment au lieu d'être signé : LABARTHE, il est signé : GUBLER. J'espère bien que ce ne sera pas vous qui vous en plaindrez !

DOCTEUR PAUL LABARTHE.

Paris, 1er avril 1873.

N. B. — Quelques lecteurs s'étonneront peut-être de voir figurer dans ce livre certaines stations thermales telles que : *Chatenoy*, *Niederbronn*, *Metz*, *Saint-Ulrich*, *Rosheim*, *Soultz-les-Bains*, *Soultzbach*, *Soultzmatt*, *Sierk*, *Watwiller*, etc., qui ne font plus partie de la France. A ceux-là, pour qui *le fait est tout et le droit rien*, nous répondrons : Vous n'êtes pas Français, ou vous ne l'êtes que de nom. Il est vrai que ces stations thermales, qui sont situées en Alsace et en Lorraine, sont aujourd'hui prussiennes, mais comme elles seront toujours françaises par le cœur, en attendant qu'elles le redeviennent par le sol, nous nous sommes fait un devoir de les maintenir parmi *Nos Eaux Minérales Nationales*.

Dr P. L.

INTRODUCTION

PARALLÈLE DES EAUX MINÉRALES DE FRANCE ET D'ALLEMAGNE

Si les eaux minérales prises dans leur ensemble sont souvent mal connues, on peut dire que les eaux françaises sont généralement méconnues par nos compatriotes aussi bien que par les étrangers. Tandis qu'en France beaucoup de sources excellentes sont injustement délaissées, en Allemagne, un grand nombre de stations médiocres jouissent d'une vogue véritablement imméritée. Une réparation était donc indispensable. Ainsi tout m'invitait à entreprendre l'étude de l'hydrologie française et depuis longtemps je caressais la pensée, je nourrissais le projet d'aborder devant vous l'exposition détaillée de cette partie intéressante de l'art de guérir.

Nulle contrée ne surpasse la richesse de la France en *Eaux médicales naturelles*. Les Vosges et les Alpes, le massif central surtout et la chaîne des Pyrénées, donnent le jour à d'innombrables sources d'une variété, d'une puissance et d'une abondance souvent incomparables.

C'est par milliers qu'il faut les compter, et l'on pourrait dire sans hyperbole que ce sont parfois des fleuves d'eaux salutaires qui s'échappent des entrailles de nos montagnes et de nos anciens volcans.

Aix en Savoie, Gréoulx, Ax, Olette, Amélie, Cauterets, Luchon, etc., vomissent des torrents d'eau sulfureuse. Il en est de même pour les eaux alcalines à Vichy et à Vals ; pour les chlorurées-sodiques à Bourbon-l'Archambault, Moutiers, Balaruc, Mont-Dore, Royat, Saint-Nectaire, etc. ; pour les *inermes* à Néris, Saint-Laurent, Luxeuil, Plombières, etc.

A Chaudesaigues, l'eau est si abondante, qu'elle est distribuée en ruisselets dans toutes les habitations ; si brûlante (81° centigrades) qu'elle est employée à la plupart des usages domestiques et qu'elle entretient, partout où elle circule, une température douce et égale pendant la froide saison, donnant ainsi, selon les calculs de M. Berthier, une somme de calorique équivalente à celle que procure l'exploitation d'une forêt de 450 hectares.

A côté de Rennes-les-Bains coule un véritable ruisseau d'eau salée qui surpasse en minéralisation un grand nombre de sources étrangères très-fréquentées. Si nos voisins possédaient de tels joyaux, ils en feraient éclat et profit. Nous autres, nous en ignorons presque l'existence, ou du moins nous n'avons jamais su les mettre à leur valeur.

A cet égard, les Allemands possèdent une incontestable supériorité. Vous allez en juger vous-mêmes par quelques exemples que je choisirai parmi les plus innocents, en évitant de me faire l'écho des accusations capables de porter une atteinte directe et sérieuse à la loyauté de nos voisins.

Un mince filet d'eau sulfureuse froide attire à *Weilbach* une nombreuse clientèle d'Anglais, d'Américains, de Russes. Quelques rares buveurs y trouveraient à peine leur compte et les baigneurs y affluent.

A *Schlangenbad*, des cabinets peints en bleu donnent à l'eau un reflet azuré, à la peau une blancheur marmoréenne, et font croire aux femmes surannées qu'elles ont retrouvé la fontaine de Jouvence.

Kissingen offre sérieusement aux buveurs du fameux Rakoczy les bienfaits de l'atmosphère maritime en leur faisant respirer l'air au voisinage des fagots sur lesquels s'égoutte l'eau salée.

A *Canstatt*, on procure aux malades altérés la réunion des sources les plus fameuses à l'aide d'un procédé aussi simple qu'ingénieux et qui consiste à inscrire sur chaque robinet le nom d'une station célèbre. C'est ainsi qu'on peut sans se déranger faire successivement, avec la même eau, une cure de Wildbad, de Karlsbad, de Plombières ou de Vichy.

N'admirez-vous pas, messieurs, les miracles de cette *bonhomie germanique* devenue proverbiale ? Certes l'*esprit gaulois* n'a pas tant de ressources et ce n'est pas moi qui l'en blâmerai ni qui lui demanderai de pareils tours de force. Mais ne pourrait-il du moins nous aider à tirer honnêtement parti des biens que la nature nous a prodigués ?

Pour ma part, je n'ai jamais senti le besoin d'adresser mes malades à des eaux étrangères, tant est complète la *gamme* de celles que nous possédons.

Mais beaucoup de nos stations thermales sont si calmes, si sérieuses, pour ne rien dire de plus, et les raffinés de la civilisation moderne prennent si mal leur parti de vivre loin de la foule dissipée et bruyante, loin des plaisirs réservés aux favoris de la fortune ! Il m'a donc fallu souvent composer avec les gens du monde et leur laisser prendre le chemin de Bade ou de Hombourg dont les nymphes sont parées de tant de charmes étrangers ; mais je ne le faisais jamais qu'à contre-cœur et non sans maugréer à la fois contre l'indifférence routinière qui laissait nos établissements dans un état d'infériorité relative, et contre l'entraînement irréfléchi qui faisait courir après le plaisir quand la raison commandait de chercher la santé.

En suivant aujourd'hui cette ligne de conduite, je n'obéis donc pas à un sentiment de rancune, qui serait souverainement déplacé et coupable s'il était satisfait aux dépens de ceux qui souffrent ; je demeure simplement fidèle à d'anciennes habitudes déduites logiquement et sans passion de la valeur reconnue de nos ressources *hydriatiques*.

Une rapide comparaison établie entre les eaux françaises et étrangères vous prouvera, messieurs, que j'avais raison. Ce n'est pas la première fois que ce parallèle a été entrepris. Vers le milieu de la seconde moitié du dix-huitième siècle (1777), Raulin, inspecteur général des eaux minérales de France, a eu l'idée de l'établir, en se bornant toutefois aux eaux transportées d'Allemagne et à leurs équivalents parmi les eaux françaises.

En 1850, un illustre professeur de cette Faculté, M. Dumas, non content de publier, avec le concours d'une réunion de savants, un annuaire des eaux de la France, faisait paraître dans le *Moniteur universel*, un tableau comparatif des richesses hydrologiques nationales et étrangères.

Nous devons également un bon travail sur une partie restreinte de ce sujet à deux chimistes distingués, MM. Mialhe et Figuier.

Mais jusque-là la question était restée pour ainsi dire dans le domaine de la science spéculative. Nos récents malheurs ont eu le pouvoir de l'en faire sortir. M. Rotureau, dont les travaux hydrologiques ont conquis l'estime générale, est entré le premier dans la voie de la revendication, en publiant dans la *Gazette hebdomadaire* un parallèle entre les eaux de la France et de l'Allemagne. Un jeune publiciste de talent, M. Barrault, l'a suivi de près dans la *Gazette des eaux*, dirigée par M. Germond Delavigne et qui, avec la *Revue d'hydrologie*, rédigée par M. le docteur Aimé Robert (de Strasbourg), est l'organe le plus complet de la science hydriatique.

A son tour, la Société d'hydrologie médicale s'est mise activement à l'œuvre. Elle a déjà beaucoup avancé la discussion du rapport présenté par M. Verjon, au nom d'une commission spécialement chargée d'établir la valeur comparative des eaux françaises et allemandes. Le public médical attend de la haute compétence de cette compagnie savante un verdict définitif et sans appel.

Enfin, son président honoraire, M. Durand-Fardel, dont la voix autorisée ne s'était plus fait entendre depuis quelques années, vient de faire dans cet esprit de revendication, à l'École pratique de la Faculté, une série de leçons sur les applications thérapeutiques des eaux minérales.

Grâce à cette généreuse émulation, la vérité commence à se faire jour, et j'ai pensé que la cause de nos sources minérales serait irrévocablement gagnée si elle était confiée au patriotisme intelligent et éclairé de la jeunesse médicale française.

Sachez donc, messieurs, que l'empire allemand, car c'est lui que je prends surtout pour objectif, n'a rien à mettre en regard de nos admirables sources sulfurées-sodiques des Pyrénées : Amélie, Ax, Baréges, Bonnes, Cauterets, Luchon, Vernet, et cent autres de grande valeur, quoique de moindre notoriété.

Il n'a rien de comparable à nos eaux alcalines de Vals et de Vichy ; celles de Bilin, d'ailleurs très-inférieures, appartenant à la Bohême.

Je ne vous dirai pas que Chaudesaigues est la source thermale la plus chaude de l'Europe continentale, puisque cette haute thermalité, absolument superflue en pratique médicale, n'est qu'une curiosité naturelle ; mais je vous rappellerai que Challes, la plus minéralisée de toutes les sources sulfureuses, est vingt fois aussi riche en sulfure de sodium que les eaux les mieux partagées à cet égard. Je vous signalerai également La Bourboule comme la première des eaux arsenicales, laissant bien loin derrière elle toutes les sources européennes auxquelles l'analyse accorde quelques traces d'arsenic, car elle ne renferme pas moins de 14 milligrammes d'arséniate de soude par litre d'après M. Lefort, 17 milligrammes d'après une récente analyse faite au laboratoire de l'École des mines, et même 2 centigrammes selon l'illustre Thénard. En tout ceci notre supériorité est incontestable et incontestée. Pour le reste, nous pouvons sans désavantage soutenir la comparaison.

Par exemple, l'Allemagne nous inonde de ses eaux *purgatives*, et beaucoup de praticiens se sentiraient entièrement désarmés s'ils étaient privés de cruchons de Pullna et de Sedlitz (que je ne repousse pas puisque ces localités sont en Bohême), ou bien de Friedrichshall. Cependant ils auraient encore à leur disposition l'eau suisse de Birmenstorf, que je prescris presque exclusivement parce que je la crois encore plus sûre que les autres dans ses effets. D'ailleurs si nous sommes si pauvres en eaux sulfatées sodiques et magnésiennes, on a tort de nous croire absolument indigents. Nous ne possédons pas moins d'une vingtaine de sources douées de propriétés purgatives. Beaucoup, à la vérité, sont faibles comme Brides et Saint-Gervais, en Savoie, Chatel-Guyon (Puy-de-Dôme), Plan-de-Phazy et Soulieux (Isère), Santenay (Côte-d'Or); mais nous avons dans l'*Eau verte* de Vacqueiras (Vaucluse) une eau sulfatée sodo-magnésique qui peut rivaliser avec bien des *Bitter-Wasser* d'outre-Rhin. Supérieure à Friedrichshall, elle ne le cède qu'aux eaux purgatives de la Bohême et fera bientôt, j'espère, bonne figure à côté d'elles sur le marché français.

L'Allemagne jouit encore sans motif sérieux du monopole des *eaux chlorurées sodiques*. Il est temps de nous en affranchir et je vais vous prouver que la chose est facile.

Salies-de-Béarn, où existe un établissement bien installé, offre une minéralisation de 216 grammes de sels par litre, et par conséquent dix ou douze fois plus puissante que celles des sources en réputation sur les bords du Rhin. Salins, du Jura, qui a 29 grammes de sels, l'emporte par là sur Kreuznach qui n'en a que 11 à 12 grammes, et lui est au moins égal par l'aménagement balnéo-thérapique ainsi que par la beauté de son établissement. D'un autre côté nous possédons des sources chlorurées sodiques fortes et d'une haute thermalité, telles que Bourbonne et Balaruc.

Ainsi, même en faisant abstraction des bains de mer, absents des côtes ingrates de la mer du Nord et de la Baltique, si nombreux au contraire sur nos côtes de la Manche, de l'Océan et de la Méditerranée, avec leurs plages de sable ou leurs criques abritées par des rochers, avec leurs conditions climatériques variées et ordinairement avantageuses, nous n'avons rien à envier à nos voisins sous le rapport des eaux pélagiennes.

A côté de ces eaux essentiellement chlorurées sodiques, je placerai des eaux complexes contenant à la fois des proportions plus ou moins fortes de chlorures et de sulfates alcalins ainsi que de bicarbonate de soude, et dont la valeur thérapeutique déjà considérable est, selon moi, destinée à grandir encore. Je fais allusion aux nombreuses sources de l'Auvergne et du Vivarais dont les montagnes volcaniques, comme celles de la Bohême et de quelques autres pays allemands, laissent échapper d'énormes masses d'eau minérale presque semblables chimiquement malgré l'éloignement des lieux. Dans les deux contrées, c'est la même opulence ; mais dans notre massif central il y a plus de variété. Citons chez nous Royat, le Mont-Dore, la Bourboule, Saint-Nectaire, Chatelguyon, Châteauneuf, etc. ; du côté de la Bohême, Marienbad et Karlsbad ; en Allemagne, Ems, Kissingen et Wiesbaden.

Eh bien, à Wiesbaden ou à Baden, si vantés contre le rhumatisme, nous répondrons par une multitude de sources égales ou supérieures pour la minéralisation : entre autres, Bourbon-Lancy, Bourbon-l'Archambault, Châteauneuf, et surtout Saint-Nectaire.

A Ems, qui attire la foule des catarrheux et des phthisiques sujets aux fluxions sanguines, nous pouvons opposer sans crainte le Mont-Dore, Royat, Châteauneuf, Médague, Saint-Myon, etc., etc. Seulement nous n'avons pas chimiquement l'équivalent du fameux Kakoczy de Kissingen. Mais Chatelguyon (Puy-de-Dôme) vaut le Pandur et me paraît appelé à rendre généralement les services qu'on était habitué à demander à la source bavaroise.

Nous ne pouvons non plus fournir que la monnaie du magnifique Sprudel de Karlsbad, dont l'eau alcaline bicarbonatée et chlorurée sodique, comme tant d'autres sources du massif central, renferme en même temps une plus forte proportion de sulfate de soude qu'aucune eau française similaire. Du reste, cet aveu ne me coûte guère, car un pays, si bien partagé qu'il soit, ne saurait prétendre à une supériorité absolue, et d'ailleurs avec nos sources analogues nous sommes en mesure de répondre convenablement à toutes les indications remplies par Karlsbad. Je citerai ici comme particulièrement dignes d'attention Saint-Nectaire, Médague, Vic-le-Comte et Saint-Myon : toutes stations groupées autour du Puy-de-Dôme.

En fait d'*eaux chlorurées sulfureuses*, l'Allemagne ne se prévaut que d'Aix-la-Chapelle ; nous en possédons par conséquent trois ou quatre pour une. D'abord les eaux thermales de Digne et surtout de Gréoulx (Basses-Alpes) auxquelles il faut joindre l'une des sources de Saint-Gervais (Haute-Savoie) ; ensuite l'eau d'Uriage (Isère) qui n'est que tiède, mais en revanche beaucoup plus fortement minéralisée que celle d'Aix-la-Chapelle et que toutes les eaux du même genre.

Les *eaux* dites *faibles* ou *indifférentes* et que j'appelle *inermes*, pour écarter l'idée d'insuffisance ou d'impuissance qu'éveillent les dénominations usitées, comptent souvent parmi les plus célèbres. Tout le monde connaît la réputation de Louèche, dans le Valais (Suisse). Nous rappelions tout à l'heure les miracles enchanteurs de Schlangenbad ; mais la médication tempérante ne se fera nulle part mieux qu'à Néris (Allier), à Rennes (Aude), à Ussat (Ariége), ou bien à Bagnères-de-Bigorre.

Aix en Savoie, Evaux (Creuse) et Néris ; Bains, Luxeuil et Plombières dans les Vosges, Saint-Laurent (Ardèche), et Bagnols (Lozère), valent bien Pfäfers et Gastein pour la cure d'hydrothérapie thermale.

Enfin, La Malou (Hérault) attire justement la même clientèle que Wildbad.

Si la France est mal pourvue d'*eaux iodurées* dont les plus riches spécimens se trouvent à Saratoga-Springs (Amérique du Nord), à Cheltenham (Angleterre), et à Saxon (Suisse), l'Allemagne n'est pas plus favorisée sous ce rapport. Je passerais donc sous silence les eaux faiblement iodurées de Bondonneau, Challes, Chaudesaignes, Coize ou Gréoulx, si cette minéralisation spéciale ne leur assignait un rôle à la fois thérapeutique et hygiénique. Plusieurs de ces sources pourraient être employées comme eaux de table, à l'effet de combattre certaines maladies générales et principalement l'affection goîtreuse. A cet égard, les eaux de Coize (Savoie) ont déjà fait leurs preuves.

Parlerai-je des *eaux gazeuses*, dont l'eau de Seltz est le type populaire? Nous en avons partout dans les Alpes, le Forez, l'Auvergne et le Vivarais. On les compte par centaines. Les plus connues sont Chateldon, Condillac, Oriol, Pougues, Renaison, Saint-Alban, Saint-Galmier, Saint-Pardoux, Vic-sur-Cère. Cette dernière source, située dans le Cantal, offre exactement la composition de l'eau de Seltz ou Selters naturelle, mais elle est plus riche en fer et en bicarbonate de soude.

Ceci me conduit à vous entretenir des *eaux ferrugineuses*, classe importante dans laquelle nous passons pour être très-pauvres, bien qu'elle soit mieux représentée en France que dans aucune autre contrée de l'Europe.

Les eaux ferrugineuses pullulent partout ; seulement quelques-unes se distinguent dans la foule par des qualités qui les font plus agréables ou plus efficaces. Parmi les martiales non gazeuses, la France possède les sources les plus richement minéralisées : Provins, Forges, Aumale, La Bauche avec ses 17 centigrammes de fer carbonaté et crénaté, et tant d'autres dont l'énumération nous entraînerait trop loin. Ces stations sont bien connues et un peu fréquentées, mais nous allons chercher à l'étranger les eaux ferrugineuses acidules gazeuses dont nous sommes admirablement pourvus. La Corse ne fournit-elle pas la première eau de ce genre comme richesse en acide carbonique libre et en carbonate de fer. En effet, l'eau d'Orezza, d'après la belle analyse de M. Poggiale, ne contient pas moins de 12 centigrammes de sel ferreux par litre, tandis que Pyrmont n'en a guère que 5 centigrammes, Schwalbach 7 et le Pouhon de Spa 9 seulement.

Sur le continent nous avons aussi des *eaux martiales très-gazeuses* et qui, sous le rapport de la minéralisation spéciale, sont à la hauteur des sources étrangères les plus fréquentées. Le seul département de l'Aveyron nous offre les sources de Cassuéjouls, avec une proportion de carbonate ferreux sensiblement égale à celle qui fait la gloire de Spa et supérieure à celle du Stahlbrunnen, de Schwalbach ; Prugnes et Andard dont la source Cayla renferme plus d'un décigramme de sel de fer par litre.

La France possède aussi des *eaux ferrugineuses thermales*, dont la température varie de 27° c. à 51° c.; telles que celles de Neyrac, de Luxeuil, de Silvanès, de Saint-Nectaire, de Rennes, etc.

L'eau de Sylvanès (Aveyron), d'une composition très-remarquable, est en même temps sulfurée et arsenicale, ce qui lui assigne un rang à part parmi toutes celles de la même classe.

De plus, nous avons des *eaux martiales bicarbonatées sodiques*, association heureuse et répondant à une double indication qui se présente fréquemment dans la pratique. Dans cette division se retrouvent Andard et Neyrac (Ardèche), à côté de Courpière et de Martres-de-Veyre (Puy-de-Dôme), et du Boulou (Pyrénées-Orientales).

Enfin, la France a le privilége, trop peu apprécié, d'une catégorie d'*eaux martiales complexes* éminemment reconstituantes, douées tout à la fois d'une forte proportion de fer carbonaté et de carbonate de chaux, et d'une quantité considérable de bicarbonate de soude, de chlorure de sodium et de potassium, même de sulfates de soude et de potasse, à peu près dans les rapports où ces sels existent dans le sérum sanguin.

Cette *lymphe minérale*, ainsi que je me plais à la nommer, s'échappe de toutes parts en flots abondants des montagnes du massif central de la France : à la Bourboule, Châteauneuf, Médague, Royat, Saint-Myon, Saint-Nectaire, Vic-le-Comte, Vic-sur-Cère et ailleurs. Un grand succès, j'en ai la conviction, est réservé à ces eaux puissantes dont la tradition nous démontre l'efficacité contre les anémies, le lymphatisme, la scrofule et autres affections constitutionnelles.

Après ce rapide coup d'œil jeté sur les principales classes d'eaux minérales, vous resterez convaincus, messieurs, que non-seulement nous pouvons nous soustraire au tribut sottement payé à l'étranger, mais que nous ferons envie à l'Allemagne elle-même dès que nous saurons mettre en valeur nos trésors hydrologiques. Tout à l'heure je faisais scintiller à vos yeux cette multitude de pierres précieuses : ai-je besoin de vous faire l'éloge de l'écrin? Vous connaissez les splendeurs de la France, la richesse de ses plaines, les magnificences de ses hautes montagnes, la variété infinie de ses aspects, la douceur salutaire de son climat. Nice, Cannes, Menton, Hyères, Pau, etc., ne souffrent point des rigueurs de l'hiver, et l'on peut dire que dans la zone méridionale de cette contrée privilégiée la plupart des localités pourraient être transformées en stations hivernales.

Pendant la plus froide saison, Amélie-les-Bains et le Vernet, illustré par François Lallemand, offrent aux malades un tiède abri et des eaux généreuses. Quel autre pays pourrait leur procurer une telle réunion de circonstances favorables à la cure ? Je vais plus loin, messieurs, et je demande : Où l'étranger trouverait-il un accueil plus bienveillant que chez cette nation courtoise, humaine, généreuse, dont le cœur n'a jamais su nourrir un ressentiment ? En quel lieu le valétudinaire, qui va chercher aux eaux la santé, trouvera-t-il des soins plus éclairés et plus dévoués qu'auprès du personnel médical de nos établissements thermaux, où brillent d'éminentes individualités et qui, nous pouvons le dire sans flatterie, est généralement composé d'hommes de science et, qui plus est, de conscience.

Ainsi nous possédons dès à présent les principaux éléments d'un succès légitime et durable ; et cependant, si nous voulons lutter avec avantage contre les séductions des établissements en vogue sur les bords du Rhin, il est indispensable que nous fassions progresser les nôtres. Si la nature a été prodigue de ses biens, l'art n'a pas assez fait pour les mettre en œuvre. Sans doute quelques-uns de nos *hydropôlions* ou quelques-unes de nos *hydropoles*, si vous me permettez ce néologisme, peuvent rivaliser avec les villes d'eaux les plus célèbres à l'étranger : c'est le cas de Luxeuil et de Plombières, d'Aix en Savoie, de Vichy, de Néris et de Luchon. Mais tant d'autres laissent à désirer. Il est des stations importantes où la musique ne vient jamais réjouir les buveurs d'eau, qui n'ont pas même la distraction d'un casino ou d'une bibliothèque. Le théâtre est une rareté: souvent les promenades de plain-pied et les ombrages font défaut ; et, qui plus est, les hôtels manquent de confort, sinon de propreté.

Voilà ce qu'il faut améliorer au plus vite, sans trêve ni repos. Le sentiment élevé de l'intérêt général inspirera certainement quelques-uns de ceux à qui cette tâche incombe spécialement, mais nous devons compter davantage sur l'émulation entre établissements similaires, sur l'esprit de concurrence et sur la notion bien entendue de l'intérêt particulier.

Dans cette œuvre de progrès le rôle du corps médical peut et doit être considérable. Il appartient aux médecins hydrologues, dans chaque station, de s'unir étroitement pour signaler et réclamer avec autorité les améliorations urgentes et immédiatement réalisables. De leur côté les médecins ordinaires des familles auront le devoir d'offrir comme une prime d'encouragement aux efforts collectifs des propriétaires, des administrateurs et des hôteliers en recommandant de préférence à la clientèle des eaux l'établissement qui, dans chaque catégorie, se sera élevé au plus haut point de perfection relative.

Mais, pour employer plus fructueusement leur légitime influence, il faut qu'au préalable les médecins soient parfaitement instruits de la valeur des traitements hydriatiques, de l'utilité spéciale des différentes eaux minérales et, autant que possible, des conditions de climat et d'installation des principales stations. Mon espoir est que les eaux médicales françaises, mieux connues et plus fréquentées, contribueront au retour de la prospérité matérielle dans notre malheureux pays.

A. GUBLER.

NOUVEAU

GUIDE PRATIQUE

AUX

EAUX MINÉRALES DE FRANCE

NOUVEAU
GUIDE PRATIQUE
AUX
EAUX MINÉRALES DE FRANCE

PREMIÈRE PARTIE

DES EAUX MINÉRALES EN GÉNÉRAL

Définition. — Pour nous, une bonne définition des eaux minérales serait celle qui concilierait les exigences de la physique, de la chimie, de la géologie et de la médecine, appelées à un concours simultané dans leur étude. Or parmi les nombreux auteurs qui ont écrit sur les eaux minérales, un seul, M. Jules Lefort, a donné une définition remplissant ces quatre conditions. Nous dirons donc avec ce savant hydrologue : On doit entendre par eaux minérales toutes celles qui, en raison, soit de leur température, bien supérieure à celle de l'air ambiant, soit de la quantité et de la nature spéciale de leurs principes salins et gazeux, sont ou peuvent être employées comme agents médicamenteux.

Caractères. — Les caractères que présentent les eaux minérales, en général, peuvent être divisés en trois grandes classes : 1° les *caractères physiques ;* 2° les *caractères chimiques ;* 3° les *caractères physiologiques et thérapeutiques.*

1° CARACTÈRES PHYSIQUES. Les principaux caractères des eaux minérales qui frappent nos sens sont : la *couleur*, l'*odeur*, la *saveur*, la *limpidité*; l'*onctuosité*, la *densité*, la *thermalité* et l'*électricité*.

Couleur. — Les eaux minérales sont en général incolores, lorsqu'on les examine en petite quantité et au moment où elles arrivent à la surface du sol. Vues, lorsqu'elles sont en grande quantité dans les baignoires ou les piscines, elles présentent quelquefois une couleur verdâtre que les auteurs attribuent presque toujours à un effet d'optique. Cependant, dans certains cas, cette couleur est due à la présence, dans les bassins, de plantes aquatiques, de conferves, etc. Enfin, il est certaines eaux minérales qui présentent des colorations particulières dues à la nature de leurs principes minéralisateurs.

Odeur. — Presque toutes les eaux minérales répandent une odeur quelconque, variable suivant les principes qui entrent dans leur composition. Ainsi, elles dégagent toujours une odeur d'œufs pourris, quand elles contiennent du soufre. Elles ont une odeur piquante, lorsqu'elles renferment de l'acide carbonique, bitumineuse et marécageuse, quand elles ont traversé un sol marécageux ou bitumineux, etc.

Saveur. — Leur saveur est encore plus variable que leur odeur, et diffère avec les principes qui les constituent. Quelquefois tout à fait nulle, elle est dans d'autres cas agréable ou nauséabonde, salée ou saumâtre, aigrelette et piquante ou amère, styptique, etc.

Limpidité. — Presque toutes les eaux minérales, au sortir des griffons, sont d'une limpidité parfaite, surtout celles qui ont traversé des terrains volcaniques ou primitifs. On trouve quelquefois des parcelles de matières minérales en poudre fine dans les eaux qui viennent des terrains secondaires ou tertiaires ; enfin, certaines eaux ferrugineuses bicarbonatées ont leur limpidité altérée par l'oxyde de fer qu'elles renferment en suspension.

Onctuosité. — De toutes les eaux minérales, celles des Pyrénées, qui sont les plus riches en matières organiques, sont les plus onctueuses ; ce qui semblerait prouver que c'est à la matière organique qu'est dû ce caractère des eaux. Telle est du moins l'opinion de certains auteurs. Telle n'est pas celle de M. Filliol, qui prétend que les eaux sulfureuses d'une température très-élevée ne sont pas onctueuses, et que, par conséquent, la matière organique pas plus que les sels minéraux n'ont aucune influence sur la production de ce phénomène.

Densité. — Toutes les eaux minérales possèdent une densité plus grande que l'eau distillée. Toutefois la différence est très-minime et varie de 1 à 5 millièmes.

Thermalité. — La chaleur naturelle des eaux minérales est un de leurs caractères physiques les plus curieux. Aussi, a-t-il de tout temps excité les recherches des savants. Les uns, avec Aristote, expliquent la thermalité des eaux minérales par la chaleur solaire qui pénètre dans l'intérieur du globe et est absorbée par les eaux situées dans des couches profondes. Les autres, avec Sénèque, Agricola, Apulée, etc., prétendent que la chaleur des eaux minérales a son point de départ dans les foyers souterrains ; Mileus l'attribue à l'action des vents chauds qui existent dans le centre de la terre ; enfin, Albert le Grand, la Place, Berzélius et presque tous les auteurs modernes expliquent l'origine des eaux thermales de la façon suivante : pour eux elles sont le résultat de courants aqueux souterrains qui, échauffés par l action de la chaleur centrale de la terre, viennent enfin jaillir à la surface du sol. C'est à cette dernière théorie que nous nous rallions.

La température des eaux minérales varie de 80° centigrades (Chaudesaigues) à 7° centigrades (Forges). Elle peut être influencée par les tremblements de terre, les éruptions volcaniques, le mélange des eaux mal captées avec des eaux froides, les variations atmosphériques, les changements de saisons, etc., etc.

2° Caractères chimiques. — Les caractères chimiques des eaux minérales varient avec les substances minéralisatrices qu'elles renferment. Voici la liste de toutes celles que l'on a rencontrées jusqu'ici dans les diverses eaux minérales :

SUBSTANCES INDIFFÉRENTES AUX RÉACTIFS.

Volatiles. { Gaz azote.
Gaz oxygène et air atmosphérique.
Hydrogène carboné.
Gaz ammoniac.

SUBSTANCES ACIDES [1].

Acides. . { Carbonique, sulfurique, sulfurureux. sulfhydrique, chlorhydrique, phosphorique, borique, silicique ou silice, sélénique ? azotique, crénique, apocrénique, géique, mellitique ? acétique ?

SUBSTANCES SALINES.

Carbonates : — de chaux, de magnésie, de soude, de potasse, de fer, de manganèse, de strontiane, de lithine, d'ammoniaque.

Bicarbonates et sesquicarbonates : — de chaux, de magnésie, de soude, de potasse, de fer, de manganèse, de cobalt, de nickel, d'ammoniaque, de strontiane, de cuivre, de lithine.

[1] Les substances basiques ne se rencontrent qu'à l'état de sels.

Sulfates : — de chaux, de magnésie, d'alumine, d'alumine et de potasse, d'ammoniaque, de fer, proto et sesquioxyde de manganèse, de strontiane, de cuivre.

Phosphates : — de chaux, d'alumine, d'yttria ?

Sulfites : — de chaux, de soude, de magnésie, de potasse.

Hyposulfites : — de chaux, de soude, de magnésie, de potasse.

Borates : — de chaux, de soude.

Silicates : — de potasse, de soude, de chaux, d'alumine, de fer, d'yttria ? de glucine, de zircone ? de lithine.

Azotates : de potasse, de soude, de chaux, de magnésie.

Arséniates : — de soude, de chaux, de fer, de manganèse.

Arsénites : — de soude, de chaux ? de fer ?

Acétates : — de potasse.

Mellitates : — (?)

SELS HALOIDES ET SULFOSELS.

Sulfures : — de calcium, de sodium, de potassium, de magnésium, de fer, de manganèse, d'arsenic.

Arséniures : — de fer, de nickel, de cobalt ?

Chlorures : — de calcium, de manganèse, de sodium, de potassium, de lithium, d'ammonium, de glucynium.

Bromures : — de calcium, de magnésium, de sodium, de potassium.

Iodures : — de calcium, de magnésium, de potassium, de sodium, de fer, de manganèse.

Séléniures : — (?)

SUBSTANCES ORGANIQUES.

Bitumes, pétrole... conferves, animaux infusoires.

Matière organique de l'humus.

SUBSTANCES INDIQUÉES, MAIS ENCORE DOUTEUSES.

Acide titanique, tungstène, tantale, molybdène, cérium, yttria ? étain, argent, acide mellitique.

Ainsi, jusqu'à présent, grâce à l'analyse chimique, on a découvert dans les eaux minérales 127 substances, dont 112 minérales, 8 organiques et 9 encore douteuses. Toutefois le nombre des principes minéralisateurs qui se trouvent en proportions suffisantes pour produire des effets physiologiques et thérapeutiques, est assez minime, et l'on peut dire hardiment que les éléments essentiels que l'on rencontre dans les eaux minérales sont le chlore, le carbone, le soufre et leurs combinaisons avec la soude, la magnésie et la chaux, le fer, le manganèse, l'iode, le brome, la silice et l'arsenic.

Parmi les principaux modificateurs des eaux minérales, il faut placer la température, qui joue un rôle important dans les opérations chimiques et exerce une influence réelle sur la densité de l'eau. Viennent ensuite le captage des sources, le mélange de celles-ci avec des eaux étrangères provenant de neiges fondues, de pluies ou de sources voisines, enfin les variations atmosphériques et météorologiques, les tremblements de terre, etc.

3° CARACTÈRES PHYSIOLOGIQUES ET THÉRAPEUTIQUES. — Il est aujourd'hui incontestable pour tout le monde que les eaux minérales jouissent de vertus médicamenteuses. Le principe de ces vertus touche à tous les éléments qui constituent le vaste problème des eaux minérales, c'est assez dire qu'il est complexe. Il faut donc chercher l'explication des effets thérapeutiques des eaux minérales dans un ensemble de conditions qui se rapportent, soit aux propriétés dynamiques des eaux, soit à leurs propriétés physiques, soit enfin à leurs propriétés chimiques. Nous parlerons plus loin de l'influence du mode d'emploi des eaux sur leur puissance médicatrice. Nous devons d'abord nous occuper de la triple action médicamenteuse des eaux minérales qui résulte naturellement de leur nature intime.

1° *Action dynamique.* — On sait que les malades qui se rendent aux diverses stations thermales absorbent une grande quantité d'eau par l'estomac ou par la peau. Cette quantité s'élève en moyenne à 2 kilogrammes par jour, si l'on pense aux diverses circonstances qui favorisent l'absorption. On sait, en effet, que les malades boivent beaucoup, prennent des bains répétés et prolongés ; que certaines eaux sont d'une digestion facile, grâce à leur thermalité, aux sels et à l'acide carbonique qu'elles contiennent, toutes conditions qui sont en faveur de notre appréciation.

Cette grande quantité d'eau, comme le dit notre excellent ami et maître en cette matière, le docteur Félix Roubaud, abstraction faite des principes minéralisateurs qu'elle peut contenir, introduite chaque jour dans l'économie et pendant un temps plus ou moins long, exerce bien évidemment une action dont il faut tenir compte : « Absorbée par les vaisseaux veineux, dit M. Herpin, cette eau passe dans le sang, se mêle à lui, le délaye, le fluidifie ; en circulant dans le sang, elle pénètre dans l'intérieur des viscères, des organes, et jusque dans les plus petites ramifications des vaisseaux et des tissus les plus fins ; elle les lave, les nettoie ; elle dissout et entraîne les substances hétérogènes, morbides ou anormales qui s'y trouvent accidentellement déposées. Reprise ensuite par les organes excréteurs, l'eau est rejetée au dehors de l'économie par toutes les voies excrétoires, soit par le canal intestinal ; soit par les reins et la vessie, avec les urines ; soit par la peau sous la forme de sueurs abondantes, d'éruptions ; soit enfin par l'expectoration même, entraînant avec elle les substances utiles ou nuisibles, dont elle s'est chargée pendant son parcours à travers les tissus des divers organes, et dont l'économie générale se trouve ainsi purgée et débarrassée. »

Un grand nombre de sources ne possèdent d'autre propriété médicamenteuse que cette action mécaniquement dépurative de l'eau.

A côté de cette expulsion de tous les matériaux nuisibles qui encombrent l'économie, il faut placer l'assimilation des éléments constitutifs pleins de vie, de force et de santé, s'opérant sous l'influence de conditions d'hygiène et de salubrité parfaite, et alors on comprendra aisément les résultats surprenants que donnent certaines sources qui n'ont qu'une minéralisation très-faible et même nulle.

2° *Action physique.* — Nous ne voulons parler que de la thermalité, c'est-à-dire de la température des eaux minérales supérieure à la température ordinaire. Cette thermalité favorise beaucoup les propriétés dissolvantes des eaux indiquées plus haut. Elle facilite leur pénétration et rend la circulation du sang plus active et plus rapide en dilatant les solides et les liquides de l'économie. De plus, à l'intérieur, elle porte dans l'estomac une chaleur qui le stimule, éveille sa vitalité, et concourt ainsi à la réparation des forces de l'organisme. Enfin, à l'extérieur, en bains, elle détermine sur la peau une réaction qui attire à sa surface des éruptions et des exanthèmes, et occasionne ainsi une dérivation souvent très-importante dans certaines affections.

3° *Action chimique.* — « Entraîné par l'absorption, dit l'*Annuaire des eaux de la France,* jusque dans les ramifications les plus déliées du système vasculaire, le liquide minéral pénètre tous les tissus de l'économie et leur communique un nouveau mouvement, une nouvelle vie, d'où résulte une *excitation* plus ou moins marquée de tout l'organisme ; vers le cinquième ou le sixième jour de la cure thermale, il survient des lassitudes, du dégoût, de l'insomnie, et un mouvement fébrile ; les douleurs anciennes se réveillent, les affections chroniques, telles que le rhumatisme, les névralgies et les dermatoses, passent à un état momentanément aigu, transformation le plus souvent favorable à leur amélioration. Le malade ne doit pas s'inquiéter de ces recrudescences, qui se dissipent ordinairement en peu de jours, même en continuant les eaux. Elles sont parfois suivies de crises par les urines, les selles, les sueurs, ou par des éruptions cutanées ; c'est donc dans l'excitation de l'organisme et de la partie malade que réside la principale force médicatrice des sources sanitaires ; lorsque cette excitation est lente, modérée, elle facilite la solution des maladies chroniques ; mais, trop forte, elle les exaspère, ranime les inflammations latentes, et précipite les progrès des dégénérescences organiques. Le talent du médecin des eaux consiste principalement à maintenir cette excitation dans des limites convenables, à la *doser* suivant la nature, la période de la lésion morbide et le tempérament du malade. Ce mode *excitant*, cummun à la plupart des sources, est facile à constater en étudiant leurs effets physiologiques, soit en boissons, soit en bains ; mais les eaux qui renferment un principe actif prédominant, tel que le soufre, le fer, le bicarbonate de soude, etc., possèdent, outre l'action excitante, une action spéciale, *altérante*, qui modifie nos humeurs dans les maladies diathésiques ; ainsi les eaux sulfurées se montrent plus aptes que celles d'une autre classe pour guérir les dermatoses, le rhumatisme, les scrofules, etc., les eaux alcalines diminuent la plasticité du sang, impriment un caractère alcalin aux sécrétions acides, liquéfient la lymphe, la bile, et sont favorables pour résoudre les engorgements passifs des viscères abdominaux ; les eaux ferrugineuses agissent sur l'hématose, donnent au sang plus de plasticité et aux tissus plus de tonicité. En résumé, les eaux minérales, par leur *mode excitant*, relèvent graduellement les forces singulièrement affaiblies dans les maladies de long cours, et substituent à un état chronique, un état momentanément aigu, qui réveille les organes engourdis, active les sécrétions et provoque des crises salutaires par les urines, les sueurs, etc. ; tandis que leur *mode altérant* ramène, par un travail lent, insensible, mais continu, les liquides altérés à leur état normal. De cette simultanéité d'action résulte une puissance curative à nulle autre pareille, pour le traitement des affections chroniques.»

Il résulte de ce que nous venons de dire des actions dynamique, physique et chimique des eaux minérales que, bien que par des voies différentes, elles concourent toutes au même but.

Toutefois, nous devons ajouter, pour être complet, que certaines conditions étrangères aux eaux elles-mêmes secondent d'une manière remarquable leur action spécifique. Ces conditions sont météorologiques, hygiéniques et morales. Parmi les premières, nous citerons le climat et l'altitude de la station thermale, le degré d'humidité ou de sécheresse de l'air, les courants d'air, les variations plus ou moins brusques de la température, la saison à laquelle on prend les eaux, etc. Parmi les secondes, figurent les conditions hygiéniques qui se rapportent aux habitudes extérieures, telles que la promenade, l'exercice, le repos, etc., et celles qui se rattachent plus particulièrement au régime alimentaire. Enfin les conditions morales sont l'absence de toute préoccupation, soit de son mal, soit de ses affaires, et une tranquillité absolue jointe à une grande confiance.

Mode d'administration des eaux minérales. — Nous avons dit plus haut combien était grand le rôle que joue le mode d'administration des eaux dans les manifestations de leurs effets thérapeutiques. Nous allons donc passer en revue les principaux modes d'administration des eaux minérales.

Les eaux minérales se prennent de six manières différentes : 1° en *boissons;* 2° en *bains;* 3° en *douches;* 4° en *inhalation;* 5° en *vapeurs;* 6° en *boues.*

1° *Eaux minérales en boissons.*— Presque toutes les eaux minérales se prennent à l'intérieur. Il en est même un certain nombre qui sont exclusivement employées en boissons. Les eaux se prennent à des doses variables. La quantité prescrite varie entre un quart de verre et six à huit verres. Toutefois, on a vu des malades arriver à tolérer cinquante verres par jour pendant quinze ou vingt jours, et M. Auphand rapporte le cas d'un individu auquel il a vu boire impunément 150 verres par jour des eaux sulfurées d'Euzet.

La plupart des baigneurs se figurent que plus ils boivent, plus ils seront soulagés promptement. C'est là un préjugé absurde qu'il importe de détruire. Lorsque la quantité d'eau minérale ingérée est trop grande, l'absorption du liquide se fait mal, et incomplétement. De plus, et ceci s'observe surtout dans les maladies des voies digestives et respiratoires, il arrive que l'on provoque sur le tube intestinal une fluxion permanente qui a pour première conséquence l'inflammation. Les baigneurs devront donc préférer les doses modérées, et, ce qui vaut mieux, s'en rapporter à ce que leur dira à ce sujet le médecin des eaux.

Les eaux se boivent le matin et à jeun, parce que l'estomac est alors vide d'aliments et depuis assez longtemps en repos, deux conditions très-bonnes pour une absorption sûre et rapide. Il faut de plus, et ceci est très-important, boire les eaux à la source. C'est là, en effet, et là seulement, qu'elles contiennent tous leurs principes minéralisateurs. Enfin il faut boire chaque verre doucement, lentement, de façon à ne pas surprendre l'estomac et à ne pas le distendre subitement, comme cela arrive lorsqu'on avale tout d'un trait et précipitamment. Beaucoup de personnes ont l'habitude de faire entre chaque verre une petite promenade. C'est là une bonne pratique. Nous n'en dirons pas de même de celle qui consiste à mêler des sirops ou des essences aux eaux dont le goût est désagréable, afin de le masquer. On doit toujours boire les eaux telles qu'elles sortent de la source, quels que soient son odeur et son goût. D'ailleurs on s'accoutume vite, et, au bout de quelques jours, on finit par trouver agréable une eau qui vous répugnait tout d'abord.

2° *Eaux minérales en bains.* — Les eaux minérales sont prises le plus habituellement sous forme de bains.

La température des bains influe d'une manière remarquable sur leur action physiologique et thérapeutique. Ainsi, lorsqu'elle descend au-dessous de 35° à 30° l'exhalation cutanée s'arrête et l'absorption commence ; lorsqu'au contraire la température s'élève au-dessus de 30°, l'absorption s'arrête, et l'exhalation se manifeste avec une activité qui est en raison même de la chaleur du bain, comme l'a justement écrit le docteur Roubaud. Donc, suivant que le médecin voudra activer l'absorption ou l'exhalation cutanée, il ordonnera des bains au-dessous ou au-dessus de 35°. Toutefois, il devra tenir compte de la constitution et des forces du malade.

On peut dire, en règle générale, que la température des bains d'eau minérale ne doit pas dépasser 30° à 35°.

Dans certaines stations thermales où les eaux n'atteignent pas ou dépassent cette température moyenne, on est obligé soit de chauffer les eaux, soit de les laisser refroidir ou de les mélanger avec de l'eau froide. Nous ne saurions trop nous élever contre ces diverses opérations, qui enlèvent aux eaux quelques-uns de leurs principes minéralisateurs, et par conséquent les empêchent de produire les effets thérapeutiques que leur composition chimique faisait espérer.

Comme la température, la durée des bains exerce une influence sur leur action thérapeutique, et, comme elle, elle doit être subordonnée aux mêmes conditions. Cependant, pour le plus grand nombre des malades, la durée des bains doit être d'une heure environ.

Quant aux heures des bains, il est évident que les plus propices sont celles qui précèdent les repas. Or comme en France on mange vers dix heures du matin et six heures du soir, les malades feront bien de prendre les bains entre huit et neuf heures, le matin, et quatre et cinq heures, le soir.

Les bains peuvent se prendre dans une *baignoire* ou dans des *piscines*. Le médecin devra, suivant les cas, prescrire les uns ou les autres.

Dès les premiers jours, les bains d'eau minérale produisent presque toujours une rougeur de la peau, bientôt suivie d'une éruption assez semblable à celles de la fièvre scarlatine ou de la fièvre miliaire. Cette éruption particulière a reçu le nom de *poussée*. Elle disparaît très-promptement, et le malade ne devra pas s'en inquiéter.

3° *Eaux minérales en douches.* — La douche est un moyen thérapeutique très-employé, aussi bien dans les établissements thermaux que dans les établissements ordinaires d'hydrothérapie. La douche, que l'on peut définir le choc, plus ou moins violent, d'une colonne liquide sur une partie ou la totalité du corps, agit par sa *température*, son *diamètre*, sa *direction* et sa *force de projection*.

La température de la douche peut passer par tous les degrés de chaleur. Toutefois elle dépasse rarement 43°.

Son diamètre est aussi très-variable et se fixe au moyen d'ajoutages de différentes grandeurs. Toutefois nous devons dire que l'action de la douche sera d'autant plus vive que son diamètre sera plus grand.

Sous le rapport de la direction, la douche peut être *descendante*, *latérale* et *ascendante*.

Cette dernière ne se pratique que dans les deux ouvertures naturelles de l'extrémité inférieure du tronc qui sont, chez la femme, le vagin et le rectum, et, chez l'homme, le rectum seulement. On subdivise donc la douche ascendante en *douche vaginale* pour la femme, et en *douche rectale* pour les deux sexes.

La *douche vaginale*, que l'on appelle aussi douche d'injection, ou douche d'irrigation, se prend soit dans le bain, soit dans une salle spéciale comme à Aix-les-Bains. Elle exige de la part de la malade de grandes précautions ; aussi est-il indispensable qu'elle puisse elle-même en régulariser le jet au moyen d'un robinet spécial qui reçoit des canules de formes diverses suivant la personne et le cas.

La *douche rectale* est un lavement. Seulement, dans la douche, la colonne de liquide a un diamètre plus grand et est lancée avec plus de force que dans le lavement ordinaire. A cette occasion, nous ferons remarquer avec le docteur Félix Roubaud que nos établissements thermaux ne font pas suffisamment usage des lavements d'eau minérale ; c'est un tort ; le gros intestin est une voie précieuse d'absorption pour les principes minéralisateurs, et cette voie est quelquefois plus sûre que celle de l'estomac, où les substances médicamenteuses éprouvent toujours, sous l'influence des fluides gastriques, une certaine altération qui ne saurait avoir lieu dans le gros intestin.

La force de projection de la douche exerce sur elle une grande influence : l'action de celle-ci est d'autant plus violente que la force est plus énergique. Inutile de dire que cette force varie avec la longueur de la colonne liquide, et la pression qu'on exerce sur elle.

Les auteurs du *Dictionnaire général des eaux minérales*, considérant le but recherché, ont divisé les douches en *percutantes*, *résolutives*, *révulsives*, *de lotion*, *de réaction*.

« La douche *percutante* a pour objet principal un effet de massage général ou partiel. Elle est ordonnée sous une pression généralement forte et à une température soutenue (38 à 43 degrés). Sa durée est de 10 à 20 minutes.

La douche *résolutive*, indiquée pour résoudre les tumeurs, pour exciter ou modifier les sécrétions, peut être, selon le cas ou selon la nature des eaux, forte ou faible. Sa température est le plus fréquemment de 37 à 38 degrés. Sa durée est de 15 à 25 minutes.

La douche est révulsive quand l'effet à obtenir doit se traduire par une révulsion, par un appel des forces vitales sur un ou sur des points déterminés. Elle affecte la forme partielle et s'administre sous pression soutenue (5 à 8 mètres et plus) et à une température de 38 à 43 degrés. Sa durée est de 10 à 15 minutes.

La douche de lotion est le plus souvent partielle ou locale. Sa température est modérée, de 30 à 36 degrés, et sa pression faible. On l'applique notamment sur les ulcères, sur les plaies de mauvaise nature, pour en déterminer ou en activer la cicatrisation. Sa durée est de 15 à 25 et quelquefois 30 minutes.

La douche de réaction est appliquée dans le cas où l'on a à obtenir des effets devant résulter, soit de l'action rapide de températures extrêmes, chaude ou froide, soit aussi de l'action successive de ces températures. La durée en est le plus souvent limitée de 5 à 6 et 8 minutes, moindre quelquefois. »

4° *Eaux minérales en inhalation.* — L'inhalation des eaux minérales, qu'il ne faut pas confondre avec l'inhalation des vapeurs d'eaux minérales, est une méthode thérapeutique qui a été proposée pour la première fois, il y a une douzaine d'années, par notre excellent confrère le docteur Salles-Girons, inspecteur des eaux de Pierrefonds et rédacteur en chef de la *Revue médicale.* Elle consiste à introduire dans les bronches de l'eau minérale fragmentée à l'infini ou réduite à l'état de *poussière* au moyen d'un appareil particulier qui a reçu le nom de *pulvérisateur*. Cette méthode de traitement par les eaux minérales, fortement critiquée à son origine, a reçu aujourd'hui la consécration de l'expérience et est appliquée sur une large échelle dans les villes d'eaux minérales sulfureuses, dans le traitement des affections des bronches et de l'appareil respiratoire.

5° *Des eaux minérales en vapeurs.* — Les vapeurs que dégagent les eaux minérales thermales sont utilisées depuis longtemps en thérapeutique. Ces vapeurs sont *naturelles* ou *artificielles* suivant qu'elles se dégagent naturellement par suite de la température élevée des eaux, ou qu'il faut pour les produire chauffer ces eaux lorsque leur calorique naturel est insuffisant. On les emploie en *bains*, en *douches* et en *inhalations*.

6° *Des eaux minérales en boue.* — Pour en finir avec l'exposé des diverses manières dont se prennent les eaux minérales, il nous reste à dire quelques mots de l'emploi des eaux minérales en boue.

Les boues minérales sont naturelles ou artificielles. On ne les emploie qu'en bains. Celles dont on fait usage en France sont toutes naturelles, et produites par le suintement des eaux minérales à travers un terrain argileux. Les malades se plongent pendant un temps variable dans ces boues, à l'endroit même où elles se trouvent.

Classification des eaux minérales. — Presque tous les auteurs qui ont écrit sur les eaux minérales en ont donné des classifications différentes. Cela tient à ce que chacun les a considérées à un point de vue différent. Alors, suivant le point de vue, ils ont fait des classifications *géologiques*, *géographiques*, *physiques*, *chimiques ou médicales.*

I. *Classifications géologiques.* — Deux auteurs, MM. Brongniart et Chevreul ont essayé de classer les eaux minérales suivant un ordre géologique. M. Brongniart a admis cinq grandes classes d'eaux minérales correspondant à cinq grandes divisions géologiques : 1° les *eaux minérales des terrains primitifs*, qui sont toutes thermales, contiennent de l'acide carbonique, de l'acide sulfhydrique, de la soude à l'état de carbonate, peu de sels de chaux et presque pas de sels de fer, mais, en revanche, beaucoup de silice ; 2° les *eaux minérales des terrains de sédiments inférieurs*, qui sont aussi thermales, possèdent de l'acide carbonique, du sel de soude, et un peu de silice, mais présentent une plus grande quantité de sels de chaux, surtout des sulfates, tandis que l'hydrogène sulfuré s'y montre en moins grande quantité ; 3° les *eaux minérales des terrains de sédiments supérieurs*, qui sont froides, dépourvues d'acide carbonique, d'hydrogène sulfuré, de carbonate de soude et de silice, qui se trouvent remplacés par une grande quantité de sel marin, de sels magnésiens, de sels de chaux et de fer (chlorures, sulfates, carbonates) ; 4° les *eaux minérales des terrains de transition*, qui partagent naturellement la composition des terrains primitifs et des terrains de sédiments, et dans lesquelles on trouve encore l'acide carbonique, les carbonates de soude, de chaux, etc., et la silice ; 5° les *eaux minérales des terrains trachitiques anciens et modernes*, qui ressemblent assez à celles des terrains de transition, et renferment de plus des acides chlorhydrique, borique, sulfureux et même sulfurique.

M. Chevreul n'a pas adopté la même division géologique, mais il est arrivé aux mêmes résultats que son devancier M. Brongniart.

II. *Classifications géographiques.* — Les classifications géographiques des eaux minérales diffèrent assez entre elles pour que nous donnions ici les principales.

La plus simple est celle qui, prenant pour base les quatre points cardinaux, divise les eaux minérales de la France, en eaux du Nord, du Sud, de l'Est et de l'Ouest.

La commission nommé par le gouvernement en 1851, à l'effet de rédiger l'Annuaire des eaux minérales, les divise géographiquement en huit régions dont voici l'énumération : 1° *massif central de la France ;* — 2° *Pyrénées :* — 3° *Alpes et Corse :* — 4° *Jura, collines de la Haute-Saône et des Vosges ;* — 5° *Ardennes et Hainaut ;* — 6° *massif du Nord-Ouest ;* — 7° *plaines du Nord ;* — 8° *plaines du Sud.*

M. Herpin (de Metz), dans son livre remarquable *Sur la nomenclature et la classification des eaux*, publié en 1859, divise géographiquement les eaux minérales de France en quatre grands groupes qui sont : — 1° *le groupes des Pyrénées ;* — 2° *les sources de l'Auvergne ;* — 3° *le groupe du versant occidental des Alpes, du Jura et des Vosges ;* — 4° *le groupe des contrées voisines de la Seine et de la Loire.*

III. *Classifications physiques.* — Les classifications physiques des eaux minérales ne pouvant être basées que sur leur température; on a donc divisé les eaux minérales en chaudes et froides. Mais comme cette divison ne répondait pas à toutes les exigences de la science, M. Walferdin, prenant pour terme de comparaison la température du sol, à l'endroit où elles surgissent, les a divisés en trois classes selon que leur température est moindre, égale ou plus grande que la température type. Il appelle ces trois classes : 1° hypo-thermo-minérales ; — 2° méso-thermo-minérales : — 3° thermo-minérales proprement dites.

IV. *Classifications chimiques.* — Les classifications chimiques des eaux minérales sont les plus nombreuses, et leur nombre s'est accru à mesure que la chimie a fait des progrès plus grands.

Dans la seconde moitié du siècle dernier, en 1768, Monnet, dans son *Traité des eaux minérales*, divisait les eaux minérales en trois classes : — 1° *alcalines ;* 2° *sulfureuses ;* 3° *ferrugineuses.*

Trente ans plus tard, le célèbre Fourcroy distingua neuf classes d'eaux minérales : — 1° *acidules froides ;* — 2° *acidules chaudes ;* — 3° *sulfuriques salines ;* — 4° *muriatiques salines ;* — 5° *sulfureuses simples ;* — 6° *sulfureuses gazeuses ;* — 7° *ferrugineuses sim-*

ples; — 8° *ferrugineuses acidules*; — 9° *sulfuriques ferrugineuses*.

A la même époque, Duchanoy, docteur régent de la faculté de Paris, établissait dix ordres d'eaux minérales : 1° *eaux gazeuses*; — 2° *alcalines*; — 3° *terreuses*; — 4° *ferrugineuses*; — 5° *chaudes*; — 6° *simples thermales*; — 7° *savonneuses*; — 8° *sulfureuses*; 9° *bitumineuses*; — 10° *salines*.

En 1818, Patissier, dans son remarquable *Manuel des eaux minérales de France*, fait rentrer toutes les eaux minérales dans les quatre classes suivantes : 1° *hydro-sulfureuses*; — 2° *acidules*; — 3° *ferrugineuses acidules*; — 4° *salines*.

En 1828, Alibert, dans son *Précis historique sur les eaux minérales*, admet cinq classes d'eaux : — 1° *les eaux salines*; — 2° *les eaux gazeuses*; — 3° *les eaux ferrugineuses*; — 4° *les eaux sulfureuses*; — 5° *les eaux iodurées*.

MM. Pétrequin et Socquet, dans leur beau *Traité général pratique des eaux minérales de France et de l'étranger*, ramènent toutes les eaux aux cinq variétés suivantes : 1° *alcalines*; — 2° *salines*; — 3° *sulfureuses*; — 4° *ferrugineuses*; — 5° *iodurées-bromurées*.

M. Chenu, comprenant dans sa classification les eaux thermales simples, a proposé de faire sept classes, ainsi que l'indique le tableau suivant.

Classes.	Genres.	Principes minéralisateurs.
1° Eaux sulfureuses.	acido-sulfureuses......	Acide carbonique, hydrogène sulfuré, soufre et ses composés.
	salino-sulfureuses.....	Soufre ou ses combinaisons, sels.
	zoo-sulfureuses........	Hydrogène sulfuré, azote? matière organique.
2° Eaux salines.....	magnésiennes.........	Sulfate et muriate de magnésie.
	salées	Muriate de soude.
	alcalines............	Sous-carbonate de soude, uni souvent à beaucoup d'acide carbonique.
3° Eaux métalliques	ferrugineuses.........	Sulfate, carbonate et oxyde de fer.
	acidulo-ferrugineuses..	Fer à l'état de carbonate dissous par l'acide carbonique.
	cuivreuses...........	Sels de cuivre; inusitées, rares.
	manganésiennes	Manganèse; à étudier.
4° Eaux gazeuses...	gazeuses.............	Gaz acide carbonique libre; sans sels ferrugineux.

5° Eaux iodurées...	iodurées.............	Iode, sels divers.
	bromurées...........	Brome, sels divers.
6° Eaux acides.....	acides...............	Acide non effervescent libre.
7° Eaux thermales..	simples..............	Caractérisées seulement par leur thermalité, peu différentes de l'eau commune par leur composition chimique.

Les auteurs de l'*Annuaire* n'admettent que trois classes d'eaux minérales : — 1° *carbonatées* ; — 2° *sulfurées et sulfatées* ; — 3° *chlorurées.*

M. Durand-Fardel, lui, admet cinq classes, ayant chacune plusieurs divisions. Nous empruntons à cet auteur le tableau suivant :

PREMIÈRE CLASSE. — EAUX SULFURÉES.

1re division. — *Sulfurées calciques.*
2e division. — — *sodiques.*

DEUXIÈME CLASSE. — EAUX CHLORURÉES.

1re division. — *Chlorurées sodiques.*
2e division. — — — *bicarbonatées.*
3e division. — — — *sulfureuses.*

TROISIÈME CLASSE. — EAUX BICARBONATÉES.

1re division. — *Bicarbonatées sodiques.*
2e division. — — *calciques.*
3e division. — — *mixtes.*

QUATRIÈME CLASSE. — EAUX SULFATÉES.

1re division. — *Sulfatées sodiques.*
2e division. — — *calciques.*
3e division. — — *magnésiques.*
4e division. — — *mixtes.*

CINQUIÈME CLASSE. — EAUX FERRUGINEUSES.

1re division. — *Ferrugineuses bicarbonatées.*
2e division. — — *sulfatées.*
3e division. — — *manganésiennes.*

Enfin, notre cher et savant ami, le docteur Félix Roubaud, modifiant la classification de M. Durand-Fardel, fait rentrer toutes les eaux minérales dans les cinq classes suivantes, subdivisées en huit genres :

Classes.	Genres.
1° Eaux sulfurées........	sulfurées sodiques, sulfurées calciques.
2° Eaux chlorurées......	chlorurées sodiques.
3° Eaux sulfatées.........	sodiques, magnésiques, calciques.
4° Eaux carbonatées......	sodiques, calcaires.
5° Eaux ferrugineuses.	

V. *Classifications médicales.* — Les classifications médicales des eaux minérales peuvent être séparées en deux catégories distinctes : les unes sont purement médicales et les autres chimico-médicales. Dans la première catégorie rentrent la classification de Kreysig, qui divise les eaux en trois classes : 1° *fortifiantes ou toniques ;* — 2° *altérantes* ou *correctives ;* — 3° *mixtes*, et celle de Patissier, qui ne reconnaît que deux grandes classes : 1° les eaux *hypersthénisantes*, recommandées dans les maladies atoniques, torpides et indolentes ; — 2° les eaux *hyposthénisantes* applicables aux affections *subaiguës, érétiques* des systèmes cutané, musculaire, lymphatique, nerveux et sanguin.

Dans la seconde catégorie, trouve place la classification proposée par les auteurs de l'*Annuaire*. Ces messieurs divisent les eaux en six classes, dont voici le tableau :

1° Eaux acidules alcalines : — thermales et froides ;
2° Eaux calcaires ou acidules simples : — toutes froides ;
3° Eaux ferrugineuses : — thermales et froides ;
4° Eaux sulfureuses, ou plutôt sulfurées : — thermales et froides ;
5° Eaux salines sulfatées : — thermales et froides ;
6° Eaux salines chlorurées : — thermales et froides.

De toutes ces classifications nombreuses et variées, c'est celle de M. Roubaud que nous adopterons. Comme lui donc nous formerons cinq grandes classes d'eaux minérales, se subdivisant elles-mêmes, d'après les combinaisons de leurs principes constitutifs, en huit genres dont nous reproduisons ici le tableau :

Classes.	Genres.
1° Eaux sulfurées.	sulfurées sodiques, sulfurées calciques.
2° Eaux chlorurées.	chlorurées sodiques.
3° Eaux sulfatées.	sodiques, magnésiques, calciques
4° Eaux carbonatées......	sodiques, calcaires.
5° Eaux ferrugineuses.	

1re classe. EAUX SULFURÉES. — Les eaux minérales sulfurées forment la première classe de notre classification. Elles se reconnaissent principalement à l'odeur de gaz hydrogène sulfuré qu'elles exhalent. Elles se subdivisent en eaux sulfurées *sodiques* et en eaux sulfurées *calciques*, suivant la nature du terrain qui leur donne naissance, et les diverses combinaisons que forme le soufre avec les substances qu'elles y rencontrent.

Les eaux sulfurées *sodiques* émergent des terrains primitifs. Elles sont presque toutes thermales. Le soufre qu'elles contiennent est presque toujours à l'état de sulfure de sodium. Elles contiennent en outre, en dissolution, et en assez grande quantité, une substance azotée et gélatineuse appelée indifféremment *barégine* ou *glairine*. Leur réaction est alcaline, d'une saveur franchement sulfureuse; leur odeur varie selon leur état de décomposition. Presque inodores à leur origine, où elles ne dégagent que de l'azote, elles exhalent bientôt une odeur sulfureuse très-accentuée, qui est due à la décomposition facile et prompte par l'air du sulfure qu'elles renferment.

Les principales stations d'eaux sulfurées sodiques sont : *Amélie-les-Bains*, *Ax*, *Bagnoles*, *Baréges*, *Cauterets*, *Eaux-Bonnes*, *Eaux-Chaudes*, *Escaldas*, *Guagno*, *Guitera*, *Luchon*, *Molitg*, *Olette*, *Pietrapola*, *la Preste*, *Saint-Honoré*, *Saint-Sauveur*, *le Vernet*.

Les eaux sulfurées *calciques* émergent des terrains de transition. Elles sont presque toutes froides. Le soufre qu'elles contiennent primitivement est à l'état des sulfates de chaux qui se décomposent en passant dans les terrains chargés de matières organiques. Par suite de cette transformation, elles renferment toujours de l'hydrogène sulfuré libre, qu'on ne rencontre pas dans les eaux sulfurées sodiques. Leur réaction est très-faiblement alcaline. Leur saveur est saumâtre, et leur odeur analogue à celle de l'acide sulfhydrique, qu'elles laissent dégager du reste mêlé à de l'acide carbonique.

Les principales stations d'eaux sulfurées calciques sont : *Allevard*, *Auzon*, *Cambs*, *Castéria-Verduzan*, *Cauvalat*, *Digne*, *Enghien*, *Euzet*, *Gréoulx*, *Guillon*, *Montmirail*, *Pierrefonds*, *Puzzichiello*, *Uriage*.

Les eaux sulfurées ont une double action générale et locale. Elles excitent la circulation et augmentent la vitalité de l'organisme : voilà pour l'action générale ; elles stimulent les tissus sur lesquels elles sont appliquées : voilà pour l'action locale.

Elles conviennent, en général, dans les affections chroniques du tube digestif, les engorgements abdominaux, les affections catarrhales, la leucorrhée, l'aménorrhée, les névralgies, les douleurs rhumatismales, certaines paralysies essentielles, le lymphatisme, la scrofule, la chlorose, les plaies par armes à feu, les ulcères, les tumeurs blanches, enfin la diathèse herpétique et les maladies parasitaires de la peau.

2e classe. EAUX CHLORURÉES. — Les eaux minérales chlorurées, que plusieurs auteurs appellent *alcalines*, forment la seconde classe. Elles sont plus souvent thermales ou tempérées que froides. Le chlorure de sodium est leur élément dominant ; viennent ensuite les chlorures de calcium et de magnésium. On y trouve aussi une grande quantité de principes minéralisateurs ; des sulfates et des carbonates à bases diverses, du fer, du soufre, de l'iode, du brome et de l'acide carbonique. Quoique ce dernier y soit en quantité très-variable, sa présence est très-heureuse, car sans lui, il serait presque impossible de boire les eaux chlorurées, les chlorures étant supportés très-difficilement par l'estomac.

Les eaux chlorurées sont limpides, incolores et sans odeur. Quelques-unes, cependant, dégagent une légère odeur d'hydrogène sulfuré. Elles ont une saveur salée et amère. Leur action est purgative, stimulante et tonique.

Les principales stations d'eaux chlorurées sont : *Balaruc*, *Bourbon-Lancy*, *Bourbon-l'Archambaud*, *Bourbonne-les-Bains*, *la Bourboule*, *Luxeuil*, *Néris*, *Niederbronn*, *Saint-Nectaire*, *Salins*, *Soultz-les-Bains*, la *mer* et les *eaux mères* des salines.

On traite avantageusement par les eaux chlorurées, les engorgements indolents, les douleurs articulaires, l'œdème, l'infiltration, les paralysies et certaines affections cutanées.

3e classe. EAUX SULFATÉES. — Cette troisième classe des eaux minérales est caractérisée par la prédominance des sulfates. Les principales bases de ces sels sont la soude, la magnésie et la chaux, ce qui nous a permis d'établir dans les eaux sulfatées les trois genres : 1° *sulfatées sodiques ;* 2° *sulfatées magnésiques ;* 3° *sulfatées calciques.*

Les eaux sulfatées se rencontrent principalement dans les terrains de sédiments inférieurs, moyens et supérieurs. Elles ont une température variable, et leur degré de minéralisation est d'autant plus élevé que leur température est plus basse.

Les eaux sulfatées *sodiques* sont très-peu nombreuses en France. Il en est de même des eaux sulfatées *magnésiques*. Ces deux genres d'eaux minérales ont les mêmes propriétés. Elles sont laxatives, apéritives et quelquefois sédatives. On les ordonne dans les engorgements des organes abdominaux, dans les affections chroniques du tube digestif, du foie, de l'utérus, dans la goutte, les catarrhes urinaires, et certaines dermatoses.

Parmi les principales eaux qui rentrent dans ces deux genres, nous citerons : *Bains*, *Chatelguyon*, *Evaux*, *Miers* et *Plombières*, qui sont sulfatées *sodiques ; Saint-Félix*, *Montmirail*, *Sermaise* et *Soulieux*, qui sont sulfatées *magnésiques*.

Les eaux sulfatées *calciques* sont assez nombreuses en France. Elles exercent, suivant M. Pétrequin, une influence évidente sur les voies urinaires ; elles sont diurétiques et impressionnent la muqueuse vésicale. Plusieurs agissent sur la muqueuse des voies respiratoires ; elles sont purgatives ou calmantes suivant leur degré de minéralisation. On les emploie avec avantage dans les névroses et les affections spasmodiques, dans les dysenteries chroniques et dans les catarrhes urinaires.

Les principales stations d'eaux sulfatées calciques sont : *Audinac*, *Aulus*, *Bagnères-de-Bigorre*, *Bagnols*, *Capvern*, *Contrexeville*, *Dax*, *Encausse*, *Ussat*, *Vittel*.

4e classe. EAUX CARBONATÉES. — Les eaux carbonatées, qui sont très-nombreuses en France, sont caractérisées par la prédominance des carbonates alcalins, principalement du carbonate de soude et du carbonate de chaux. On y rencontre cependant d'autres éléments tels que des sulfates, des chlorures, du fer, du soufre, etc. La température de ces eaux est très-variable, puisque les unes sont chaudes et les autres froides. Elles sont transparentes, limpides, sans odeur bien marquée, insipides ou à saveur alcaline, présentant un goût aigrelet ou d'œufs couvés, suivant qu'elles dégagent plus abondamment de l'acide carbonique ou de l'acide sulfhydrique.

Les eaux carbonatées sodiques peuvent se résumer dans ces quelques lignes, que nous empruntons au rapport fait, à l'Académie, par Patissier, en 1851 : « Ces eaux sont éminemment *altérantes*, c'est-à-dire qu'elles ont la propriété de changer la constitution des liquides et des solides de l'économie ; elles diminuent la plasticité du sang, rendent plus fluides nos humeurs et impriment un caractère alcalin aux sécrétions acides, particulièrement aux urines et aux sueurs. Leur principale vertu thérapeutique se déploie dans les maladies chroniques des viscères du bas-ventre, dans la dyspepsie, la gastralgie, l'entérite et la colite chroniques, les engorgements passifs du foie, de la rate, les coliques néphrétiques, la gravelle, la goutte. Le plus ordinairement, l'amélioration ou la guérison de ces maladies s'effectue d'une manière insensible, sans qu'il apparaisse de mouvement critique. »

Les principales sources carbonatées sodiques sont : *Avene*, *Chateauneuf*, *Chaudesaigues*, *Leboulou*, *Mont-Dore*, *Royat*, *Saint-Alban*, *Sail-sous-Couzan*, *Poultmatt*, *Vals*, *Vichy* et *Vic-sur-Cère*.

Les eaux carbonatées *calcaires*, dans lesquelles le bicarbonate de chaux domine, mais accompagné d'une assez grande quantité de bicarbonate de soude, jouissent des mêmes propriétés que les eaux carbonatées sodiques. Toutefois ces propriétés sont plus faibles.

Quelques sources présentent si peu de carbonates qu'elles n'ont aucune propriété médicatrice. On ne les emploie alors qu'en boisson à cause de l'acide carbonique qu'elles contiennent.

Les principales sources carbonatées calcaires sont : *Aix*, *Alet*, *Celles*, *Chateldon*, *Clermont*, *Condillac*, *Pougues*, *Renaison*, *Saint-Galmier*, *Tessières*, *la Veyrasse*.

5e classe. EAUX FERRUGINEUSES. — De toutes les eaux minérales répandues sur le sol français, les eaux ferrugineuses sont les plus nombreuses. Elles sont presque toutes froides. Le fer n'existe dans aucune à l'état de métal pur. Il existe tenu en dissolution par l'acide carbonique, l'acide crénique et l'acide sulfurique. C'est donc à l'état de carbonate, de crénate et de sulfate, que le fer se rencontre dans les eaux minérales. Les autres substances que l'on trouve dans les eaux ferrugineuses sont des chlorures de calcium et de sodium, des carbonates et des sulfates de chaux, de soude, etc. Enfin, on trouve encore dans les eaux ferrugineuses des gaz, tels que l'acide carbonique, l'acide sulfhydrique, etc.

L'action physiologique et thérapeutique des eaux ferrugineuses et les maladies contre lesquelles on les emploie sont si connues des médecins et des gens du monde, que nous ne croyons pas utile d'y insister. Nous rappellerons seulement, pour la forme, qu'elles sont essentiellement toniques et reconstituantes et qu'on les emploie avec succès contre l'anémie, la chlorose, les gastralgies, l'aménorrhée, la leucorrhée, la blennorrhée, les convalescences, etc.

Les principales sources d'eaux ferrugineuses françaises sont : *Andabre*, *Auctoville*, *Aumale*, *Auteuil*, *Barbotan*, *Bonne-Fontaine*, *Bourrassol*, *Bussang*, *Cassuejoulx*, *Casteljaloux*, *Charbonnières*, *Crèches*, *Dinan*, *Forges*, *Lac-Villers*, *Lamalou*, *Mâcon*, *Nancy*, *Neyrac*, *Orezza*, *Oriol*, *Passy*, *Pornic*, *Provins*, *Rennes*, *Rieumajous*, *Ruillé*, *Saint-Christophe*, *Saint-Julien*, *Saint-Pardoux*, *Sainte-Madeleine-de-Flourens*, *Saltzbach*, *Sylvanès*, *Versailles* et *Watweiler*.

Législation des eaux minérales. — Avant d'aborder la

seconde partie de notre ouvrage, qui traite des eaux minérales en particulier, nous avons cru qu'il était bon de terminer cette étude sur les eaux minérales en général par l'exposé des lois auxquelles sont soumises les eaux minérales.

ORDONNANCE ROYALE DU 18 JUIN 1823.

TITRE I. — *Dispositions générales.*

ART. 1er. — Toute entreprise ayant pour effet de livrer ou d'administrer au public des eaux minérales naturelles ou artificielles demeure soumise à une autorisation préalable et à l'inspection d'hommes de l'art, ainsi qu'il sera réglé ci-après. Sont seuls exceptés de ces conditions les débits desdites eaux, qui ont lieu dans les pharmacies.

ART. 2. — Les autorisations exigées par l'article précédent continueront à être délivrées par notre ministre secrétaire d'État de l'intérieur (*par l'ordonnance du 16 avril 1834, art. 2, l'administration des eaux minérales a été mise dans les attributions du ministère de l'agriculture et du commerce*), sur l'avis des autorités locales, accompagné, pour les eaux minérales naturelles, de leur analyse, et pour les eaux minérales artificielles, des formules de leur préparation.

Elles ne pourront être révoquées qu'en cas de résistance aux règles prescrites par la présente ordonnance, ou d'abus qui seraient de nature à compromettre la santé publique.

ART. 3. — L'inspection ordonnée par le même article 1er continuera à être confiée à des docteurs en médecine ou en chirurgie ; la nomination en sera faite par notre ministre secrétaire d'État de l'intérieur, de manière qu'il n'y ait qu'un inspecteur par établissement, et qu'un même inspecteur en inspecte plusieurs lorsque le service le permettra. Il pourra néanmoins, là où ce sera jugé nécessaire, être nommé des inspecteurs adjoints, à l'effet de remplacer les inspecteurs titulaires en cas d'absence, de maladie ou de tout autre empêchement.

ART. 4. — L'inspection a pour objet tout ce qui, dans chaque établissement, importe à la santé publique. — Les inspecteurs font, dans ce but, aux propriétaires, régisseurs et fermiers, les propositions et observations qu'ils jugent nécessaires ; ils portent au besoin leurs plaintes à l'autorité, et sont tenus de lui signaler les abus venus à leur connaissance.

ART. 5. — Ils veillent particulièrement à la conservation des sources, à leur amélioration, à ce que les eaux minérales artificielles soient toujours conformes aux formules approuvées, et à ce que les unes et les autres eaux ne soient ni falsifiées ni altérées. Lorsqu'ils s'aperçoivent qu'elles le sont, ils prennent ou requièrent les précautions nécessaires pour empêcher qu'elles ne puissent être livrées au public, et provoquent, s'il y a lieu, telles poursuites que de droit.

ART. 6. — Ils surveillent dans l'intérieur des établissements la distribution des eaux, l'usage qui en est fait par les malades, sans néanmoins pouvoir mettre obstacle à la liberté qu'ont ces derniers de suivre les prescriptions de leurs propres médecins ou chirurgiens, et même d'être accompagnés par eux, s'ils le demandent.

ART. 7. — Les traitements des inspecteurs étant une charge des établissements inspectés, les propriétaires, régisseurs ou fermiers seront nécessairement entendus pour leur fixation, laquelle continuera à être faite par les préfets et confirmée par notre secrétaire d'État de l'intérieur. Il n'est point dû de traitement aux inspecteurs adjoints.

ART. 8. — Partout où l'affluence du public l'exigera, les préfets, après avoir entendu les propriétaires et les inspecteurs, feront des règlements particuliers qui auront en vue l'ordre intérieur, la salubrité des eaux, leur libre usage, l'exclusion de toute préférence dans les heures à assigner aux malades pour les bains ou douches, et la protection particulière due à ces derniers dans tout établissement placé sous la surveillance immédiate de l'autorité. — Lorsque l'établissement appartiendra à l'État, à un département, à une commune ou à une institution charitable, le règlement aura aussi en vue les autres branches de son administration.

ART. 9. — Les règlements prescrits par l'article précédent seront transmis à notre ministre secrétaire d'État de l'intérieur, qui pourra y faire telles modifications qu'il jugera nécessaires. — Ils resteront affichés dans les établissements et seront obligatoires pour les personnes qui les fréquenteront comme pour les individus attachés à leur service. Les inspecteurs pourront requérir le renvoi de ceux de ces derniers qui refuseraient de s'y conformer.

ART. 10. — Resteront pareillement affichés dans ces établissements, et dans tous les bureaux destinés à la vente d'eaux minérales, les tarifs ordonnés par l'article 10 de l'arrêté du gouvernement du 27 décembre 1802. Lorsque ces tarifs concerneront des entreprises particulières, l'approbation du préfet ne pourra porter aucune modification dans les prix, et servira seulement à les constater.

ART. 11. — Il ne sera, sous aucun prétexte, exigé ou perçu des prix supérieurs à ces tarifs.

Les inspecteurs ne pourront également rien exiger des malades dont ils ne dirigeront pas le traitement, ou auxquels ils ne donneront pas des soins particuliers. — Ils continueront à soigner gratuitement les indigents admis dans les hospices dépendant des établissements thermaux, et seront tenus de les visiter au moins une fois par jour.

ART. 12. — Les divers inspecteurs rempliront et adresseront, chaque année, à notre ministre de l'intérieur, des tableaux dont il leur sera fourni des modèles ; ils y joindront les observations qu'ils auront recueillies et les mémoires qu'ils auront rédigés sur la nature, la composition et l'efficacité des eaux, ainsi que sur le mode de leur application.

TITRE II. — *Dispositions particulières à la fabrication des eaux minérales artificielles, aux dépôts et à la vente de ces eaux et des eaux minérales naturelles.*

ART. 13. — Tous individus fabriquant des eaux minérales artificielles ne pourront obtenir ou conserver l'autorisation exigée par l'art. 1er, qu'à la condition de se soumettre aux dispositions qui les concernent dans la présente ordonnance, de subvenir aux frais d'inspection, de justifier des connaissances nécessaires pour de telles entreprises, ou de présenter pour garant un pharmacien légalement reçu.

ART. 14. — Ils ne pourront s'écarter dans leurs préparations, des formules approuvées par notre ministre secrétaire d'État de l'intérieur, et dont copie restera entre les mains des inspecteurs chargés de veiller à ce qu'elles soient exactement suivies. Ils auront néanmoins, pour des cas particuliers, la faculté d'exécuter des formules magistrales sur la prescription écrite et signée d'un docteur en médecine ou en chirurgie. — Ces prescriptions seront conservées pour être représentées à l'inspecteur, s'il le requiert.

ART. 15. — Les autorisations nécessaires pour tous dépôts d'eaux minérales naturelles ou artificielles, ailleurs que dans les pharmacies ou dans les lieux où elles sont puisées ou fabriquées, ne seront pareillement accordées qu'à la condition expresse de se soumettre aux présentes règles, et de subvenir aux frais d'inspection. — Il n'est néanmoins rien innové à la faculté que les précédents règlements donnent à tout particulier de faire venir des eaux minérales pour son usage et pour celui de sa famille.

Art. 16. — Il ne peut être fait d'expédition d'eaux minérales naturelles hors de la commune où elles sont puisées, que sous la surveillance de l'inspecteur ; les envois doivent être accompagnés d'un certificat d'origine par lui délivré, constatant les quantités expédiées, la date de l'expédition et la manière dont les vases ou bouteilles ont été scellés au moment même où l'eau a été puisée à la source. — Les expéditions d'eaux minérales artificielles seront pareillement surveillées par l'inspecteur, et accompagnées d'un certificat d'origine délivré par lui.

Art. 17. — Lors de l'arrivée desdites eaux aux lieux de leur destination, ailleurs que dans des pharmacies ou chez des particuliers, les vérifications nécessaires pour s'assurer que les précautions prescrites ont été observées, et qu'elles peuvent être livrées au public, seront faites par les inspecteurs. Les caisses ne seront ouvertes qu'en leur présence, et les débitants devront tenir registre des quantités reçues, ainsi que des ventes successives.

Art. 18. — Là où il n'aura point été nommé d'inspecteur, tous les établissements d'eaux minérales naturelles ou artificielles seront soumis aux visites ordonnées par les articles 29, 31 et 38 de la loi du 11 avril 1803 (21 germinal an XI).

Titre III. — *De l'administration des sources minérales appartenant à l'État aux communes et aux établissements charitables.*

Art. 19. — Les établissements d'eaux minérales qui appartiennent à des départements, à des communes ou à des institutions charitables, seront gérés pour leur compte. Toutefois, les produits ne seront point confondus avec les autres revenus, et continueront à être spécialement employés aux dépenses ordinaires et extraordinaires desdits établissements, sauf les excédants disponibles après qu'il aura été satisfait à ces dépenses. Les budgets et les comptes seront aussi présentés et arrêtés séparément, conformément aux règles prescrites par ces trois ordres de services publics.

Art. 20. — Ceux qui appartiennent à l'État continueront à être administrés par les préfets, sous l'autorité de notre ministre secrétaire d'État de l'intérieur, qui arrêtera les budgets et les comptes, et fera imprimer tous les ans, pour être distribué aux chambres, un tableau général et sommaire de leurs recettes et de leurs dépenses. Sera aussi imprimé, à la suite dudit tableau, le compte sommaire des subventions portées au budget de l'État pour les établissements thermaux.

Art. 21. — Les établissements objet du présent titre seront mis en ferme, à moins que, sur la demande des autorités locales et des administrations propriétaires, notre ministre de l'intérieur n'ait autorisé leur mise en régie.

Art. 22. — Les cahiers des charges devront être approuvés par les préfets après avoir entendu les inspecteurs...

Art. 23. — Les membres des administrations, propriétaires ou surveillants, ni les inspecteurs ne pourront se rendre adjudicataires desdites fermes, ni y être intéressés (*dans la supposition où les établissements thermaux seraient affermés*).

Art. 24. — La nomination des employés et des servants dans les établissements thermaux mis en régie ne pourra être faite que de l'avis de l'inspecteur. (*Analysé.*)

ART. 25. — Il sera procédé, pour les réparations, constructions, reconstructions et autres travaux, conformément aux règles prescrites pour la branche du service public à laquelle l'établissement appartiendra... — Toutefois, ceux de ces travaux qui ne seront point demandés par l'inspecteur ne pourront être ordonnés qu'après avoir pris son avis.

DÉCRET RELATIF AUX SOURCES D'EAUX MINÉRALES, DES 8-10 MARS 1848.

Le gouvernement provisoire, sur le rapport du ministre provisoire de l'agriculture et du commerce ;

Considérant que les sources d'eaux minérales constituent une richesse publique, dont la conservation n'importe pas moins à l'humanité qu'à l'intérêt national ;

Voulant prévenir les tentatives qui pourraient compromettre l'existence de ces établissements ;

Attendu l'urgence, décrète :

ART. 1er. — Aucun sondage, aucun travail souterrain, ne pourront être pratiqués sans l'autorisation préalable du préfet du département, dans un périmètre de 1.000 mètres au moins de rayon autour de chacune des sources d'eau minérale, dont l'exploitation aura été régulièrement autorisée.

Cette autorisation ne sera délivrée que sur l'avis de l'ingénieur des mines du département et du médecin-inspecteur de l'établissement thermal.

ART. 2. — Le ministre provisoire de l'agriculture et du commerce est chargé du présent décret.

LOI SUR LA CONSERVATION ET L'AMÉNAGEMENT DES EAUX MINÉRALES.

(14 juillet 1856.)

TITRE I. — *De la déclaration d'intérêt public des sources ; des servitudes et des droits qui en résultent.*

ART. 1er. — Les sources d'eau minérale peuvent être déclarées d'intérêt public, après enquête, par un décret impérial délibéré en conseil d'État.

ART. 2. — Un périmètre de protection peut être assigné par un décret rendu dans les formes établies en l'article précédent, à une source déclarée d'intérêt public. Ce périmètre peut être modifié si de nouvelles circonstances en font reconnaître la nécessité.

ART. 3. — Aucun sondage, aucun travail souterrain, ne peuvent être pratiqués dans le périmètre de protection d'une source minérale déclarée d'intérêt public, sans autorisation préalable. A l'égard des fouilles, tranchées, pour extraction de matériaux ou pour un autre objet, fondation de maisons, caves ou autres travaux à ciel ouvert, le décret qui fixe le périmètre de protection peut exceptionnellement imposer aux propriétaires l'obligation d'en faire, au moins, un mois à l'avance, une déclaration au préfet, qui en délivre récépissé.

ART. 4. — Les travaux énoncés dans l'article précédent et entrepris, soit en vertu d'une autorisation régulière, soit après une déclaration préalable, peuvent, sur la demande du propriétaire de la source, être interdits par le préfet, si leur résultat constaté est d'altérer ou de diminuer la source. Le propriétaire du terrain est préalablement entendu. L'arrêté du préfet est exécutoire par provision, sauf recours au conseil de préfecture et au conseil d'État par la voie contentieuse.

Art. 5. — Lorsque, à raison de sondages ou de travaux souterrains entrepris en dehors du périmètre, et jugés de nature à altérer ou diminuer une source minérale déclarée d'intérêt public, l'extension du périmètre paraît nécessaire, le préfet peut, sur la demande du propriétaire de la source, ordonner provisoirement la suspension des travaux. Les travaux peuvent être repris, si, dans le délai de six mois, il n'a pas été statué sur l'extension du périmètre.

Art. 6. — Les dispositions de l'article précédent s'appliquent à une source minérale déclarée d'intérêt public, à laquelle aucun périmètre n'a été assigné.

Art. 7. — Dans l'intérieur du périmètre de protection, le propriétaire d'une source déclarée d'intérêt public a le droit de faire, dans le terrain d'autrui, à l'exception des maisons d'habitation et des cours attenantes, tous les travaux de captage et d'aménagement nécessaires pour la conservation, la conduite et la distribution de cette source, lorsque ces travaux ont été autorisés par un arrêté du ministre de l'agriculture, du commerce et des travaux publics. Le propriétaire du terrain est entendu dans l'instruction.

Art. 8. — Le propriétaire d'une source d'eau minérale déclarée d'intérêt public peut exécuter, sur son terrain, tous les travaux de captage et d'aménagement nécessaires pour la conservation, la conduite et la distribution de cette source, un mois après la communication faite de ses projets au préfet. En cas d'opposition par le préfet, le propriétaire ne peut commencer ou continuer les travaux qu'après autorisation du ministre de l'agriculture, du commerce et des travaux publics. A défaut de décision dans le délai de trois mois, le propriétaire peut exécuter les travaux.

Art. 9. — L'occupation d'un terrain compris dans le périmètre de protection pour l'exécution des travaux prévus par l'article 7 ne peut avoir lieu qu'en vertu d'un arrêté du préfet qui en fixe la durée. Lorsque l'occupation d'un terrain compris dans le périmètre prive le propriétaire de la jouissance du revenu au delà du temps d'une année, ou lorsqu'après les travaux le terrain n'est plus propre à l'usage auquel il était employé, le propriétaire dudit terrain peut exiger du propriétaire de la source l'acquisition du terrain occupé ou dénaturé. Dans ce cas, l'indemnité est réglée suivant les formes prescrites par la loi du 3 mai 1841. Dans aucun cas, l'expropriation ne peut être provoquée par le propriétaire de la source.

Art. 10. — Les dommages dus par suite de suspension, interdiction ou destruction des travaux dans les cas prévus aux articles 4, 5 et 6, ainsi que ceux dus à raison de travaux exécutés en vertu des articles 7 et 9, sont à la charge du propriétaire de la source. L'indemnité est réglée à l'amiable ou par les tribunaux. Dans les cas prévus par les articles 4, 5 et 6, l'indemnité due par le propriétaire de la source ne peut excéder le montant des pertes matérielles qu'a éprouvées le propriétaire du terrain, et le prix des travaux devenus inutiles, augmenté de la somme nécessaire pour le rétablissement des lieux dans leur état primitif.

Art. 11. — Les décisions concernant l'exécution ou la destruction des travaux sur le terrain d'autrui ne peuvent être exécutées qu'après le dépôt d'un cautionnement dont l'importance est fixée par le tribunal, et qui sert de garantie au payement de l'indemnité dans les cas énumérés en l'article précédent. L'État, pour les sources dont il est propriétaire, est dispensé du cautionnement.

Art. 12. — Si une source d'eau minérale, déclarée d'intérêt public, est exploitée d'une manière qui en compromette la conservation, ou si l'exploitation ne satisfait pas aux besoins de la santé publique, un décret impérial, délibéré en conseil d'État, peut autoriser l'expropriation de la source et de ses dépendances nécessaires à l'exploitation, dans les formes réglées par la loi du 3 mai 1841.

TITRE II. — *Dispositions pénales.*

ART. 13. — L'exécution, sans autorisation, ou sans déclaration préalable, dans le périmètre de protection, de l'un des travaux mentionnés dans l'article 3, la reprise des travaux interdits ou suspendus administrativement, en vertu des articles 4, 5 et 6, est punie d'une amende de cinquante francs à cinq cents francs.

ART. 14. — Les infractions aux règlements d'administration publique prévus au dernier paragraphe de l'article 19 de la présente lois sont punies d'une amende de seize à cent francs.

ART. 15. — Les infractions prévues par la présente loi sont constatées, concurremment, par les officiers de police judiciaire, les ingénieurs des mines et les agents sous leurs ordres ayant droit de verbaliser.

ART. 16. — Les procès-verbaux dressés en vertu des art. 13 et 14 sont visés pour timbre et enregistrés en débet. Les procès-verbaux dressés par des gardes-mines ou agents de surveillance assermentés doivent, à peine de nullité, être affirmés dans les trois jours devant le juge de paix ou le maire, soit du lieu du délit, soit de la résidence de l'agent. Lesdits procès-verbaux font foi jusqu'à preuve contraire.

ART. 17. — L'art. 463 du Code pénal est applicable aux condamnations prononcées en vertu de la présente loi.

TITRE III. — *Dispositions générales et transitoires.*

ART. 18. — La somme nécessaire pour couvrir les frais d'inspection médicale et de surveillance des établissements d'eaux minérales autorisées est perçue sur l'ensemble de ces établissements. Le montant en est déterminé tous les ans par la loi de finances. La répartition en est faite entre les établissements, au prorata de leurs revenus. Le recouvrement a lieu, comme en matière de contributions directes, sur les propriétaires, régisseurs ou fermiers des établissements.

ART. 19. — Des règlements d'administration publique déterminent : les formes et les conditions de la déclaration d'intérêt public, de la fixation du périmètre de protection, de l'autorisation mentionnée à l'article 3, de la constatation mentionnée à l'article 4 : l'organisation de l'inspection médicale et de la surveillance des sources et des établissements d'eaux minérales naturelles ; les bases et le mode de la répartition énoncée en l'article 18 ; les conditions générales d'ordre, de police et de salubrité auxquelles tous les établissements d'eaux minérales naturelles doivent satisfaire.

ART. 20. — L'article 9 de l'arrêté consulaire du 6 nivôse an XI est abrogé. Sont également abrogées toutes les dispositions des lois, décrets, ordonnances et règlements antérieurs, qui seraient contraires aux dispositions de la présente loi.

ART. 21. — Le décret du 8 mars 1848 continuera d'avoir son effet jusqu'au 1er janvier 1857, pour tous les établissements qui n'auraient pas été déclarés d'intérêt public avant cette époque.

DÉCRET IMPÉRIAL PORTANT RÈGLEMENT SUR LA CONSERVATION ET L'AMÉNAGEMENT DES SOURCES MINÉRALES (8-20 SEPTEMBRE 1856).

TITRE I. — *De la déclaration d'intérêt public.*

ART. 1er. — La demande tendant à faire déclarer d'intérêt public une source d'eau minérale est adressée au préfet du département. Cette demande est faite en deux expéditions, dont une sur papier timbré. Elle énonce les noms, prénoms et domicile du demandeur.

ART. 2. — La demande fait connaître l'importance du débit journalier de la source, avec les variations qu'elle est sujette à éprouver, suivant les saisons, la composition et les propriétés spéciales des eaux, la consistance de l'établissement d'eaux minérales qu'elle alimente, et le nombre des malades que cet établissement a reçus dans les trois années précédentes. A cette demande est joint un plan, en triple expédition, à l'échelle de 10 millimètres par mètre, représentant l'établissement d'eaux minérales, et faisant connaître la disposition des réservoirs, des salles de bains, de douches, et de tous les appareils et constructions servant à l'aménagement et à l'administration des eaux. Le demandeur y ajoute tous les renseignements propres à faire apprécier les services que l'établissement rend à la santé publique.

ART. 3. — Le préfet fait enregistrer la demande sur un registre particulier, et ordonne les publications et affiches dans les dix jours.

ART. 4. — Par les soins du préfet, la demande est publiée et affichée dans la commune où est situé l'établissement d'eaux minérales, et dans les chefs-lieux d'arrondissement du département ; elle est insérée dans l'un des journaux de chacun des arrondissements où se font les publications et affiches : le tout aux frais du demandeur. La durée des affiches est d'un mois, à dater du jour de leur apposition dans chaque localité. Dans chaque localité, la publication a lieu devant la porte de la maison commune et des églises paroissiales et consistoriales, à l'issue de l'office, un jour de dimanche, et au moins une fois pendant la durée des affiches.

ART. 5. — Un registre destiné à recevoir les observations et déclarations du public est ouvert, pendant le même délai, à la mairie de la commune où est situé l'établissement, ainsi que dans les chefs-lieux d'arrondissement du département.

ART. 6. — A l'expiration du délai ci-dessus fixé, et dans le mois qui suivra, une commission, composée, sous la présidence du préfet, de deux membres du conseil général, de l'ingénieur des mines et du médecin-inspecteur, se réunit à la préfecture pour donner son avis sur le résultat de l'enquête et sur la demande en déclaration d'intérêt public. Préalablement à la délibération de la commission, le préfet fait vérifier par l'ingénieur des mines le débit journalier de la source ; il fait procéder de même à l'analyse des eaux. Les frais nécessités par ces opérations sont à la charge du demandeur. Le préfet transmet, sans délai, au ministre de l'agriculture, du commerce et des travaux publics, la délibération de cette commission, et en même temps toutes les pièces de l'enquête.

ART. 7. — Le comité consultatif d'hygiène publique et le conseil général des mines sont appelés à donner leur avis, et il est définitivement statué sur la demande en déclaration d'intérêt public par un décret délibéré en conseil d'État.

ART. 8. — Le décret portant déclaration d'intérêt public est publié et affiché, aux frais du demandeur, dans la commune où est situé l'établissement d'eaux minérales et dans les chefs-lieux de canton de l'arrondissement.

Art. 9. — Lorsque différentes sources sont exploitées dans un même établissement, la demande en déclaration d'intérêt public peut en embrasser la totalité ou plusieurs, et l'instruction se fait d'une manière simultanée pour toutes les sources comprises dans la demande. Toutefois les renseignements indiqués dans le paragraphe 1er de l'art. 2 doivent être distincts pour chaque source, de même que les vérifications et opérations mentionnées dans le paragraphe 2 de l'article 6.

Titre II. — *De la fixation du périmètre de protection.*

Art. 10. — La demande en fixation d'un périmètre de protection autour d'une source déclarée d'intérêt public est formée et instruite d'après les règles tracées au titre précédent, sauf les modifications qui suivent.

Art. 11. — La demande est accompagnée : 1° d'un mémoire justificatif ; 2° d'un plan à l'échelle d'un millimètre pour mètre représentant les terrains à comprendre dans le périmètre et sur lequel sont indiqués l'allure présumée de la source et son point d'émergence. La demande est publiée et affichée, et des registres d'enquête sont ouverts dans chacune des communes sur le territoire desquelles s'étend le périmètre demandé.

Art. 12. — La demande en fixation du périmètre de protection peut être produite en même temps que la demande en déclaration d'intérêt public, et il peut être statué sur l'une et l'autre demande au vu d'une seule et même instruction.

Art. 13. — Les demandes en modification de périmètre sont formées et instruites comme les demandes en première fixation, et il est statué dans les mêmes formes.

Titre III. — *De l'autorisation des travaux dans l'intérieur du périmètre de protection et de la constatation des faits d'altération ou de diminution des sources.*

Art. 14.—La demande en autorisation préalable prévue par le paragraphe 1er de l'article 3 de la loi du 14 juillet 1856, pour les sondages et les travaux souterrains à exécuter dans le périmètre de protection, est adressée au préfet du département. La demande est faite sur papier timbré, elle énonce les nom, prénoms, et domicile du demandeur ; elle est accompagnée d'un plan indiquant les dispositions des ouvrages projetés et d'un mémoire explicatif des conditions dans lesquelles ils doivent s'exécuter.

Art. 15. — Le préfet prend l'avis de l'ingénieur des mines et du médecin-inspecteur, il entend le propriétaire de la source ou l'exploitant, si le propriétaire n'exploite pas lui-même ; il donne son avis et le transmet avec les pièces au ministère de l'agriculture, du commerce et des travaux publics. Le ministre statue sur l'avis du conseil général des mines.

Art. 16. — Lorsque, dans les cas prévus par le paragraphe 1er de l'article 4 de la loi du 14 juillet 1856, le propriétaire d'une source minérale demande au préfet d'interdire des travaux entrepris dans l'intérieur du périmètre de protection, le préfet commet immédiatement l'ingénieur des mines pour constater si, en effet, lesdits travaux ont pour résultat d'altérer ou de diminuer la source.

Art. 17. — L'ingénieur se transporte sur les lieux, il procède, en présence des parties intéressées ou elles dûment appelées, aux opérations du jaugeage et à toutes autres qu'il juge utiles pour établir l'influence des travaux qui ont donné lieu à la réclamation, sur le régime de la source, son débit et la composition des eaux. Il dresse un procès-verbal détaillé qu'il signe conjointement avec toutes les parties composantes : il transmet ce procès-verbal, avec son avis, au préfet du département, qui statue ainsi qu'il est dit au paragraphe 2 de l'article 4 de la loi du 14 juillet 1856. Chacune des parties intéressées peut requérir l'insertion de ses observations au procès-verbal.

ART. 18. — Il est procédé conformément aux dispositions de l'article précédent dans les cas où le propriétaire d'une source minerale déclarée d'intérêt public demande au préfet d'ordonner provisoirement, en vertu de l'article 5 de la loi du 14 juillet 1856, la suppression de sondages et de travaux souterrains entrepris en dehors du périmètre de protection, et qu'il signale comme étant de nature à altérer ou diminuer la source.

ART. 19. — Notre ministre de l'agriculture, du commerce et des travaux publics est chargé, etc.

DÉCRET DU 28 JANVIER 1860.

TITRE I. — *Dispositions concernant l'inspection médicale et la surveillance des sources et des établissements d'eaux minérales naturelles.*

ART. 1er. — Un médecin-inspecteur est attaché à toute localité comprenant un ou plusieurs établissements d'eaux minérales naturelles dont l'exploitation est reconnue comme devant donner lieu à une surveillance spéciale, sous la réserve mentionnée en l'article 5 ci-après.

Une même inspection peut comprendre plusieurs localités dans sa circonscription lorsque le service le comporte.

ART. 2. — Dans le cas où les nécessités du service l'exigent, un ou plusieurs médecins peuvent être adjoints au médecin-inspecteur, sous le titre d'inspecteurs adjoints, à l'effet de remplacer le titulaire en cas d'absence, de maladie ou de tout autre empêchement.

ART. 3. — Le ministre de l'agriculture, du commerce et des travaux publics nomme et révoque les médecins-inspecteurs et les médecins-inspecteurs adjoints.

ART. 4. — Les inspections médicales sont divisées en trois classes, suivant le revenu de l'ensemble des établissements qui sont compris dans la localité ou la circonscription. La première classe se compose des inspections où l'ensemble des établissements donne un revenu de 10,000 francs ; la seconde, des inspections où ce revenu est de 5,000 à 10,000 francs ; la troisième, des inspections où ce même revenu est de 1,500 à 5,000 francs.

ART. 5. — Au-dessous d'un revenu de 1,500 francs il n'y a pas d'inspecteur spécialement attaché à la localité, et l'inspection médicale consiste dans des visites faites par des inspecteurs envoyés en tournée par le ministre de l'agriculture, du commerce et des travaux publics, lorsqu'il le juge convenable.

ART. 6. — Le tableau de classement des inspections médicales est arrêté par le ministre. Il est revisé tous les cinq ans, sans préjudice du classement des établissements nouveaux qui seraient ouverts dans l'intervalle.

La base du classement est la moyenne des revenus des cinq dernières années, calculés comme il est dit à l'article 28 ci-après.

ART. 7. — Les traitements affectés aux médecins-inspecteurs sont réglés ainsi qu'il suit :

1re classe.	1,000
2e classe.	800
3e classe.	600

ART. 8. — Les inspecteurs adjoints ne reçoivent pas de traitement, sauf le cas où ils auraient remplacé le médecin-inspecteur pendant une partie notable de la saison, et, dans ce cas, il leur est alloué une indemnité prise sur le traitement de l'inspecteur et fixée par le ministre de l'agriculture, du commerce et des travaux publics.

ART. 9. — Pendant la saison des eaux, le médecin-inspecteur exerce la surveillance sur toutes les parties de l'établissement affectées à l'administration des eaux et au traitement des malades, ainsi que sur l'exécution des dispositions qui s'y rapportent.

Les dispositions du paragraphe précédent ne peuvent être entendues de manière à restreindre la liberté qu'ont les malades de suivre la prescription de leurs propres médecins, ou d'être accompagnés par lui s'ils le demandent, sans préjudice du libre usage des eaux réservé par l'article 15.

ART. 10. — Les inspecteurs ne peuvent rien exiger des malades dont ils ne dirigent pas le traitement, ou auxquels ils ne donnent pas de soins particuliers.

ART. 11. — Ils soignent gratuitement les indigents admis à faire usage des eaux minérales, à moins que ces malades ne soient placés dans des maisons hospitalières où il serait pourvu à leur traitement par les autorités locales.

ART. 12. — Les médecins-inspecteurs ou inspecteurs adjoints ne peuvent être intéressés dans aucun des établissements qu'ils sont chargés d'inspecter.

ART. 13. — Lorsque les besoins du service l'exigent, l'administration fait visiter par les ingénieurs des mines les établissements thermaux de leur circonscription.

Les frais des visites spéciales faites par les ingénieurs des mines, en dehors de leurs tournées régulières, sont imputés sur la somme annuelle fournie par les établissements d'eaux minérales, conformément à l'article 18 de la loi du 14 juillet 1856.

ART. 14. — Le médecin-inspecteur et l'ingénieur des mines informent le préfet des contraventions et des infractions aux règlements sur les eaux minérales qui viennent à leur connaissance. Ils proposent, chacun en ce qui le concerne, les mesures dont la nécessité leur est démontrée.

TITRE II. — *Des conditions générales d'ordre, de police et de salubrité auxquelles les établissements d'eaux minérales naturelles doivent satisfaire.*

ART. 15. — L'usage des eaux n'est subordonnée à aucune permission, ni à aucune ordonnance de médecin.

ART. 16. — Dans tous les cas où les besoins du service l'exigent, des règlements, arrêtés par le préfet, les propriétaires, régisseurs ou fermiers préalablement entendus, déterminent les mesures qui ont pour objet :

La salubrité des cabinets, bains, douches, piscines, et, en général, de tous les locaux affectés à l'administration des eaux;

Le libre usage des eaux;

L'exclusion de toute préférence dans les heures, pour les bains et douches;

L'égalité des prix, sauf les réductions qui peuvent être accordées aux indigents;

La protection particulière due aux malades;

Les mesures d'ordre et de police à observer par le public, soit à l'intérieur, soit aux abords;

La séparation des sexes.

ART. 17. — Ces règlements restent affichés dans l'intérieur de l'établissement et sont obligatoires pour les personnes qui le fréquentent, aussi bien que pour les propriétaires, régisseurs ou fermiers, et pour les employés du service.

Les inspecteurs ont le droit de requérir, sauf recours au préfet, le renvoi des employés qui refuseraient de se conformer aux règlements.

ART. 18. — Un mois avant l'ouverture de chaque saison, les propriétaires, régisseurs ou fermiers des établissements d'eaux minérales envoient aux préfets le tarif détaillé des prix correspondants aux modes divers suivant lesquels les eaux sont administrées et des accessoires qui en dépendent.

Il ne peut y être apporté aucun changement pendant la saison.

Sous aucun prétexte, il n'est exigé ni perçu aucun prix supérieur au tarif, ni aucune somme en dehors du tarif pour l'emploi des eaux.

ART. 19. — Le tarif prévu à l'article précédent est constamment affiché à la porte principale et dans l'intérieur de l'établissement.

ART. 20. — A l'issue de la saison des eaux, le propriétaire, régisseur ou fermier de chaque établissement d'eaux minérales remet au médecin-inspecteur, et, à son défaut, au préfet, un état portant le nombre des personnes qui ont fréquenté l'établissement. Cet état est envoyé, avec les observations du médecin-inspecteur, au ministre de l'agriculture, du commerce et des travaux publics;

ART. 21. — Les propriétaires, régisseurs ou fermiers sont tenus de donner le libre accès des établissements et des sources à tous les fonctionnaires délégués par le ministre; ils leur fournissent les renseignements nécessaires à l'accomplissement de la mission qui leur est confiée.

TITRE III. — *Des bases et du mode de répartition des frais de l'inspection médicale et de la surveillance des établissements d'eaux minérales naturelles.*

ART. 22. — Tous les ans, il est inscrit au budget du ministère de l'agriculture, du commerce et des travaux publics une somme égale au montant total des traitements des inspecteurs attachés aux différentes localités d'eaux minéralest il y est ajouté une somme qui n'excède pas dix pour cent de ce montant, afin de couvrir les frais généraux d'inspection et de surveillance.

Une somme égale est inscrite au budget des recettes.

ART. 23. — La répartition entre les établissements de la somme portée au budget, et le recouvrement, ont lieu suivant les bases et conformément au mode qui sont indiqués dans les articles ci-après :

ART. 24. — A la fin de chaque année, les propriétaires, régisseurs ou fermiers des établissements d'eaux minérales naturelles adressent au préfet les états des produits et des dépenses de leurs établissements pendant l'année.

ART. 25. — L'état des produits comprend les revenus afférents aux bains, douches, piscines, buvettes, et à tout autre mode quelconque d'administration des eaux, ainsi qu'à la vente des eaux en bouteilles, cruchons ou tonneaux.

ART. 26. — L'état des dépenses comprend :

Les frais encourus pour la réparation des appareils et constructions servant à l'aménagement des sources, la distribution et l'administration des eaux, le salaire des employés, l'entretien des bâtiments et de leurs abords, ainsi que celui du matériel, le montant des contributions dues à l'État, au département ou à la commune, et généralement tous les frais courants d'exploitation.

ART. 27. — Ne sont pas admises en compte les dépenses extraordinaires et notamment les sommes dépensées pour grosses réparations, constructions nouvelles, travaux de recherche ou de captage, acquisitions de terrain, ainsi que les indemnités que ces constructions et travaux de recherche ou captage ont pu comporter.

ART. 28. — Le revenu qui sert de base à la répartition de la somme totale à payer par les établissements d'eaux minérales est l'excédant des produits sur les dépenses ordinaires, tels que les uns et les autres sont prévus aux articles 25 et 26.

ART. 29. — Les états de produits et de dépenses sont communiqués par le préfet à une commission présidée par lui ou par son délégué, et qui est composée d'un membre du conseil général ou du conseil d'arrondissement, du directeur des contributions directes, de l'ingénieur des mines et du médecin-inspecteur de l'établissement.

Dans le cas où les propriétaires, régisseurs ou fermiers n'auraient pas adressé, le 31 janvier, au préfet, conformément à l'article 24 ci-dessus, les états des produits et des dépenses de leurs établissements, la commission procède d'office à leur égard.

Art. 30. — L'avis de cette commission est, avec les pièces à l'appui, soumis à l'examen d'une commission centrale nommée par le ministre et composée de cinq membres choisis dans le conseil d'État, la cour des comptes, le conseil général des mines, le comité consultatif d'hygiène publique et l'administration des finances, et, en outre, du nombre d'auditeurs au conseil d'État qui sera reconnu nécessaire.

Les auditeurs remplissent les fonctions de secrétaires et de rapporteurs; ils ont voix délibérative dans les affaires qu'ils sont chargés de rapporter.

Art. 31. — Sur le rapport de la commission instituée en vertu de l'article précédent, un arrêté du ministre détermine le revenu des divers établissements, et répartit entre eux, au prorata dudit revenu, le montant total des frais de l'inspection médicale et de la surveillance, tels qu'ils sont indiqués à l'article 22 ci-dessus.

Art. 32. — L'arrêté du ministre est notifié par voie administrative au propriétaire, fermier ou régisseur de chaque établissement; il est transmis au ministre des finances, qui est chargé de poursuivre le recouvrement des sommes pour lesquelles chacun desdits établissements est imposé.

Art. 33. — L'arrêté du ministre peut être déféré au conseil d'État par la voie contentieuse.

Titre IV. — *Dispositions générales et transitoires.*

Art. 34. — Les dispositions de l'ordonnance royale du 18 juin 1823, qui ne sont pas contraires à celles du présent règlement continuent de recevoir leur pleine et entière exécution.

Art. 35. — Le classement prévu par l'article 4 aura lieu, pour la première fois, conformément au revenu des établissements compris dans chaque inspection, tel qu'il aura été établi pour l'année 1860, et ce classement continuera d'être en vigueur jusqu'au 31 décembre 1865.

Art. 36. — Notre ministre secrétaire d'État au département de l'agriculture, du commerce et des travaux publics et notre ministre secrétaire d'État au département des finances sont chargés, chacun en ce qui le concerne, de l'exécution du présent décret.

Fait au palais des Tuileries, le 28 janvier 1860.

NAPOLÉON.

BIBLIOGRAPHIE DES EAUX MINÉRALES EN GÉNÉRAL.

1544. *Leohn Fuchsii*, Historia omnium aquarum.
1553. *Camerarius*, De balneis omnia quæ extant apud Græcos, Latinos et Arabes.
1565. *Guitherius*, De balneis et aquis medicatis.
1580. *B. Palissy*, Discours admirable de la nature des eaux et fontaines, tant naturelles qu'artificielles.
1605. *Banc*, La mémoire renouvelée des merveilles des eaux naturelles.
1675. *Cottereau-Duclos*, Observations sur les eaux minérales de plusieurs provinces de France.
1688. *Boyle*, Short memoir for the natural experimental history of mineral waters (Mémoire succinct sur l'histoire naturelle et expérimentale des eaux minérales.)
1699. *Vicarius*, Hydrophylacium, seu discursus de aquis salubribus mineralibus.
1705. *Thomson*, Dissertatio de aquarum mineralium examine et origine.
1715. *Stahl*, Dissertatio de fontium salutarium usu et abusu.
1716. *Camerarius*, Dissertatio de aquis medicatis.
1718. *Vallerius*, *Boyle* et *Floyer*, Tres elegantes tractatus de aquis medicatis, editi cum præfatione J. F. Helvetii.
1722. *Lehmann*, Dissertatio de fontium medicatorum et salinorium recta diagnosi.
1734. *Short*, The natural experimental and medical history of the mineral waters (Histoire naturelle expérimentale et médicale des eaux minérales.)
1739. *Cavalleri*, Dissertation sur la cause de la chaleur et de la froideur des eaux minérales.
1748. *Hoffmann*, Dissertatio de elementis aquarum mineralium recte disjudicandis et examinandis.
1748. *Vater*, De aquarum mineralium usu.
1754. *De Bordeu*, Utrum Aquitaniæ minerales aquæ morbis chronicis? conclusio affirmans.
1758. *Leroy*, De aquarum mineralium natura et usu.
1760. *Tilling*, Programma de eorum qui aquis mineralibus utuntur diæta.
1768. *Monnet*, Traité des eaux minérales.
1769. *Mouro*, Treatise on mineral waters (Traité sur les eaux minérales).
1769. *Bodin des Plantes*, Examen chemico-medicum de aquis mineralibus.
1770. *Monnet*, Nouvelle hydrologie.
1772. *Raulin*, Traité analytique des eaux minérales en général et de leur usage dans les maladies.
1775. *Buchoz*, Dictionnaire des eaux minérales de France.
1777. *Raulin*, Parallèle des eaux minérales d'Allemagne et de celles de France.
1779. *Baumer*, Dissertatio de erroribus circa aquarum soteriarum usum vulgo admitti soliti.
1780. *Duchanoy*, Essai sur l'art d'imiter les eaux minérales.
1781. *Arrêt* du conseil d'État du roi concernant l'examen et la distribution des eaux minérales et médicinales du royaume.
1783. *Macquart*, Manuel sur les propriétés de l'eau, en particulier dans l'art de guérir.
1783. *Andria*, Trattato delle aqua minerali.
1783. *Schaller*, De aquarum medicatorum mineralium natura et usu.
1785. *Carrère*, Catalogue raisonné des ouvrages qui ont été publiés sur les eaux minérales en général, et sur celles de France en particulier.
1788. *Laugier*, Minéralogie nouvelle, ou l'art de faire les eaux minérales.
1793. *Mustoph*, Dissertatio de usu aquarum medico.
1803. *Berzelius*, Nagra under rattelser om artielle mineral vatten.

1803. *Schmidt*, Dissertatio de aquarum mineralium usu et abusu.
1804. *Saunders*, Treatise on the chemical powers of some of the most celebra- mineral waters (Traité sur l'histoire chimique et les propriétés médicales de quelques-unes des plus célèbres eaux minérales.
1804. *Peyrilhe*, Tableau méthodique d'un cours d'histoire naturelle médicale où l'on a réuni les principales eaux minérales de France.
1811. *Bouillon-Lagrange*, Essai sur les eaux minérales naturelles et artificielles.
1815. *Nysten* et *Alibert*, article Eaux minérales, dans le Dictionnaire des sciences médicales.
1818. *Patissier*, Manuel des eaux minérales de France.
1826. *Struve*, De l'imitation des eaux minérales naturelles.
1826. *Henry* et *O. Henry*, Manuel d'analyse chimique des eaux minérales, médicinales, etc.
1826. *Anglade*, Mémoire pour servir à l'histoire des eaux minérales sulfureuses et des eaux thermales.
1831. *Guibourt*, *Andral* et *Ratier*, article : Eaux minérales, dans le Dictionnaire de médecine et de chirurgie pratique.
1831. *Boudet*, Nouvelles recherches sur les eaux minérales naturelles et artificielles.
1834. *Is. Bourdon*, Guide aux eaux minérales de la France, de la Suisse, de l'Allemagne, etc.
1838. *Berthrand*, Voyage aux eaux des Pyrénées.
1839. *Sabatin*, De l'action des eaux minérales.
1839. *Goin*, Des eaux minérales considérées sous le rapport de la législation.
1840. *Soubeiran*, Notice sur la fabrication des eaux minérales artificielles.
1841. *Gintrac*, Observations sur les eaux des Pyrénées.
1842. *Mége*, Quelques considérations sur l'emploi thérapeutique des eaux minérales naturelles et artificielles.
1845. *Thereau*, De l'emploi des eaux minérales dans le traitement des affections cutanées dartreuses.
1845. *Chevallier*, Essai sur les eaux minérales.
1848. *Mege*, Mémoire sur le rétablissement de la place d'inspecteur des eaux minérales.
1848. *Figuier* et *Magne*, Étude comparative des principales eaux minérales de France et d'Allemagne.
1851. *C. James*, Des eaux minérales naturelles transportées et de leur emploi.
1851. *Patissier*, Rapport sur le service médical des établissements thermaux en 1849 et 1850.
1853. *O. Henry*, Note sur laprésence du nickel et du cobalt dans quelques eaux ferrugineuses.
1855. *Verdo*, Précis sur les eaux minérales des Pyrénées et de la Gascogne et sur les bains de mer.
1857. *Durand-Fardel*, Traité thérapeutique des eaux minérales de France et de l'étranger.
1857. *Guépin*, Des eaux minéralisées.
1858. *Herpin*, Sur la nomenclature et la classification des eaux.
1858. *Soubeiran*, Essai sur la matière organisée des sources sulfureuses des Pyrénées.
1859. *Roubaud*, Les eaux minérales de la France.
1860. *Bourdon*, Précis d'hydrologie médicale, ou les eaux minérales de France.
1860. *Boullay*, Note sur la fabrication des eaux minérales artificielles.
1860. *Durand-Fardel*, *Le Bret*, *Le Fort* et *François*, Dictionnaire général des eaux minérales et d'hydrologie médicale.
1860. *Petrequin* et *Socquet*, Traité général pratique des eaux minérales de France et de l'étranger.
1861. *Joanne* et *Lepileur*, Les bains de l'Europe.

1862. *Réveil*, Rapport sur les eaux minérales artificielles.
1862. *Réveil*, Études sur la pulvérisation des eaux minérales et leur pénetration dans les voies respiratoires.
1863. *François*, Note pour servir à l'histoire des travaux d'amélioration des eaux minérales françaises.
1863. *Kirschleger*, Les eaux acidulées des Vosges et de la Forêt-Noire.
1864. *Rotureau*, Des principales eaux minérales d'Europe.
1864. *Gerdy*, De la liberté absolue donnée aux malades dans l'usage des eaux minérales et de l'inspection établie prés de ces eaux.
1865. *Delacroix* et *Robert*, Les eaux, étude hygiénique et médicale.
1865. *Delacroix*, De l'emploi des eaux minérales chez les anciens.
1865. *Sabadel*, La législation en vigueur sur les eaux minérales.
1866. *Sandras*, Essai sur les eaux phosphatées ferrugineuses.
1866. *Th. Josset*, Les eaux naturelles, études physiologiques et médicales sur les eaux thermo-minérales.
1866. *Fleury*, Traité thérapeutique et clinique d'hydrothérapie.
1868. *Delmas*, Hydrothérapie à domicile.
1869. Annuaire des eaux.
1870. *Bazin*, Leçons sur l'emploi des eaux minérales dans le traitement des affections de la peau.
1869. *C. James*, Guide pratique aux eaux minérales de France et de l'étranger.
1857-1869. La Gazette des eaux.
1857-1869. Revue d'hydrologie médicale.
1854-1869. Annales de la Société d'hydrologie médicale de Paris.

DEUXIÈME PARTIE

DES EAUX MINÉRALES EN PARTICULIER

ABSAC

(CHARENTE.)

Itinéraire de Paris à Absac. — Départ : Gare d'Orléans. — I. Chemin de fer de Paris à Bordeaux jusqu'à la station de Ruffec. — Distance : 398 kil. — Durée du trajet : 8 h. par l'express ; 14 h. 25 min. par l'omnibus. — Prix : 1re cl. : 44 fr. 60 ; — 2e cl. : 33 fr. 45 ; — 3e cl. : 24 fr. 50. — II. Voitures (correspondance du chemin de fer) de Ruffec à Confolens. — Distance : 40 kil. — Durée du trajet : 4 h. — Prix : 4 fr. 60. — III. Voitures particulières de Confolens à Absac. — Distance : 10 kil.

Absac est un village de 800 habitants, situé sur la rive gauche de la Vienne à 10 kil. de Confolens. Ses eaux minérales, découvertes en 1771, à 1 kil. de la ville, sont des eaux chlorurées sodiques froides. Les sources, au nombre de trois, fournissent en moyenne 16,000 litres par 24 heures.

ANALYSE CHIMIQUE.

Acide carbonique. . . . . } Air atmosphérique riche en azote. . . }	quantité indét.
Bicarbonate de chaux. . . . . } — de magnésie. . . . . }	0gr,032
Chlorure de sodium.	2 ,250
— de calcium. . . . . } — de magnésium. . . . . }	0, 671
Sulfate de soude.	0, 025
— de chaux.	0, 095
Acide silicique et oxyde de fer. . . .	traces.
Matière organique.	0 ,017
(O. Henry.)	3 ,090

Les eaux d'Absac sont employées en boissons et en bains. Elles sont regardées comme topiques, diurétiques et laxatives. On les a conseillées en bains dans quelques affections topiques, telles que la coxalgie et les entorses ; en boisson, dans les fièvres intermittentes, et enfin dans quelques écoulements chroniques.

Les eaux d'Absac peuvent être transportées.

AIX

(BOUCHES-DU-RHONE.)

Itinéraire de Paris à Aix. — Départ : Gare de Lyon. — Chemin de fer de Paris à Lyon et à Marseille jusqu'à la station de Rognac, et embranchement de Rognac à Aix. — Distance : 859 kil. — Durée du trajet : 20 h. 50 par l'express ; 27 h. 55 par l'omnibus. — Prix : 1re cl. : 95 fr. 80 ; — 2e cl. : 71 fr. 75 ; — 3e cl. : 52 fr. 60.

Aix, autrefois la capitale de la Provence, aujourd'hui sous-préfecture des Bouches-du-Rhône, est une jolie petite ville de 31,000 habitants, située près de la rive gauche de l'Arc, à 204 mètres au-dessus du niveau de la mer.

Ses eaux minérales, connues de la plus haute antiquité, puisque le proconsul romain Caïus Sextius Calvinus en fit usage, sont des eaux bicarbonatées calciques. Les sources, au nombre de deux, sont : la *source Sextius*, dont la température varie de 34°,16 à 36°,87, et la *source Barret*, dont la température ne s'élève que de 20°,6, à 21°,5.

ANALYSE CHIMIQUE.

	S. de Sextius.	S. de Barret.
Acide carbonique.	quantité indéterminée.	
Air atmosphérique.		
Carbonate de chaux.	0gr,1072	0gr,2416
— de magnésie.	0, 0418	0, 1080
Chlorure de sodium.	0, 0073	0, 0070
— de magnésium.	0, 0120	0, 0286
Sulfate de soude.	0, 0365	0, 0880
— de magnésie.	0, 0080	0, 0230
Acide silicique et matières organiques azotées.	0, 0170	0, 0214
Fer.	traces.	traces.
(Robiquet, 1837).	0, 2258	0, 5176

D'une limpidité parfaite, sans odeur ni saveur, les eaux d'Aix sont légèrement excitantes, et ont pour effet consécutif la sédation.

Parmi les maladies que l'on traite par les eaux d'Aix, les affections utérines occupent le premier rang. Aussi les femmes forment-elles leur principale clientèle. Viennent ensuite les névroses gastriques, les fausses ankyloses, les rhumatismes, certaines maladies de la peau, telles que le psoriasis, et les ulcères des jambes.

Parmi les curiosités que la ville d'Aix offre aux baigneurs, nous citerons la bibliothèque, qui ne renferme pas moins de 95,000 volumes et 1,062 manuscrits, le musée, les églises Saint-Jean, Saint-Sauveur, Sainte-Marie-Madeleine, l'Hôtel-de-Ville, la Tour de l'horloge, etc. — Les environs de la ville sont aussi pleins d'attraits. La *keirié*, les *carrières de marbre*, *Repentance*, le *Hiolonet*. Les ruines du château de Puycart, le château où naquit Vauvenargues et qui porte son nom, l'ermitage de *Saint-Honorat*, le manoir gothique de *Meyrargues*, etc. seront autant de buts de promenades que pourront faire les baigneurs, à cheval ou en voiture.

Bibliographie : — Castelmont : Traité des bains de la ville d'Aix en Provence, 1600; — Lautier : Histoire naturelle des eaux chaudes d'Aix, 1605; — Pitton : les Eaux chaudes de la ville d'Aix, 1678; — Arnaud : Traité des eaux minérales d'Aix, 1705; — Emerich : Analyse des eaux minérales d'Aix, 1705; — Delarue : Histoire naturelle de la Provence, 1782; — Valentin : Notice sur les eaux d'Aix; — Laurens : Analyse des eaux d'Aix, 1813; — Robert : Essai historique et médical sur les eaux d'Aix, 1812.

AIX-LES-BAINS

(SAVOIE.)

Itinéraire de Paris à Aix. — Départ : Gare de Lyon, — chemin de fer de Paris à Mâcon, Bourg, Ambérieux, Culoz et Aix. — Distance : 583 kil. — Durée du trajet : 12 h. 52 par l'express; 18 h. 53 par l'omnibus. — Prix : 1re cl. : 66 fr. 15; — 2e cl. : 49 fr. 50; — 3e cl. : 36 fr. 15.

Aix-les-Bains est une jolie petite ville de 4,000 habitants (ce chiffre double pendant la saison), devenue française par l'annexion de la Savoie à la France en 1860. Située à l'est de la vallée d'Aix, sur le penchant d'une colline assez pittoresque, à 250 mètres au-dessus du niveau de la mer, cette station thermale jouit d'un climat tellement sain, qu'en 1435 et en 1564, lorsque la peste étendait ses ravages sur les vallées environnantes, elle fut préservée du fléau.

Les eaux d'Aix étaient connues et fréquentées par les anciens, et l'empereur Gratien y avait fait construire un établissement thermal qui prit le nom d'*aquæ Gratianæ*, et dont on peut encore aujourd'hui admirer les belles ruines, entre autres le Vaporarium.

L'établissement actuel, commencé en 1776, fut plusieurs fois depuis cette époque l'objet d'agrandissements et de perfectionnements utiles. En 1860, année de l'annexion de la Savoie, il devint la propriété de l'État, et grâce à d'énormes subventions, il a été tellement agrandi, transformé et complété sous la direction de MM. Cellegrini et François, qu'il est aujourd'hui sans contredit un des plus remarquables de l'Europe. On y compte 32 salles de bains; 6 piscines dont 2 grandes, dites de natation, 2 petites, dites de famille, et 2 moyennes; 28 grandes douches générales de toutes sortes; 6 douches locales; 2 douches ascendantes; 1 vaporarium, 1 salle d'inhalation, 1 salle de pulvérisation, etc.

Les eaux thermales d'Aix sont carbonatées calcaires, sulfureuses. Elles forment deux sources distinctes, fournissant ensemble plus de 7,000,000 de litres en 24 heures; ce qui permet de donner par jour 1,200 bains, 2,000 douches et plus de 200 inhalations. La première, dite *source de soufre*, a une température de 45°; la seconde, dite *source d'alun*, a une température de 46°,5.

ANALYSE CHIMIQUE.

	Eau de soufre.	Eau d'alun.
Acide silicique	0gr,00500	0gr,00450
Phosphate d'alumine et de chaux. } Fluorure de calcium }	0, 00249	0, 00260
Carbonate de chaux	0, 14850	0, 18100
— de magnésie	0, 02587	0, 01980
Bicarbonate de fer	0, 00886	0, 00936
— de strontiane	traces.	traces.
Sulfate de soude	0, 09602	0, 04240
— de chaux	0, 01600	0, 01500
— de magnésie	0, 03527	0, 03100
— d'alumine	0, 03480	0, 06200
— de fer	traces.	traces.
Chlorure de sodium	0, 00792	0, 01400
— de magnésium	0, 01721	0, 02200
Iodure alcalin	traces.	
Glairine	quant. indét.	quant. indét.
Perte	0, 01200	0, 00724
	0, 45000	0, 41070
Gaz azote	0lit, 0252	0lit,0631
— acide carbonique libre	0, 0150	0, 0067
— — sulfhydrique libre	0, 0267	
— oxygène		0, 0041

Les eaux des deux sources sont limpides et incolores. Elles dégagent une odeur d'œufs pourris (surtout la source de soufre), ont une saveur douceâtre, légèrement nauséabonde et provoquant des renvois nidoreux.

Elles sont employées en boisson, en inhalation, en bains ordinaires et en bains de vapeur, en douches et en massage. Leurs effets physiologiques sont variés. Elles sont toniques et reconstituantes, excitent le système nerveux et agissent d'une façon très-marquée sur la peau et sur les muqueuses de l'appareil digestif et des voies urinaires.

Les maladies contre lesquelles les eaux d'Aix ont une efficacité réelle sont nombreuses. En première ligne nous devons placer les rhumatismes, et surtout les rhumatismes articulaires, musculaires et viscéraux chroniques qui cèdent souvent aux bains, aux douches en arrosoir, et au massage combinés ensemble.

Puis viennent les maladies de la peau, telles que les dartres ; couperose, eczema, psoriasis, etc. ; les affections scrofuleuses, les hydartroses, les tumeurs blanches, les ulcères chroniques, les trajets fistuleux, les fausses ankyloses et autres maladies chroniques des os, les suites de luxations, de fractures et de plaies par cause traumatique. — Vidal et C. James vantent aussi l'efficacité des eaux d'Aix contre les syphilides et surtout contre celles qui revêtent les formes squameuse et tuberculeuse. — Parmi les maladies des femmes, il faut citer la chlorose, l'hypertrophie du col de l'utérus, les érosions, granulations et ulcères de cet organe, ses déviations. — M. Berthier dit avoir guéri des sciatiques très-rebelles. — M. Despine conseille les eaux d'Aix aux personnes atteintes de certaines paralysies consécutives aux rhumatismes ou à la fièvre typhoïde, de catarrhes bronchiques, et enfin de toutes les maladies dues à une suppression ou à la répercussion, telles que certaines surdités, ophthalmies chroniques, amauroses rhumatismales, fièvres intermittentes rebelles, etc.

Parmi les affections qui, loin de s'améliorer, sont aggravées par l'emploi des eaux d'Aix-les-Bains, nous citerons toutes les affections aiguës, celles qui existent chez des individus cachectiques ; la plupart des dégénérescences cancéreuses et enfin la phthisie.

Le baigneur trouvera, à Aix et dans ses environs, toutes sortes d'agréments et de distractions. — Le casino est fort bien installé ; salles de danse, de concert et de jeux, cabinets de lecture, café, restaurant, jardins, galeries couvertes, etc., rien n'y manque. — Dans la ville, le baigneur visitera la galerie de captage de la source d'alun, qui forme la principale entrée des cavernes de *saint Paul ;* les ruines des *thermes romains*, l'arc de *Campanus*, le temple de *Diane*, le jardin *Mollard*. — Aux environs, il pourra faire plusieurs excursions à la cascade de *Grésy*, au lac du *Bourget*, à l'abbaye de *Hautecombe*, etc., etc.

Bibliographie : — J. B. DE CABIAS : les Vertus merveilleuses des bains d'Aix en Savoie, 1623; — PANTHOT : Briéves dissertations sur l'usage des bains chauds et en particulier de ceux d'Aix en Savoie, 1700; — DAQUIN : Traité des eaux thermales d'Aix, 1773; — BONVOISIN : Analyse des eaux thermales d'Aix en Savoie, in-8, 1808; — CH. H. DESPINE : Essai sur la topographie médicale d'Aix en Savoie et sur ses eaux minérales, in-4°, an X; — SOCQUET : Analyse des eaux thermales d'Aix, an XI; — FRANCŒUR : Notice sur la ville d'Aix et sur ses eaux, 1825; — DESPINE : Manuel de l'étranger aux eaux d'Aix, in-8, 1841; — VIDAL : Essai sur les eaux d'Aix dans le traitement des affections chroniques, in-8°, 1851; — DESPINE : Mémoire sur l'incubation artificielle au moyen des eaux d'Aix, in-8°, 1852; — PÉTREQUIN : de l'Action des eaux minérales d'Aix, 1852; — BERTHIER : Remarques sur l'action des eaux d'Aix dans la phthisie pulmonaire, 1853; — LOMBARD : une Cure à Aix, 1853; — BLANC : Rapport sur les eaux d'Aix pendant 1855; — VIDAL : Lettre du docteur C. James sur l'emploi des eaux d'Aix contre les accidents consécutifs de la syphilis, 1856; — PILLET : Description géologique des environs d'Aix et de Chambéry, 1858; — GAILLARD : Note clinique sur l'action des eaux d'Aix dans le traitement des phlegmasies chroniques des articulations, 1861; — DAVAT : Hygiène de la vie thermale d'Aix, 1862; — DESPINE : Indicateur médical et topographique d'Aix-les-Bains, 1864; — VIDAL : Suite d'études sur les eaux d'Aix, 1862; — Aix-les-Bains en 1867, 1868.

ALET

(AUDE.)

Itinéraire de Paris à Alet. — Départ : Gare d'Orléans. — I. Chemin de fer de Paris à Orléans, Périgueux, Agen, Toulouse et Carcassonne. — Distance : 933 kil. — Durée du trajet : 19 h. 3 par l'express, 28 h. par l'omnibus. — Prix : 1re cl. 97 fr. 15; — 2e cl. 72 fr. 55; — 3e cl. 53 fr. 55; — II. Voitures (correspondance du chemin de fer) de Carcassonne à Alet. — Durée du trajet : 4 h. 20. — Prix : 2 fr. 75.

ALET est une petite ville de 2,000 habitants située dans une charmante vallée du département de l'Aude, élevée de 200 mètres au-dessus du niveau de la mer, et entourée de montagnes d'environ 1000 mètres.

Les eaux d'Alet sont de deux sortes. Les unes appartiennent à la classe des eaux alcalines et sont bicarbonatées calciques; les autres sont ferrugineuses. Elles forment quatre sources, trois alcalines fournissant ensemble 600,000 litres en vingt-quatre heures, et une ferrugineuse.

Les trois sources alcalines sont :

1° La source *des bains*, d'une température de 28° centigrammes.

ANALYSE CHIMIQUE.

Acide carbonique	indéterminé.
Bicarbonate de chaux. — de magnésie.	0gr,287
Sulfate de chaux. — de soude. — de magnésie.	0, 068
Chlorure de sodium. Sel de potasse.	0, 052
Phosphate insoluble. — soluble.	0, 080
Silice, alumine. Matière organique, fer et perte.	0, 040
(O. Henry.)	0, 527

2° La source *chaude*, d'une température de 20°.

ANALYSE CHIMIQUE.

Acide carbonique	indéterminé.
Bicarbonate de chaux. — de magnésie.	0gr,087
Sulfate de chaux. — de soude. — de magnésie.	0, 070
Chlorure alcalin. Phosphate dominant. Acide silicique, alumine. Indices de fer. Matière organique.	0, 130
(O. Henry.)	0, 287

3° La source *ferrugineuse* d'une température de 10° à 11°.

ANALYSE CHIMIQUE.

Acide carbonique	sensible
Bicarbonate de chaux. — de magnésie.	0,225
Sulfate de chaux. — de soude. — de magnésie. Chlorure de sodium. Sel de potasse.	0,090
Sexquioxyde de fer	00,24
Carbonate ou phosphate de fer. Silice, alumine. Manganèse, indices. Phosphate très-sensible. Matière organique.	0,050
(O. Henry.)	0,210

Alet possède un établissement thermal qui, dans ces dernières années, a été agrandi et amélioré.

Les eaux d'Alet s'emploient en boissons, en bains et en douches. M. Edouard Fournier les conseille dans les convalescences des fièvres graves, et principalement de la fièvre typhoïde, à la dose d'une bouteille en vingt-quatre heures, que l'on alterne avec quelques cuillerées de bouillon. Cet auteur les conseille aussi dans les convalescence des fièvres exenthématiques, des inflammations, des dyspepsies, de toutes les maladies, en un mot, où l'on a besoin de réparer promptement l'organisme, tout en ménageant la suceptibilité des organes de la digestion, qui, par leur inaction prolongée ou par leurs nombreuses sympathies, participent toujours à la souffrance des autres organes.

Les eaux d'Alet sont aussi employées avec succès contre la migraine, la chlorose, et ce qu'on est convenu d'appeler l'*état nerveux*. Elles peuvent se prendre transportées.

Pendant le temps de leur cure, les baigneurs pourront faire dans les environs d'Alet des excursions pleines d'intérêt. Ils visiteront le pic de *Bugarach*, dominant tout le Roussillon, les grottes de *Fos*, la *Pierre-Lis*, chemin tracé en rainure dans la roche, la fontaine intermittente de *Belesta*, les ruines de l'église de *Notre-Dame d'Alet*, le château d'*Arques*, bâti par les Guises, etc.

Bibliographie : — Ed. Fournier : de l'Emploi thérapeutique de l'eau d'Alet, etc., 1859 ; — des Effets de l'eau minérale d'Alet, d'après quelques observations de MM. Beau, Portalier Duchesne-Duparc, Bossu, Rougé-Rieufort, etc., 1868.

ALLEVARD

(Isère.)

Itinéraire de Paris à Allevard. — Départ : gare de Lyon. — I. Chemin de fer de Paris à Lyon et de Lyon à Turin jusqu'à la station de Grenoble. — Distance : 662 kil. — Durée du trajet : 13 h. 35, par l'express ; 25 h. 15, par l'omnibus. — Prix : 1re cl., 74 fr. 15 ; 2e cl., 53 fr. 60 ; 3e cl., 40 fr. 80. — II. Voitures (correspondance du chemin de fer) de Grenoble à Allevard. — Distance : 40 kil. — Durée du trajet : 5 h. — Prix : 5 fr.

Allevard est une petite ville de 3,000 âmes, située à 40 kilomètres de Grenoble, entre de belles montagnes, sur les bords d'un torrent impétueux, à une hauteur de 450 mètres environ au-dessus du niveau de la mer.

Ses eaux minérales connues depuis longtemps des habitants des environs sous le nom d'*eaux noires*, ne sont connues en France que depuis une quarantaine d'années. Elles sont sulfurées calciques et possèdent au griffon une température de 16°,7. Elles proviennent d'une seule source qui jaillit du calcaire noir qui couvre le pays. Cette source qui donne 4000 hectolitres en vingt-quatre heures, est reçue dans un puits ; une pompe mise en jeu par le torrent la porte à la buvette, au réservoir et à la chaudière qui la chauffe au bain-marie, de manière à ce qu'aucun de ses principes salins ou autres, ne puisse se perdre ou s'altérer.

A la source, l'eau présence une teinte opaline due au pétillement du gaz ; incolore et limpide au repos, elle se trouble à l'air en proportions de la surface et de l'agitation, et reprend sa clarté en laissant un dépôt de sulfure et de carbonate de chaux. Elle jaunit quelquefois, quand l'état du ciel favorise les réactions. Vue en masse, et au bain, elle est un peu verdâtre et, dit le docteur Laure, subit, comme la reine de Luchon, le phénomène de blanchiment que produit la décomposition de l'acide sulfhydrique.

ANALYSE CHIMIQUE.

	Eau : un litre.
	Cent. cub.
Acide sulfhydrique libre	24,75
Acide carbonique libre et des bicarbonates.	97,00
Azote	41

	Sels anhydre.	*Sels cristallisés.*
	Gram.	Gram.
Carbonate de chaux	0,305	0,305
— de magnésie	0,010	0,015
— de fer	traces	traces
Sulfate de soude	0,535	1,211
— de magnésie	0,523	1,065
— de chaux	0,298	0,373
— d'alumine	traces	traces
Chlorure de sodium	0,503	0,503
— de magnésium	0,061	0,061
— d'alumine	traces	traces
Acide silicique	0,005	0,005
Matière bitumineuse	traces	traces
Glairine	quantité indéterminée	
	2,240	3,139

(DUPASQUIER.)

L'eau d'Allevard a une odeur plus forte et un goût moins prononcé que celle d'Enghien ; elle est fraîche, hépatique, un peu astringente et salée ; les malades s'y habituent très-facilement. Elle excite la vitalité, la circulation et les actes nutritifs, spécialement les fonctions de la muqueuse et de la peau. Elle occasionne même quelquefois la *fièvre thermale* et la *poussée*.

L'eau d'Allevard se prend en boisson, en bain, en douches et en inhalation. L'établissement thermal a été très-bien distribué à cet effet ; il renferme une buvette, une salle d'inhalation, quarante-six cabinets de bains, plusieurs appareils à douches et deux vaporarium. Enfin, un bâtiment spécial est affecté à ce qu'on appelle en Suisse les *bains de petit-lait*.

Les applications thérapeutiques de l'eau d'Allevard sont celles des eaux sulfureuses en général : maladies de la peau et de l'appareil respiratoire. M. Niepce déclare avoir obtenu les plus grands succès dans le traitement de la phthisie. M. Laure, de son côté, affirme, d'après sa longue expérience personnelle que « l'eau d'Allevard bien administrée peut enrayer la marche de la phthisie, aider à l'expulsion du tubercule et soulager encore dans la période hectique. » L'eau d'Allevard est encore conseillée en boisson et en inhalation contre les affections du larynx contre les aphonies, les angines, les catarrhes, bronchiques, les pleurésies chroniques, l'asthme, en bains et en douches contre les rhumatismes, la goutte, la leucorrhée, les pertes séminales, etc.

Les environs d'Allevard offrent au baigneur plusieurs buts de promenades et d'excursions. Il pourra visiter les hauts fourneaux, les ruines d'un château féodal, le mont *Brame-Farnie*, du sommet duquel on découvre les Alpes du Dauphiné et le mont Blanc, la chartreuse de *Saint-Guyon*, le château *Bayart*, le fort *Barraux*, le mont des *Sept Laux*, qui renferme sept lacs, etc., etc. Pour toutes ces promenades on trouve à Allevard des guides qui se chargent de trouver des voitures, des chevaux et des ânes, dont les prix sont fixés chaque année par un tarif officiel.

Bibliographie. — Alimone : Analysa chimica dall' aqua minerale d'Allevard, 1813 ; — Chataing : Compte rendu des maladies traitées à Allevard, 1844 ; — Rigolot : Allevard, son établissement thermal et ses environs, 1843 ; — Dupasquier : Histoire chimique médicale et topographique de l'eau minérale sulfureuse et de l'établissement thermal d'Allevard, 1841 ; 2e édition, 1850 ; — Niepce : Mémoire sur l'action thérapeutique de l'eau sulfureuse et iodée d'Allevard, 1855 ; — Laure : l'Eau d'Allevard et les stations d'hiver au point de vue des maladies du poumon, 1859.

AMÉLIE-LES-BAINS

(PYRÉNÉES-ORIENTALES.)

Itinéraire de Paris à Amélie-les-Bains. — Départ : gare d'Orléans. — I. Chemin de fer de Paris à Orléans, Bordeaux, Toulouse, Narbonne et Port-Vendres, jusqu'à la station de Perpignan. — Distance : 1052 kil. — Durée du trajet : 27 h., par l'express ; 39 h. 15, par l'omnibus. — Prix : 1re cl., 110 fr. ; 2e cl., 82 fr. 60 ; 3e cl., 60 fr. 55. — II. Voitures (correspondance du chemin de fer) de Perpignan à Amélie-les-Bains. — Distance : 39 kil. — Durée du trajet : 4 h. — Prix : 4 et 5 fr.

Amélie-les-Bains, appelée autrefois indifféremment *Bain-sur-Tech*, *Arles-les-Bains*, *Bains-près-Arles*, est un bourg de 600 habitants bâti sur les rives du Mondoni, à 276 mètres au-dessus du niveau de la mer.

Cette station thermale, dont l'origine remonte au temps des Romains, ne compte pas moins de trois établissements.

Le premier, le plus ancien, appartient à M. Hermabessière, il contient 19 cabinets de bains, 6 douches, 1 vaporarium et 2 piscines.

Le second, plus récent, a été construit par le docteur Pujade, qui en est resté le propriétaire et le directeur. Il se compose de deux parties distinctes, dont l'une est consacrée au service des eaux, l'autre servant d'habitation aux baigneurs. On y compte 23 cabinets de bains avec des baignoires en marbre, 12 douches de 2 à 6 mètres d'élévation, et une piscine gymnastique qui peut contenir 60 malades.

Le troisième est un établissement construit par l'État, qui peut loger environ six cents militaires, et renferme deux piscines pour quarante personnes, dont l'une est réservée aux soldats et l'autre aux officiers, 8 baignoires, et une série de douches très-variées.

Ces trois thermes sont alimentés par 17 sources qui toutes sont sulfurées sodiques, et d'une température variable entre 20° et 60°. Le tableau suivant, emprunté à M. Gaiyès, donne l'indication des principales :

	Tempér.	Débit par 24 heures.	Sulfure de sodium. Gr.
Grand Escaldadou (alimentant l'hôpital militaire).	61°	576,000 lit.	»
Fontaine *Manjolet* (buvette).	43	»	0,013
Fontaine sur la place.	55	»	»
Source qui alimente l'établissement *Hermabessière*.	61	»	0,0160
Source *Arago* (douches).	60	»	0,0160
Petite source *ascensionnelle*.	58	»	»
Source *Anglada* (piscine).	36	»	»
Source de *la Rigole* (douches).	51°, 46, 50	»	»
Source *Amélie* (bains sédatifs.	47	»	0,0388
Source *Hygie*, ou pectorale. . } usage interne.	32	»	»
Source de *la Galerie*. . . . . } usage interne.	20	»	»
Source *Bouis*. . . . . } usage interne.	36	»	»

Toutes ces sources donnent une eau limpide, incolore, d'une saveur hépatique plus ou moins prononcée, donnant des dépôts de barégine et de conferves, et s'altérant au contact de l'air.

ANALYSE CHIMIQUE.

EAU DU PETIT ESCALDADOU.	Gram.	EAU DU GRAND ESCALDADOU.	Gram.
Sulfure de sodium	0,011	Sulfure de sodium	0,012
Chlorure de sodium	0,045	Chlorure de sodium	0,044
Carbonate de soude et de potasse	0,087	Carbonate de soude	0,071
		Carbonate de potasse	0,010
Sulfate de soude	0,060	Sulfate de soude	0,049
Silicate de soude	0,119	Silicate de soude	0,118
Alumine et oxyde de fer	0,004	Alumine et oxyde de fer	0,004
Chaux et magnésie	traces	Chaux et magnésie	traces
Glairine	0,010	Glairine	0,009
	0,336		0,317

(POGGIALE.)

Les eaux d'Amélie-les-Bains stimulent les fonctions digestives, excitent le système nerveux et la circulation, et déterminent assez vite les phénomènes de la fièvre thermale. Elles se prennent en boisson, en bains, en douches et en vapeurs. On les conseille avec succès contre les dermatoses, les catarrhes bronchiques, la phthisie, le rhumatisme, le scrofule, les caries, les tumeurs blanches, les plaies et blessures anciennes.

Le climat d'Amélie-les-Bains est très-doux, et fait de cette petite ville une excellente station hivernale. Aussi les bains y sont ouverts toute l'année.

Parmi les buts de promenades et d'excursions nous citerons, *Arles*, *lo serrat den merle* et *lo serrat de las Fourgues*, le *Fort-les-Bains*, le mont *Canigou*, etc.

Bibliographie. — PUJADE : Notice sur les nouveaux thermes d'Amélie-les-Bains, 1843 ; — GENIEYS : Amélie-les-Bains au point de vue du traitement prophylactique des affections chroniques de la poitrine, 1856 ; — POGGIALE : Eaux minérales d'Amélie-les-Bains, 1858 ; — ARTIGUES : Amélie-les-Bains, son climat et ses thermes, 1864 ; — LAMBRON : Rapport sur un mémoire d'Artigues sur le traitement de la syphilis par les eaux d'Amélie-les-Bains (*Ann. de la Société d'hydrologie*), 1864 ; — DE VALCOUR : Climatologie des stations hivernales des Pyrénées, Pau, Amélie-les-Bains, etc., 1865 ; — FORNÉ : Amélie-les-Bains, topographie et climatologie, 1867.

AMPHION

(HAUTE-SAVOIE.)

Itinéraire de Paris à Amphion. — Départ : gare de Lyon. — I. Chemin de fer de Paris à Lyon et de Lyon à Genève jusqu'à cette dernière station. — Distance : 626 kil. — Durée du trajet : 15 h., par l'express ; 19 h., par l'omnibus. — Prix : 1re cl., 70 fr. 25 ; 2e cl., 56 fr. 85 ; 3e cl., 38 fr. 60. — II. Voitures de Genève à Amphion. — Distance : 40 kil. — Durée du trajet : 5 h. — Prix : 4 fr. 50. — (Il y a encore le bateau à vapeur qui fait le tour du lac de Genève.)

Amphion est un petit bourg situé dans le département de la Haute-Savoie, sur la rive septentrionale du lac Léman, entre Thonon et Evian et à quelques minutes de cette dernière station thermale, à laquelle elle se relie par la route du Simplon.

L'établissement thermal est bâti au milieu d'un beau parc, dans lequel se trouvent des sources au nombre de quatre, dont une ferrugineuse bicarbonatée et trois alcalines.

La source ferrugineuse, captée à son émergence, est parfaitement limpide, ce qu'elle doit, dit le docteur Alriq, à son excès d'acide carbonique, qui tient dans un état de dissolution parfaite ces éléments minéralisateurs, surtout les sels de fer. Son débit est de 6,405 litres par jour ; sa température est en toute saison de 8°.

ANALYSE CHIMIQUE.

Acide carbonique libre et des bicarbonates. .	0,105
Acide carbonique des carbonates.	0,118
Silice.	0,021
Oxyde de fer, alumine.	traces
Chaux.	0,102
Magnésie	traces
Potasse.	traces
Soude.	0,008
Acide sulfurique.	traces
Acide chlorhydrique.	traces
Total. . .	0,354

(École des mines, bureau d'essai.)

L'eau de cette source sera employée contre la chlorose, l'anémie la stérilité produite par un défaut de vitalité de l'organe générateur, les troubles nerveux, la scrofule, le rachitisme, les flux immodérés qui ont leur source dans une faiblesse locale ou générale. M. Arilq, la conseille aussi dans la spermatorrhée, la faiblesse virile, l'inertie, la paralysie de la vessie et le catarrhe vésical qu'elle amène si souvent.

Les trois sources alcalines, découvertes seulement en 1861 par M. Chironnet sur le versant de la colline qui domine l'établissement, viennent aboutir dans un immense réservoir souterrain voûté construit au-dessous du point où elles ont été découvertes, et pouvant contenir 15,000 litres. De là elles sont conduites dans l'établisssement et viennent sortir à côté de la source ferrugineuse.

Ces eaux ont une température de 15°. Elles sont fraîches, limpides, sans saveur et sans goût spécial.

ANALYSE CHIMIQUE.

Acide carbonique libre et des bicarbonates. .	132
— des carbonates.	145
Bicarbonates de chaux.	167
— de magnésie.	006
— de soude	017
— de potasse.	traces
Silice.	007
Oxyde de fer, alumine	traces
Acide sulfurique.	traces
Acide chlorhydrique.	traces
Total. . .	474

(École des mines, bureau d'essai.)

Les eaux alcalines d'Amphion s'emploient en boissons, en bains, en douches et en injections. Le docteur Alriq, directeur de l'établissement les recommande dans les affections du tube digestif, des organes génito-urinaires, et dans les maladies chroniques de l'appareil biliaire.

Amphion est le plus beau point de vue de l'Europe, dit M. Joseph Dessaix, dans un charmant livre intitulé : *Evian-les-Bains, guide du baigneur et du touriste.* Cette assertion de l'élégant historien de la Savoie ne paraîtra nullement exagérée aux étrangers qui visiteront cette oasis. En effet, par un beau soleil, montez en haut de la colline qui l'abrite et vous aurez devant vos yeux le panorama le plus imposant et le plus varié tout à la fois. Au nord, les cimes neigeuses du Jura, dont les dernières assisses viennent presque baigner leurs pieds dans le lac ; à l'est et sur le premier plan, la dent d'Oche dont les deux formidables aiguilles semblent déchirer les nuages ; plus loin, les riches plateaux du Valais qui s'échelonne jusqu'aux Alpes bernoises; à l'ouest, la luxuriante plaine qui s'étend vers Thonon jusqu'aux frontières de Genève ; au midi, les Alpes du Faucigny, et à vos pieds le lac Léman, cette mer des Alpes, qui baigne Genève, Lausanne, Vevey, Evian, et qui a pour ceinture une foule de châteaux, de chalets de Villas, perles enchâssées autour de ce saphir liquide.

Parmi les nombreuses excursions à faire, nous citerons *Evan*, le château de *Ripaille*, le fort des *Allinges*, le *Mont-Rose*, le châtaignier de *Neuvecelle*, qui n'a pas moins de 14 mètres de circonférence et s'élève à 75 pieds de hauteur, le poirier du *Miroir*, dont les branches qui s'élèvent d'abord à 60 pieds, retombent ensuite pour former un berceau sous lequel on pourrait, dit M. Dessaix, abriter facilement une table de 150 couverts. Enfin tous les baigneurs devront faire en bateau à vapeur le tour du lac et visiter tour à tour Genève, Lausanne, Vevey, Chillon, Clarens. etc.

Bibliographie. — (Voir Evian.)

Andard (Maine-et-Loire). — Eaux ferrugineuses froides.

Anzin (Nord). — Eaux chlorurées calciques froides.

Argentières (Allier). — Eaux bicarbonatées sodiques froides.

Arlanc (Puy-de-Dôme). — Eaux bicarbonatées sodiques froides

Auctonville (Calvados). — Eaux ferrugineuses froides.

AUDINAC

(ARIÉGE.)

Itinéraire de Paris à Audinac. — Départ : gare d'Orléans. — I. Chemin de fer de Paris à Orléans, Bordeaux, Toulouse, Boussens et Saint-Girons jusqu'à cette dernière station. — Distance : 959 kil. — Durée du trajet : 21 h. 60, par l'express ; 32 h. 20, par l'omnibus. — Prix : 1re cl., 93 fr. 85 ; 2e cl.. 70 fr. 40 ; 3e cl., 60 fr. 55. — II. Voitures (correspondance du chemin de fer) de Saint Girons à Audinac. — Distance : 4 kil.

Les bains d'Audinac sont situés à 4 kilomètres de Saint-Girons, sur un petit coteau auquel on arrive par une belle allée de platanes. Connus depuis longtemps des habitants du pays, ils ne sont fréquentés par les étrangers que depuis quelques années.

Les eaux proviennent de deux sources. Elles sont sulfatées calciques et ferrugineuses. Elles ont une température de 22°, et fournissent un ensemble de près de 300,000 litres en vingt-quatre heures.

L'établissement thermal, récemment reconstruit, comprend 30 cabinets de bains, et 6 douches variées.

ANALYSE CHIMIQUE.

	SOURCE DES BAINS	SOURCE LOUISE.
	Gram.	Gram.
Sulfure de calcium.	traces	»
Chlorure de magnésium. . . .	0,008	0,016
Iodure de magnésium..	traces	traces
Carbonate de chaux.	0,200	0,150
— de magnésie.	0,010	0,004
Sulfate de chaux.	1,117	0,935
— de magnésie	0,496	0,464
Oxyde de fer.	0,003	0,007
— de manganèse.	0,008	0,005
Crénate de fer.	traces	traces
Alumine.	traces	0,008
Silicate de soude..	0,020	0,012
— de potasse.	traces	traces
Matière organique.	0,042	0,058
Acide carbonique..	0,079	0,142
Totaux. . .	1,983	1,801

(FILHOL.)

Les eaux d'Audinac sont laxatives, purgatives et diurétiques. Le docteur Seintein les ordonne contre les affections fonctionnelles du tube digestif, contre les catarrhes de la vessie et les calculs des reins et du foie.

La chasse est la seule distraction que les baigneurs pourront se procurer à Audinac.

Bibliographie. — FRANÇOIS, FILHOL et SEINTEIN : Bains d'Audinac, notice sur le nouvel établissement thermal, analyse de ses eaux et dissertation médicale, 1849 ; — CASTILLON : les Bains d'Audinac, 1851.

AUGNAT (Puy-de-Dôme). — Eaux bicarbonatées sodiques froides.

AULUS

(ARIÉGE.)

Itinéraire de Paris à Aulus. — Même itinéraire que de Paris à Audinac jusqu'à Saint-Girons. — Voitures de Saint-Girons à Aulus. — Distance : 33 kil. — Durée du trajet : 3 h. 1/2.

AULUS est une petite ville de 900 habitants, encaissée entre de hautes montagnes, dans une vallée arrosée par le Garbet. Elle possède deux petits établissements thermaux. Ses eaux, qui sont sulfatées calciques, sont fournies par quatre sources, dont les deux principales, appelées source *Souquet* et source *Bacque*, des noms de leurs propriétaires, ont une température de 20°, et débitent 900 hectolitres en 24 heures. Elles sont limpides, incolores, un peu amères, douces et onctueuses au toucher.

ANALYSE CHIMIQUE.

	Cent. cube.
Acide carbonique libre.	125
	Gram.
Sulfate de chaux.	1,980
— de soude.	0,100
— de magnésie.	0,500
Bicarbonate de chaux.	0,097
— de magnésie.	0,043
Chlorure de sodium.. . . . . }	
— de calcium. . . . . }	0,040
— de magnésium. . . . . }	
Sel de potasse.	sensible
Silice, alumine et phosphate. . . . . . . }	0,080
Iode. . . . . }	
Arsenic dans le dépôt ocracé.	indices
Oxyde de fer et de manganèse, évalués.. . .	0,005
Matière organique..	indéterm.
Total. . .	2,645

(O. Henry.)

Les eaux d'Aulus sont laxatixes, toniques, diurétiques. Elles activent les fonctions de la peau, et déterminent souvent la congestion hémorrhoïdaire. Elles sont efficacement employées contre les asthénies de l'estomac ou des intestins, les catarrhes de la vessie, la chlorose et les pâles couleurs. M. Lafont-Gouzy a prétendu qu'elles guérissaient les accidents invétérés de la syphilis. M. Filhol a soutenu la même opinion. Presque tous les médecins hydrologues se sont inscrits en faux contre l'opinion de ces deux savants, sauf toutefois, M. Constantin James, qui écrit que les eaux d'Aulus « sont surtout remarquables par l'énergie avec laquelle elles attaquent les anciennes affections syphilitiques, pour lesquelles Barèges de Luchon ne conviendraient pas. »

Les environs d'Aulus sont curieux à parcourir. Les baigneurs pourront visiter le lac de l'*Hers*, la tour de *Castelminier*, les mines de la *Core* et des *Argentières*, les lacs de *Garbet*, de d'*Aube*, les mines de fer de *Rancié*, etc...

Aumale (Seine-Inférieure). — Eaux ferrugineuses bicarbonatées froides.

Aurensan (Gers). — Eaux bicarbonatées mixtes froides.

Auriol (Isère). — Eaux ferrugineuses bicarbonatées froides.

Auteuil (Seine). — Eaux ferrugineuses froides.

Avesne (Hérault). — Eaux bicarbonatées calcaires.

AX

(Ariége.)

Itinéraire de Paris à Ax. — Départ : gare d'Orléans. — I. Chemin de fer de Paris à Orléans, Bordeaux, Toulouse et Foix jusqu'à cette dernière station. — Distance : 925 kil. — Durée du trajet : 19 h. 65, par l'express ; 24 h. 40, par l'omnibus. — Prix : 1re cl., 95 fr. 75 ; 2e cl., 71 fr. 85 ; 3e cl., 52 fr. 65. — II. Voitures de Foix à Ax. — Distance : 32 kil. — Durée du trajet : 5 h. — Prix : 4 et 5 fr.

Ax est une petite ville de 2,000 âmes, située à l'extrémité méridionale du vallon de l'Ariége, à 42 kil. de Foix, et aux confluents de trois rivières : l'Ascou, l'Orlu et le Mérens, à une hauteur de 750 mètres au-dessus du niveau de la mer.

Les sources thermales d'Ax appartiennent à la classe des eaux sulfurées sodiques. Leur nombre très-élevé s'élève à plus de soixante ! Leur température et leur composition sont si variées, qu'elles passent d'une façon presque insensible par tous les degrés de chaleur et de sulfuration. Quarante d'entre elles seulement sont utilisées et aménagées dans trois établissements thermaux différents : 1° le Teich, 2° le Couloubret, 3° le Breilh.

1° Le Teich. — Cet établissement, de construction récente, est le plus important de la station par son confortable et par le grand nombre de sources qui l'alimentent.

Il compte : quatre buvettes principales entretenues par quatre sources dont le degré de sulfuration va en décroissant ; cinquante-deux baignoires en marbre noir installées dans des cabinets de bains propres, bien aérés et munis d'un soubassement en ardoise, simulant exactement le marbre (six sources alimentent les bains) ; enfin quatre grandes douches, six ordinaires fixes, plusieurs douches mobiles, quatre douches pharyngiennes et des pulvérisateurs, et enfin deux étuves et une salle d'inhalation.

2° Le Couloubret. — Le plus ancien et le plus négligé des trois, cet établissement est alimenté par onze sources très-variées comme température et comme sulfuration, donnant en vingt-quatre heures un ensemble de 416,476 litres. Il contient trois buvettes et vingt-huit baignoires. Quant aux douches, elles s'administrent tout simplement à l'aide de l'appareil primitif en fer-blanc.

5° Le Breilh. — Très-coquet et très-bien aménagé, cet établissement est alimenté par trente-cinq sources fournissant 138,321 litres par jour. Il possède quatre buvettes, dont une seule, *la Petite sulfureuse*, est usitée; vingt cabinets de bains, contenant neuf baignoires en marbre noir, sept en cuivre et huit en granit; deux cabinets de douches et une étuve.

Les tableaux suivants, empruntés à la brochure du docteur Auphan sur les eaux d'Ax, donnent les noms des principales sources de chaque établissement, leur température, leur débit, leur analyse chimique et leur degré de sulfuration et d'alcalinité :

1° GROUPE DU TEICH :

Température et débit des sources du Teich.

NOMS DES SOURCES.	TEMPÉRATURE en degrés centigrades.	DÉBIT par minute.	DÉBIT par 24 heures.
Source Viguerie.	73°5	105 litr.	151200
— grande Pyramide. . . .	65°8	48.00	69120
— Astrié chaude..	52°	3.69	5313.6
— Astrié froide	22°	3.75	5400
— Quod.	64°2	15.00	21600
Sources de la Grotte.	50°	12.00	17280
Source Isabelle	55°	1.73	2491.2
— de l'Eau-bleue..	48°	3.11	4478.4
— du n° 6..	38°	3.75	5400
— Patissier.	36°	0.35	540
— du n° 4..	46°2	6.51	9374.4
Sources de la Pompe	19°7	2.88	4147.2
Source Saint-Roch, à droite.. .	42°	0.73	1051.2
— Saint-Roch, à gauche. .	36°	0.70	1008
— Joly, récemment découverte	73°	3.71	5342.4
Sources Jeanne et du Puits d'Orlu (non utilisées).	44 à 69°	120.00	172800
Total.		330.91	476510.4

ANALYSE CHIMIQUE.

SOURCE VIGUERIE.

Sur un kilogramme d'eau minérale on trouve :

Sulfure de sodium.	0.0200
Chlorure de sodium	0.0350
Sulfate de soude.	0.0318
Silicate de soude.	0.1102
Silicate de chaux.	0.0185
Silicate de magnésie.	0.0006
Matière organique	0.0450
Oxyde de fer.	0.0002
Alumine..	0.0001
Acide phosphorique. . . . . }	traces.
Acide borique. . . . . }	
Iode. . . . . }	
Sulfure de potassium. . . . . }	
Lithium. . . . . }	
	0.2614

(Garrigou, 1862.)

Tableau de sulfuration et d'alcalinité.

NOMS DES SOURCES.	SULFURE DE SODIUM par litre.		ALCALINITÉ par litre.		HYPOSULFITE DE SOUDE par litre
	Filhol.	Garrigou	Filhol.	Garrigou	
Source Viguerie (griffon).. . . .	0.0284	0.0200	0.077	0.062	0.00092
— Viguerie (après serp.). .	0.0155	0.0148			
— Viguerie dans la baignoire	0.0160	0.0135			
Grande Pyramide (griffon). . . .	0.0221	0.0148		0.064	0.00092
Astrié chaude (griffon).		0.0018	0.055	0.061	
— (rob. des baignoires)	0.0049				
Source Quod.	0.0197	0.0230			
Grotte (réservoir).	0.0196				
Isabelle (griffon)..		0.0061		0.053	0.00247
Eau-bleue (griffon)	0.0018		0.049		0.00247
Eau-bleue et n° 6 (réservoir). . .	0.0024	0.0037		0.065	
Patissier (griffon)		0.0012		0.091	0.00247
N° 4 (griffon).	0.0160	0.0173		0.079	0.00370
— (baignoire).		0.0096			
Pompe..	0.0016	0.0024		0.003	
Saint-Roch, source à droite.. . .	0.0184	0.0148		0.010	0.00185
— source à gauche.. .	0.0049	0.0009		0.097	
Source Joly		0.0200			

2° GROUPE DU COULOUBRET :

Température et débit des sources du Couloubret.

NOMS DES SOURCES.	TEMPÉRATURE	DÉBIT par minute.	DÉBIT par 24 heures.
Sources Gourguette et Lafon-Gouzy	36° c.	10.00	14400
— Pilhes et Gaston-Phœbus. .	28°	17.00	24480
Source Rougerou.	17°5	100.00	144000
— de la basse.	18°	60.00	86400
— Canalette.	25°	13.63	19627.2
— Montmorency.	30°2	2.38	3427.2
— du Bain-fort ancien.	44°9	21.47	30916.8
— du Bain Filhol.	42°5	8.75	12600
— Majeure.	42°	0.68	979.2
Sources de l'étuve.	68°	14.65	21096
Source du Rossignol supérieur. . .	77°5	40.66	58550
		289.22	416476.4

ANALYSE CHIMIQUE.

SOURCE DU BAIN-FORT ANCIEN.

Sur un kilogramme d'eau minérale on trouve :

Sulfure de sodium	0.0148
Chlorure de sodium	0.0230
Sulfate de soude.	0.0675
Silicate de soude.	0.0967
— de chaux.	0.0167
— de magnésie	0.0030
Silice en excès.	0.0008
Matière organique	0.0500
Oxyde de fer.	0.0002
Alumine.	0.0001
Acide phosphorique.	traces.
Acide borique.	traces.
Sulfure de potassium.	traces.
Iode.	traces.
Lithium	traces.
Total.	0.2728

(GARRIGOU, 1862.)

Tableau de sulfuration et d'alcalinité.

NOMS DES SOURCES.	SULFURE DE SODIUM par litre.		ALCALINITÉ par litre.	
	Filhol	Garrigou	Filhol	Garrigou
Rougerou et Basse.		0.0000		0.013
Montmorency.	0.0000	0.0000		0.042
Canalette (au griffon).		0.0024	0.074	0.038
— (au réservoir).		0.0000		
Gourguette et Lafont-Couzy (griffon).		0.0129		0.006
— (au réservoir).	0.0036	0.0061		
Pilhes et Gaston-Phœbus (griffon). . .	0.0085	0.0074	0.076	0.060
— (au réservoir.	0.0075	0.0050		
Bain-fort ancien (réservoir).	0.0178	0.0148	.	0.087
— (au robinet des baignoires. .		0.0086		
Bain-Filhol (réservoir).	0.0196	0.0173	0.074	
— (au robinet des baignoires).	0.0098	0.0089		
Source Majeure (griffon).	0 0184	0.0175		
Rossignol supérieur (griffon)	0.0270	0.0218		
Étuve (griffon).	0.0196	0.0174		0.060

3° GROUPE DU BREILH.

Température et débit des sources du Breilh.

NOMS DES SOURCES.	TEMPÉRATURE.	DÉBIT par minute.	DÉBIT par 24 heures
Source du n° 1.	35°	5.45	7776
— du n° 4	41°2	5.00	7200
— du n° 5.	38°	3.20	[illegible]608
— Longchamp ou du n° 7. . .	48°	11.50	16560
— de la Pyramide.	68°	2.86	4118.4
— du n° 9 et du n° 10.	32°5	6.65	9576
— Anglada ou du n° 11. . . .	47°	7.50	10800
— Fontan.	55°	6.00	8640
— Hardy ou de l'étuve. . . .	63°	37.50	52800
— petite sulfureuse.	45°	0.33	475.2
— Marie.	56°	0.98	1368
— du Breil.		10.00	14400
		96.89	13[illegible]321.

ANALYSE CHIMIQUE.

	SOURCE N° 4.	SOURCE N° 5 ou des douches.
Muriate de soude..	0.0554	0.0532
Matières végéto--animale.	0.0390	0.0426
Carbonate de soude desséché.	0.0815	0.0690
Silice	0.0390	0.0442
Oxyde de manganèse	0.0036	0.0036
Alumine.	0.0018	0.0036
Perte..	0.0372	0.0283
(MAGNE-LAHENS, 1821.)	0.2375	0.2445

Tableau de sulfuration et d'alcalinité.

NOMS DES SOURCES.	SULFURE DE SODIUM par litre.		ALCALINITÉ par litre.	
	Filhol	Garrigou	Filhol	Garrigou
Source du n° 1.	0.0000	0.0010	0.0700	
— du n° 4.	0.0000	0.0024	0.0710	
— des n°s 5 et 6.	0.0000	0.0015	0.0705	0.0680
— Longchamp ou du n° 7..	0.0000	0.0010	0.0700	
— de la Pyramide ou douche.	0.0184			
— des n°s 9 et 10..	0.0000	0.0012	0.0708	0.0910
— Anglada ou n° 11..	0.0000	0.0010	0.0710	0.0800
— Fontan (griffon).	0.0221	0.0148	0.0630	0.0676
Bain Fontan préparé.		0.0030		0.0830
Source Hardy ou de l'étuve.	0.0098	0.0092		0.0913
Source petite sulfureuse..	0.0184	0.0473		0.0988
Eau froide du torrent..		0.0000		0.4017

Les eaux d'Ax sont employées sous toutes les formes : boissons, bains, douches, vapeurs. Leurs propriétés physiques et chimiques sont à peu près les mêmes que celles des eaux de Bagnères-de-Luchon. Au point de vue de leurs actions physiologique et thérapeutique, elles ont été divisées par MM. Astrié et Garrigou en sources *fortes*, *moyennes* et *douces*. Mais cette division, défectueuse au point de vue clinique, n'a pas été approuvée, et on lui a préféré celle du docteur C. Alibert. Ce médecin a divisé les eaux d'Ax en deux groupes principaux : les *sulfurées sodiques* et les *sulfureuses dégé-*

nérées, suivant que le soufre s'y trouve à l'état de monosulfure de sodium, ou bien qu'il a déjà subi des transformations.

Les sources *sulfurées sodiques* sont très-excitantes. Elles raniment et exaltent l'organisme, déterminent une suractivité remarquable de toutes ces fonctions, se traduisant surtout, dit l'inspecteur M. Auphand, par un appareil fébrile plus ou moins intense, de l'agitation, de l'insomnie, des rêves pénibles, et par la surexcitation fonctionnelle des organes digestifs, des organes génito-urinaires et surtout de l'appareil cutané.

Les sources *sulfureuses dégénérées* sont sédatives et tempérantes, calment souvent l'excitation thermale produite par une médication franchement sulfureuse. Elles sont aussi toniques et reconstituantes.

Les eaux d'Ax conviennent au traitement du rhumatisme, de la scrofule, des maladies de peau et de quelques maladies nerveuses catarrhales ou subinflammatoires tenues pour la plupart sous la dépendance d'une de ces grandes diathèses.

Les sources les plus chaudes, celles des *Bains-Forts*, des *Bains Fontan* et des *Bains Astrié*, en boissons, en bains et en douches locales conviennent très-bien au traitement du rhumatisme chronique articulaire et musculaire. Contre la scrofule et ses manifestations sur la peau, les muqueuses, les ganglions lymphatiques et le système osseux, on ordonnera aussi les mêmes sources.

Dans les maladies de peau, les sources varieront suivant les variétés. L'eau des *Bains Boulié* et *Rogal* en bains, et celle de *Saint-Roch*, *Petite sulfureuse*, *Bains-Forts*, *Pilhes*, en boissons, seront ordonnées contre l'eczéma en général ; contre l'eczéma localisé et rebelle, on emploiera, en outre, les douches en pomme d'arrosoir, à pression et à température moyennes. Il en sera de même contre l'impétigo, l'eczéma impétigineux, le sycosis et le prurigo. Contre le lichen localisé, les *bains Viguerie* combinés avec des douches très-fortes et à haute pression produiront les meilleurs effets. Enfin, le pityriasis versicolor et le psoriasis seront combattus très-efficacement par les bains très-sulfureux.

Parmi les autres états morbides que peut modifier ou guérir la médication sulfureuse d'Ax, nous citerons : les maladies catarrhales (bronchites, coryza chronique, asthme sec et humide, etc.), les maladies traumatiques et chirurgicales, les lésions consécutives aux vieilles blessures, fractures, entorses, luxations ; les accidents éloignés de la syphilis, la chlorose, l'anémie, la chloro-anémie, etc.

Les environs d'Ax offrent aux baigneurs quelques excursions curieuses, parmi lesquelles nous citerons surtout : le mont de la *Serre de Bernoche*, le mont *Bonascre* et la cascade d'*Orlu*.

Bibliographie. — Sicre : Mémoires sur les eaux minérales d'Ax, 1758 ; — Pilhes : Traité analytique et pratique des eaux minérales d'Ax, 1787 ; — Maudinat : Observations et réflexions sur les bains d'Ax, 1788 ; — Dispan : Analyse des eaux d'Ax, 1809 ; Magnes-Lahens : Analyse des eaux minérales d'Ax, 1823 ; — Astrié : de la Médication thermale sulfureuse appliquée, 1852 ; — Fontan : Recherches sur les eaux minérales des Pyrénées, etc., 1853 ; — C. Alibert : Traité des eaux d'Ax, 1853 ; — Filhol : Eaux minérales des Pyrénées, 1853 ; — Garrigou : Considérations générales sur l'étude des eaux minérales, géologie de la station d'Ax, 1860 ; — Garrigou : Etude chimique et médicale sur les eaux minérales d'Ax, 1862 ; — Garrigou et Martin : Etude géologique des eaux sulfureuses d'Ax, 1864 ; — Auphan : les Eaux d'Ax et leurs applications thérapeutiques, 1865.

Bachet (le) (Isère). — Eaux sulfurées calciques froides.

BAGNÈRES-DE-BIGORRE

(HAUTES-PYRÉNÉES.)

Itinéraire de Paris à Bagnères-de-Bigorre. — Départ : gare d'Orléans. — Chemin de fer de Paris à Orléans, Bordeaux, Morcens, Mont-de-Marsan, Tarbes et Bagnères-de-Bigorre. — Distance : 851 kil. — Durée du trajet : 20 h., par l'express ; 31 h., par l'omnibus. — Prix : 1re cl., 95 fr. 50 ; 2e cl., 71 fr. 65 ; 3e cl., 52 fr. 55.

Bagnères-de-Bigorre est une charmante petite ville de 10,000 habitants, située sur les rives de l'Adour, à l'extrémité de la belle plaine de Tarbes, à une hauteur de 580 mètres au-dessus du niveau de la mer.

Les eaux minérales de Bigorre peuvent être divisées en trois classes : 1° les sources *sulfatées ;* 2° les sources *sulfurées ;* 3° les sources *ferrugineuses.*

Les établissements thermaux sont au nombre de quatorze. Treize appartiennent à des particuliers, ce sont : *Salut*, *Grand-Pré*, *Carrère-Launes*, *Thermes-de-Santé*, *Versailles*, *Petit-Prieur*, *Bellevue*, *Petit-Baréges*, *Cazaux*, *Théas*, *Mora*, *Lasserre* et *la Guthière.* Le quatorzième appartient à la ville et porte le nom de *Marie-Thérèse.* Il est de tous le plus considérable et le plus important. Construit en marbre, il est adossé à la montagne d'où viennent les sources qui l'alimentent. On y compte : trente-six cabinets de bains, précédés d'un vestiaire et munis de baignoires spacieuses et garnies chacune de petites douches locales ; des salles de douches, un vaporarium, des piscines et des buvettes.

Ces quatorze établissements sont alimentés par un grand nombre de sources qui sont toutes sulfatées calcaires.

L'établissement *de la ville* est alimenté par quinze sources, dont le tableau suivant donne les noms, la température et le débit en vingt-quatre heures :

SOURCES.	TEMPÉRATURE.	DÉBIT.
	Degrés.	Litres.
Reine.	46,50	286.608
Dauphin.	48,75	144.000
Roc de Lannes..	45,80	24.680
La Rampe (nouvelle).	42,50	7.560
Saint-Roch..	41,25	15.408
Foulon	34,80	28.800
Yeux..	32,50	17.107
Platrine (nouvelle)..	34,00	19.857
Fontaine (nouvelle)..	36,60	1.560
Salies.	50,80	245.000
Source Romaine n° 1 (nouvelle)..	47,00	19.200
— n° 2 — ..	48,75	21.600
— n° 3 — ..	48,00	34.560
— n° 4 — ..	41,50	8.640
Source Culvine	43,00	63.990
Débit total par 24 heures.		990.171

Les autres établissements possèdent chacun plusieurs sources de température et de débit variés. Le tableau suivant donne les noms des établissements, ceux de leurs sources, leur température et leur débit en vingt-quatre heures.

ÉTABLISSEMENTS.	SOURCES.	TEMPÉRATURE.	DÉBIT en 24 heures.
SALUT.	intérieure.	33°90	180,000 lit.
	extérieure.	34°	144,000
	de la pompe. . . .	33°20	78,400
GRAND PRÉ..	de la pompe. . . .	55°35	30,140
CARRÈRE-LANNES.	1re source..	35°	»
	2e source.	30°35	34,560
	du jardin..	25°20	»
THERMES DE SANTÉ.	1re source..	29°85	62,950
	2e source.	23°50	
VERSAILLES.	chaude.	38°,55	17,560
	tempérée.	32°,85	11,080
PETIT-PRIEUR.	chaude.	38°.35	34,500
	tempérée.	32°,85	6,168
PETIT-BARÉGES..	1re source..	32°,60	2,450
	2e source.	28°,20	3,080
MORA.	chaude.	50°,00	21,776
	du jardin..	31°,00	9,447
LASSERRE.	chaude.	48°,00	65,016
	tempérée.	19°,00	88,632
	purgative.	38°,85	26,208
PINAC.	de la pompe. . . .	41°,80	45,648
	nos 1 et 2.	41°,75	13,680
	n° 3.	32°,75	11,520
	n° 4.	33°,65	13,680
	sulfureuse..	18°,50	700

ANALYSE CHIMIQUE

NOMS DES SOURCES.	ACIDES CARBONIQUE.	CHLORURE DE MAGNÉSIUM.	CHLORURE DE SODIUM.	SULFATE DE CHAUX.	SULFATE DE SOUDE.	SULFATE DE MAGNÉSIE.	CARBONATE DE CHAUX.	CARBONATE DE MAGNÉSIE.	CARBONATE DE FER.	SUBSTANCE GRASSE RÉSINEUSE.	SUBSTANCE EXTRACTIVE VÉGÉTALE.	ACIDE SILICIQUE.	PERTE.	TOTAL.
		gr.	gr.	gr.	gr.		gr.	gr.	gr.	gr.	gr.	gr.	gr.	gr.
Reine	indét.	0,130	0,062	1,680	0,396		0,266	0,014	0,080	0,006	»	0,036	0,054	2,751
Fontaine-Nouvelle	indét.	0,158	0,060	1,818	0,270		0,182	0,058	»	0,007	0,004	0,044	0,039	2,640
Dauphin	indét.	0,104	0,040	1,900	0,400	»	0,142	0,019	0,114	0,009	0,008	0,044	0,020	2,800
Roc de Lannes	inapp.	0,222	0,070	1,942	»	0,278	0,136	0,017	0,014	0,006	0,008	0,031	0,036	2,760
Foulon	indét.	0,142	0,326	0,158	»	0,127	0,124	0,072	»	0,012	0,005	0,040	0,034	1.040
Salut intérieur	indét.	0,145	0,430	0,960	»	»	0,158	0,010	0,040	0,008	0,010	0,034	0,025	1,800
Salut extérieur	indét.	0,072	0,308	0 800	0,308	»	0,240	0,018	0,022	0,009	0,018	0,028	0,011	1,834
Saint Roch	inapp.	0,224	0,109	1,995	»	0,257	»	0,054	0,078	0,006	0,005	0,040	0,024	2,792
Yeux	indét.	0,196	0,060	1,876	0,490		0,312	0,012	0,044	0,010	0,012	0,043	0,052	3,107
Lapeyrie	inapp.	0,152	0,105	0,788	»	0,256	0,248	0,068	»	0,004	0,007	0,018	0,016	1,620
Grand-Pré	inapp.	0,204	0,084	1,560	»	0,380	0.396	0,052	0,028	0,005	0,006	0 040	0,025	2,780
Versailles	inapp.	0,228	0,074	1,596	»	0,328	0,508	0.064	0,028	0,004	0,005	0.005	0,032	2.872
Santé	inapp.	0,214	0,075	1,504	»	0,396	0.260	0,059	»	0,008	0,008	0,030	0,029	2.583
Petit-Prieur	inapp.	0,292	0,085	1,712	»	0,516	0,314	0,050	»	0,004	0.006	0,054	0,034	2,897
Carrère-Lannes	inapp.	0,222	0,067	1,576	»	0,324	0,200	0,058	»	0,004	0,008	0,056	0,035	2,608
Cazaux	indét.	0,250	0,112	1,716	»	0,478	0,160	0,050	0.098	0,006	0,012	0,052	0,044	2,958
Mora	indét.	0,218	0,082	1,563	»	0,284	0,580	0,056	0,028	0.004	0,007	0.052	0,041	2,897
Théas	indét.	0,196	0,114	1,852	0,376	»	0,156	0,022	0,088	0,010	0,009	0,048	0,045	2,916
Lasserre	inapp.	0,172	0,016	1,852	»	0,408	0,239	0,062	0,018	0,004	0,007	0,040	0,021	2,840
La Guthière 1re source	inapp.	0,340	0.062	1,876	»	0,036	0,169	0,036	traces.	0,005	0,007	0,048	0,052	2,602
La Guthière Petit bain	indét.	0,276	0,077	1,708	»	0,344	0,276	0,052	0,068	0,006	0,007	0,028	0,038	2,880
Salies	indét.	0,266	0,086	1,821	»	0,362	0,292	0,050	»	0.004	0.032	0,032	0,018	2,933

(Ganderax et Rozière.)

Les sources *sulfureuses* de Bagnères-de-Bigorre sont au nombre de deux : la source de *Pinac* et celle de *Labassère*. La première, située dans la ville même, a une température de 18°,7 ; la seconde, éloignée de 8 kilomètres de Bagnères, n'atteint qu'une température de 13°,8. La source de Pinac alimente six bains et deux buvettes; la source de Labassère n'est employée qu'en boissons, elle peut être transportée.

ANALYSE CHIMIQUE.

	LABASSÈRE.	PINAC.
Acide carbonique.	quantité	quantité
— sulfhydrique.	indéterm.	indéterm.
Carbonate de chaux.	»	0,448
— de magnésie.	»	0,068
— de soude.	0,0232	»
Sulfure de sodium.	0,0464	»
— de fer, cuivre et manganèse.	traces	»
Sulfate de chaux.	traces	0,796
— de magnésie.	»	0,228
— de soude.	traces	»
— de potasse.	traces	»
Chlorure de sodium.	0,2058	0,136
— de magnésium.	»	0,172
— de potassium.	0,0036	»
Acide silicique.	»	0,036
Silicate de chaux.	0,0452	»
— d'alumine.	0,0007	»
— de magnésie.	0,0096	»
Alumine.	0,0018	»
Iode.	traces	»
Matière organisée.	0,1450	0,017
Perte.	»	0,044
	0,4813	1,945

(FILHOL.)

Les sources *ferrugineuses* sont au nombre de trois : 1° la source *Angoulême*; 2° la source *Brauhaubant*; 3° la source *Rousse*.

Les eaux de Bagnères-de-Bigorre sont laxatives et diurétiques, surtout celles des sources de la *Reine*, de la *Serre* et de *Salut*. Les sources les plus chaudes sont excitantes, tandis que les moins chaudes sont hyposthénisantes et sédatives. Le fer se trouve en plus grande quantité dans les premières, tandis que, d'après M. Filhol, les secondes n'en renfermeraient pas.

Les maladies que l'on traite avantageusement par les eaux de Bagnères sont assez nombreuses. Ces eaux conviennent surtout dans certaines affections utérines caractérisées par une exaltation de la sensibilité (*Salut*). On les emploie encore contre l'anémie, la chlorose et la leucorrhée; — contre les accidents consécutifs aux fièvres intermittentes (*Angoulême*); — contre certaines paralysies (*Théas, Cazaux* et *la Guthière*); — contre les nécroses et les caries (*Yeux*); — contre les rhumatismes chroniques, les névralgies rhumatismales et la chorée, les palpitations nerveuses et les gastralgies (*Salut Foulon*); — contre certaines maladies de la peau pour lesquelles les eaux sulfureuses seraient trop actives (*Foulon*); — enfin, contre les affections catarrhales ou tuberculeuses du poumon et des bronches (*Labassère*).

Bagnères-de-Bigorre et ses environs offrent aux baigneurs une foule d'agréments et de distractions. Outre l'établissement de la ville, qui renferme des salles de billard et de conversation, des salons de lecture, etc., les baigneurs pourront visiter les belles promenades des *Coustous*, des *Vigneaux*, des *Allées-Maintenon*, de la *Fontaine-Ferrugineuse*, des bains du *Salut*, etc. Ceux qui voudront faire des excursions à cheval ou en voitures dans les environs ne manqueront pas d'aller à *Lourdes*, à *l'Escaledière*, à la marbrière de *Campan*, à la vallée de *Lesponne*; de faire l'ascension du *Pic-du-Midi*, du *Mormé*, du *Mont-Aigu*, d'*Arbizon* et du *Lac-Bleu*.

Bibliographie. — Descaunetz : Traité des propriétés et des effets des eaux de Bagnères, 1729 ; — Bordeau : Lettres sur les eaux minérales du Béarn, 1746 ; — Salaignac : Eaux minérales de Bagnères-de-Bigorre, 1752 ; — Lomet : Mémoire sur les eaux minérales des Pyrénées, an III ; — Fournier : Analyse et propriétés médicales des eaux minérales des Pyrénées, 1813 ; — Sarebeyrouse : Observations sur la nature et les effets des eaux minérales de Bagnères, 1818 ; — Ganderax : Recherches sur les propriétés physiques, chimiques et médicales des eaux de Bagnères, 1827 ; — Marchand : Bagnères et ses eaux, 1839 ; — Ganderax : Thèse de Paris, 1841 ; — Gintrac : Observations sur les principales eaux sulfureuses des Pyrénées, 1841 ; — Lemonnier : Etudes pratiques sur les eaux de Bagnères, 1845 ; — Artigala : Notice sur les causes de discrédit des eaux de Bagnères, 1845 ; — Latour : Traité chimique et médical sur l'eau sulfureuse de Parade à Bigorre, 1852 ; — Henry : Rapport au sujet d'un appareil servant de buvette portative pour l'eau sulfureuse de la source Labassère, 1852 ; — Pambrun : Manuel du baigneur à Bagnères-de-Bigorre, 1856 ; — Ferrand : Quelques observations sur les eaux de Bagnères, 1859.

BAGNÈRES-DE-LUCHON

(HAUTE-GARONNE.)

Itinéraire de Paris à Bagnères-de-Luchon. — Départ : gare d'Orléans. — I. Chemin de fer de Paris à Orléans, Agen, Toulouse et Tarbes jusqu'à la station de Montréjeau. — Distance : 876 kil. — Durée du trajet : 20 h., par l'express ; 31 h., par l'omnibus. — Prix : 1re cl., 98 fr. 10 ; 2e cl., 73 fr. 60 ; 3e cl., 53 fr. 95. — II. Voitures (correspondance du chemin de fer) de Montréjeau à Luchon. — Distance : 30 kil. — Durée du trajet : 3 h. 30. — Prix : 6, 5 et 4 fr.

Bagnères-de-Luchon est une petite ville de 4,000 habitants, située sur les bords de la Pique, à l'angle le plus occidental de la vallée qui porte son nom, à une hauteur de 628 mètres au-dessus du niveau de la mer.

Ses eaux minérales très-nombreuses sont : les unes *sulfurées sodiques*, les autres *ferrugineuses*.

L'établissement thermal est un des plus beaux qui existent. « Reconstruit par MM. François et Chambert sur l'emplacement des anciens Thermes romains, au pied de la montagne de *Super-Bagnères*, il a, dit M. Lambron, 97 mètres de façade sur 57 mètres de profondeur; couvre une superficie de 5,141 mètres carrés et renferme tous les modes balnéaires connus jusqu'à ce jour... La disposition générale est si bien coordonnée, que le malade, dès son entrée dans l'établissement, passe successivement, pour se rendre dans sa baignoire, par une atmosphère de plus en plus chaude et riche en principes sulfureux, et qu'au sortir du bain, au contraire, il voit décroître peu à peu ces conditions, de sorte qu'il arrive au dehors et regagne sa demeure sans transition brusque et dangereuse. A chaque ronde de bains, c'est-à-dire de cinq quarts d'heure en cinq quarts d'heure, il est mis à la disposition des malades : cent deux baignoires, pourvue chacune d'une douche locale; vingt à trente places dans les petites piscines, au nombre de quatre, et trente dans la grande piscine de natation; cinq grandes douches, trente douches descendantes tombant dans autant de baignoires, des étuves et des bains de vapeurs pour quarante malades, des salles d'inhalation, de pulvérisation, etc., etc. » Les eaux sont contenues dans dix-neuf réservoirs placés à l'entrée postérieure de l'établissement. Elles sont conduites dans ces réservoirs par des conduits en porcelaine, et de ces réservoirs dans des salles de bains par des conduits en bois injecté qui conservent mieux leur température.

Nous avons dit qu'on divisait les eaux de Bagnères-de-Luchon en eaux *sulfurées sodiques* et eaux *ferrugineuses*.

Les sources sulfurées sodiques sont au nombre de cinquante-trois, divisées en sources *inférieures* qui jaillissent à l'intérieur de l'établissement, et sources *supérieures* qui sont situées à 1 kilomètre environ de l'établissement et qui y parviennent par des galeries souterraines et des conduits en porcelaine.

Nous empruntons à M. Lambron le tableau suivant, qui donne les noms des sources avec leur degré de sulfuration, leur température et leur débit :

A. — SOURCES INFÉRIEURES JAILLISSANT DANS L'ÉTABLISSEMENT.

	Tempér.	Sulfuration par litre.	Débit en 24 heures.
1. Richard, tempérée inférieure, n° 1. . .	31°	0,0064	1600
2. Richard, — n° 2. . .			
3. Richard, inférieure, n°s 1 à 5.	46,40	0,0346	8640
4. Innommée, du nord, n° 1.	29,80	0,0138	1320
5. id. — n° 2.	31,75	0,0322	1580
6. Grotte inférieure..	52,20	0,0678	8208
Étuve (disparue sous le béton des fondations des thermes actuels).. . . .	36,42	0,0300	1350
7. Romains..	49,20	0,0388	3911
8. Ferras, inférieure, n° 1..	34,80	0,0389	1253
9. id. — n° 2..	37,80	0,0483	1310

B. — SOURCES SUPÉRIEURES JAILLISSANT HORS DE L'ÉTABLISSEMENT.

Groupe de la Terrasse.

	Tempér.	Sulfuration par litre.	Débit en 24 heures.
10. Richard, tempérée supérieure, n° 1.. . .	38°	0,0330	21 722
11. id. — n° 2.. . .	32	0,0115	
12. Richard, nouvelle.	50,04	0,0475	28 800
13. Azémar (autrefois Chauffoir).	53,17	0,0497	57 440
14. Reine } mélangées, 56°,50.	55,25	0,0364	77 760
15. Bayen }	66	0,0786	
16. Grotte supérieure.	58,44	0,0491	8 520
17. Blanche, principal griffon.	47,20	0,0368	27 370
17 *bis*. Blanche, réunie à un filet de la froide.	39,10	0,0169	
18. Enceinte..	49	0,0675	1 872
19. Ferras ancienne, ou n° 1..	34,34	0,0030	13 270
20. Ferras nouvelle, ou n° 2.	39,96	0,0211	
21. Étigny, n° 1.	48,34	0,0356	21 900
22. Étigny, n° 2.	30,07	0,0468	
23. Source saline froide un peu sulfurée. . .	16 à 17	»	560 000
23 *bis*. Source froide du pré Ferras..	»	»	»

Groupe du Bosquet.

	Tempér.	Sulfuration par litre.	Débit en 24 heures.
24. La Chapelle.	38,70	0,0521	7 220
25. Bosquet, n° 1..	44	0,0321	23 370
26. Bosquet, n° 2.	43	0,0491	
27. Bosquet, n° 3.	36,80	0,0915	

Groupe de Sengez.

	Tempér.	Sulfuration par litre.	Débit en 24 heures.
28. Ancienne source Sengez, n° 1.	31°	0,0337	28 800
29. id. n° 2.	42,25	0,0749	
30. id. n° 3.	28,20	0,0046	
31. id. n° 4.	28	0,0046	

32. Nouvelle source Sengez, n° 5.	37	0,0153	25 360
33. id. n° 6.	33,40	0,0233	
34. id. n° 7.	41,10	0,0650	

Groupe de Bordeu.

35. Nouvelle source Bordeu, n° 1.	41°	0,0334	199 280
36. id. n° 2.	42,20	0,0362	
37. id. n° 3.	43	0,0325	
38. id. n° 4.	47	0,0324	
39. id. n° 5.	47,25	0,0397	
40. id. n° 6.	48,58	0,0620	
41. id. n° 7.	48,50	0,0736	
B. Petit filet (reste de l'ancien n° 2), B.. . .	42,50	0,0540	
42. Ancienne Bordeu (n° 3), diminuée par les nouvelles fouilles.	53,50	0,0676	

Groupe du Pré.

43. Pré (ancienne source n° 1)	buvette n° 1	62°80	0,0785	9 531
44. Pré (nouvelle source n° 2)	buvette n° 1	52,50	0,0656	19 300
45. Pré (ancien n° 2) n° 3, buvette n° 2.. . .		43,80	0,0343	
46. Pré (ancien n° 3), un peu alumineuse, n° 4. . .	buvette n° 3	54,50	0,0663	
47. Pré (nouvelle source) n° 5, divisé par les dernières fouilles, ancien n° 4. .	buvette n° 3	52,50	0,0699	
48. Pré (nouvelle source) n° 6.	buvette n° 3	51,50	0,0749	

Débit total des sources sulfurées.	587 788
Produit de la source froide.	560 000
Total des ressources de l'établissement. . . .	1 147 788

Autre source peu sulfurée.

49. Filet d'eau, alumineuse, ancienne innommée du sud	et de chaux sulfate d'alumine	50°,75 temp. de la galerie.	36 30

Nous ne donnerons pas l'analyse chimique détaillée des eaux de ces quarante-neuf sources. Ce serait parfaitement superflu. Nous nous contenterons de reproduire le tableau suivant, dû à M. Filhol, doyen de la Faculté des sciences et de l'École de médecine de Toulouse. Il donne l'analyse détaillée qualitative et quantitative des neuf principales sources.

ANALYSE CHIMIQUE

	LA REINE.	BAYEN.	AZÉMAR.	RICHARD supérieure.	GROTTE supérieure.	BLANCHE.	FERRAS n° 2	BORDEU n° 1.	GROTTE inférieure.
Acide sulfhydrique libre. . . .	traces.	traces	traces	traces	traces	traces	traces	traces	traces
Carbonate de soude.	id.	id.	id.	id.	id.	id.	id.	id.	id.
Sulfure de sodium.	0,0550	0,0777	0,0485	0,0095	0,0514	0.0338	0,0053	0,0690	0,0589
— de fer.	0,0028	traces	0,0022	0,0028	0,0027	0,0011	0,0009	0,0003	0,0021
— de manganèse.	0,3300	id.	0,0024	0.0018	0,0013	traces	»	traces	»
— de cuivre.	traces.	id.	traces	traces	traces	id.	traces	id.	traces
Sulfate de potasse.	0,0087	id.	0,0072	0.0088	0,0059	0,0338	0,0109	»	0,0113
— de soude.	0,0222	id.	0,0465	0.0101	0,0682	0,0640	0,0580	»	0,0265
— de chaux.	0,0323	id.	0,0178	0,0400	»	traces	0,0212	»	0,0200
Hyposulfite de soude.	traces.	id.	traces	traces	traces	id.	traces	traces	traces
Chlorure de sodium.	0,0674	0,0829	0,0620	0,0076	0,0723	0,0500	0,0610	0,0858	0,0736
Iodure de sodium.	traces.	traces	traces	0,0059	traces	traces	traces	traces	traces
Acide silicique.	id.	0,0441	0,0076	traces	0,0103	0,0105	0,0597	0,0262	0,0499
Silicate de soude.	id.	traces	0,0058	0,0328	0,0094	traces	traces	0,0233	traces
— de chaux.	0,0118	0,0220	0,0453	»	0,0376	0,0759	0,0506	0,0162	id.
— de magnésie.	0,0083	traces	0,0147	traces	0,0057	0,0067	0,0059	0.0025	id.
— d'alumine.	0,0274	id.	0,0257	0,0292	0,0109	0,0101	traces	0,0073	0,0141
Alumine.	traces.	»	»	»	»	»	0,0022	»	»
Phosphate.	id.	traces	traces	traces	traces	traces	traces	traces	traces
Matière organique.	id.	indét.	indét.	indét.	indét.	indét.	indét.	indét.	indét.
	0,2671	0,2270	0,2811	0,2557	0,2557	0,2529	0,2107	0,2306	0,2564

(Filhol, 1853.)

Les sources *ferrugineuses* appartiennent les unes à des particuliers, les autres à l'établissement thermal. Les premières, qui ont une température de 15°, sont celles de *Barcugnas*, de *Trébons*, de *Castelvieil* et de *Salles*. Les secondes, au nombre de 4, appelées : *ferruginense du Nord*, n°s 1 et 2, *ferrugineuse de la galerie François*, *ferrugineuse de la galerie du Sud*, ont une température qui varie entre 24°,50 et 28°,60. Les unes et les autres sont *ferrugineuses carbonatées*.

Les effets physiologiques des eaux de Bagnères-de-Luchon varient suivant les sources. Les unes, telles que les *grottes supérieure* et *inférieure*, et la *Reine* sont excitantes ; les autres au contraire, telles que *Ferras*, *Bosquet*, *Blanche*, sont calmantes et sédatives.

Ces eaux sont employées avec succès dans un grand nombre de maladies se rattachant à l'une des 4 diathèses suivantes :

1° Diathèse *hérpétiques*. — Maladies de peau. Eczémas chroniques locaux ou généraux, impetigo, lichen, psoriasis, ichthyose, acné, en un mot toutes les variétés de ce que le public appelle *dartres*.

2° Diathèse *scrofuleuse*. — Engorgements glanduleux, adénites strumeuses, ulcères, trajets fistuleux, nécroses, caries, arthrites, tumeurs blanches, coxalgies.

3° Diathèse *rhumatismale*. — Rhumatisme chronique, paralysies rhumatismales, fausses ankyloses, rétraction des muscles, etc.

4° Diathèse *syphilitique*. — Accident secondaires et tertiaires ou *syphilides*, hydrargyrisme, etc.

On emploie encore les eaux de Bagnères-de-Luchon très-avantageusement contre les affections catarrhales des organes de la respiration, l'angine glanduleuse, la bronchite chronique, le catarrhe pulmonaire chronique ; contre les leucorrhées, engorgements passifs du col de la matrice, les pertes séminales, l'impuissance consécutive à l'onanisme ou aux excès vénériens, etc.

Quant aux eaux ferrugineuses, tout le monde connaît trop bien les maladies auxquelles elles conviennent pour que nous y insistions.

Le séjour de Bagnères-de-Luchon est sans contredit un des plus agréables, pour ne pas dire le plus agréable des Pyrénées.

Casino, bals, concerts, musée pyrénéen, bibliothèque, voilà pour les plaisirs de la ville. Aux baigneurs qui aiment les promenades courtes et rapprochées, nous signalerons, les allées d'*Etigny*, de la *Pique*, des *Platanes*, des *Soupirs*, bois de *Super-Bagnères*, la *Fontaine d'Amour*, le jardin du curé de *Montauban*, petit village qui touche Luchon, etc., etc.... Enfin aux intrépides et aux amateurs de spectacles splendides, nous conseillerons de faire les excursions de la *vallée du Lys*, du *lac d'Oo*, de *Castelvieil*, du *Port de Vénasque*, de *Bossost*, de *Saint-Bertrand-de-Comminges*, des marbreries de *Saint-Béat*, de la *Maladetta*, des grottes du *Chat* et de *Gargas*, etc., etc.

Bibliographie. — COMPARDON : Mémoire sur les eaux minérales et sur les bains de Luchon, 1793 ; — RICHARD et BAYEN : Analyse des eaux de Bagnères-de-Luchon, 1797 ; — FOURNIER : Analyse et propriétés médicales des eaux de Luchon, 1813 ; — SOULERAT : Nouvelles observations sur les eaux minérales de Luchon, 1817 ; — FONTAN : Recherches sur les eaux minérales des Pyrénées, 1838 ; — LE MÊME : sur les Eaux thermales et l'établissement de Luchon, 1840 ; — S.-PONT : Essai sur les maladies avantageusement traitées par les eaux sulfureuses de Bagnères-de-Luchon, 1852 ; — BARRIÉ : Thèse de Paris, 1853 ; — FILHOL : Eaux minérales des Pyrénées, 1853 ; — PÉGOT : Essai chimique sur l'action des eaux de Luchon sur la syphilis et ses accidents, 1854 ; — CAZAC : Considérations sur les eaux de Luchon, 1857 ; — LESAT et LAMBRON : Notice historique et médicale sur Bagnères-de-Luchon, 1856 ; — LES MÊMES : les Pyrénées et les eaux sulfureuses de Luchon, 1864 ; — LAMBRON : Étude sur le dégagement d'électricité dans les eaux de Luchon, 1865 ; — LE MÊME : Traitement des maladies de peau par les eaux de Luchon, 1868.

BAGNOLES

(ORNE.)

Itinéraire de Paris à Bagnoles. — Départ : gare Montparnasse. — I. Chemin de fer de Paris à Vire jusqu'à Briouze. — Distance 226 kil. — Durée du trajet ; 7 h. 15 min. par l'omnibus. — Prix : 1re cl., 27 fr. 80 ; 2e cl., 20 fr. 90 ; 3e cl., 15 fr. 25. — II. Chemins de fer de Briouze à la Ferté-Macé. — Distance : 14 kil. — Durée du trajet : 0 h. 25 min. — Prix : 1re cl., 1 fr. 70 ; 2e cl., 1 fr. 30 ; 3e cl., 0 fr. 95. — III. Voiture de la Ferté à Bagnoles. — Distance : 6 kil.

BAGNOLES est un joli petit village de 600 habitants, situé à 25 kilomètres d'Alençon, dans une vallée qui rappelle par sa configuration et son aspect pittoresque celles de la Suisse.

Les eaux de Bagnoles, utilisées depuis tantôt deux siècles, furent découvertes, s'il faut en croire la légende, dans des circonstances assez bizarres. Un vieux cheval poussif, tout pelé, tout galeux, abandonné par son maître, s'en alla errant dans la vallée. Au bout de quelques mois, son maître, passant un jour par là, l'aperçut et crut le reconnaître. Le cheval vint à lui et s'approcha familièrement ; il était gras et avait une robe nette et luisante. Voulant connaître la cause d'une guérison aussi étonnante, il épia tous les mouvements de cet animal, et bientôt il le vit se rouler dans les boues du marécage situé au pied des roches noires. En y trempant les mains, il les trouva assez chaudes ; à partir de ce jour, on résolut de nettoyer le marais, ce qui fit découvrir des sources d'eaux chaudes très-limpides et très-abondantes.

L'établissement de bains se compose des bâtiments de la source, contenant la buvette, un certain nombre de baignoires, des bains russes, des bains de vapeur, et d'un hôtel qui loge les baigneurs. Il y a, en outre, un hôpital militaire où les soldats sont envoyés et soignés aux frais de l'État.

Les sources sont au nombre de trois : une *sulfureuse*, qui débite environ 1100 hectolitres d'eau à une température de 27°,5, et deux *ferrugineuses*, qui ont moins d'importance.

L'analyse chimique des eaux de Bagnoles n'a jamais été faite jusqu'ici d'une manière précise, car celle faite par Vauquelin en 1812, qui signale des sels de magnésie et de soude, du sulfate et du chlorhydrate de chaux, n'exprime pas en chiffres leur quantité respective. Quant à leurs propriétés physiques, nous dirons que les eaux de Bagnoles sont claires, limpides, incolores, onctueuses au toucher, d'une saveur agréable, exhalant une odeur sulfureuse faible dans le verre, et assez forte dans le bain.

N'étant pas franchement minéralisées, ces eaux sont incapables d'une action franchement spéciale ou localisée, et dès lors elles sont bien plus faites pour agir sur l'ensemble et rétablir l'harmonie entre les divers systèmes organiques, que pour modifier particulièrement telle ou telle maladie capitale. M. le docteur Bignon, qui exerce depuis plus de treize ans à Bagnoles, se fondant sur son expérience personnelle, dit qu'elles peuvent trouver leur application rationnelle dans un assez grand nombre d'états pathologiques indiquant, comme première ou principale indication, l'emploi d'une médication réparatrice. Les affections chloro-anémiques, le lymphatisme et la scrofule, sont les principaux groupes que concernent ces applications communes, accessoires des eaux de Bagnoles. Il les recommande spécialement dans les formes torpides et atoniques du rhumatisme diathésique, dans la diathèse goutteuse, chez les individus podagres et énervés par cette terrible maladie. Enfin, elles sont applicables aux formes atoniques et flatulentes de la dyspepsie symptomatique, aux sciatiques et aux paralysies qui se manifestent à la suite des rhumatismes. Ajoutons, pour ne rien omettre, que les eaux de Bagnoles ont été beaucoup vantées autrefois dans le traitement des plaies par armes à feu.

Les environs de Bagnoles sont charmants et offrent aux baigneurs plusieurs sujets de promenades. Parmi les plus intéressants, nous citerons : la *chapelle de Saint-Horter*, où tous les baigneurs font un pèlerinage; les ruines du château d'*Ambrières*, ayant appartenu à Guillaume le Conquérant; le vieux donjon de *Bon-Vouloir; Domfront*, aux tours crénelées; le *Roc au Chien*, immense bloc de granit; les vieux châteaux de *Lassey*, de *Couterne*, de *Carrouges*, etc.

Bibliographie. — TESTE : Notice sur les eaux thermales de Bagnoles, in-8°, 1845. — LEDEMÉ : Notice sur les eaux de Bagnoles, Caen, 1846. — LEBRETON : Notice sur les eaux de Bagnoles, 1852. — DESNOS : Mémoire sur les eaux de Bagnoles, 1854. — BIGNON : Valeur thérapeutique des eaux de Bagnoles, 1865. — LE MÊME : De la valeur thérapeutique spéciale des eaux de Bagnoles dans certaines formes de dyspepsie, 1866. — LE MÊME : Notice sur l'utilité et l'emploi en boisson loin des sources des eaux thermales et ferrugineuses froides de Bagnoles, 1867. — LE MÊME : Des eaux de Bagnoles dans le traitement des affections rhumatismales de la goutte, etc., 1868.

BAGNOLS

(LOZÈRE.)

Itinéraire de Paris à Bagnols. — Départ : gare de Lyon. — I. Chemin de fer de Paris à Lyon jusqu'à Saint-Germain-des-Fossés. — Distance : 355 kil. — Durée du trajet : 7 h. 40, par l'express ; 11 h. 15 min., par l'omnibus. — Prix : 1re cl., 44 fr.; 2e cl., 33 fr. 95 ; 3e cl., 24 fr. — II. Chemin de fer de Saint-Germain-des-Fossés à Nîmes, jusqu'à Villefort. — Distance : 273 kil. — Durée du trajet : 5 h. 30 min. par l'omnibus. — Prix : 1re cl., 33. fr. 65 ; 2e cl., 25 fr. 20 ; 3e cl., 18 fr. 45. — III. Voitures de Villefort à Bagnols. — Durée du trajet : 4 h. — Prix : 5 à 7 fr.

BAGNOLS est un village de 400 habitants, bâti, à plus de 800 mètres au-dessus du niveau de la mer, sur le penchant d'une montagne au pied de laquelle coule le Lot. Le sol est rempli de rochers et d'une espèce d'ardoise rougeâtre, dans l'intérieur de laquelle on trouve d'assez gros blocs de quartz.

Les eaux de Bagnols sont sulfurées sodiques, limpides, incolores, fades et légèrement styptiques au goût, onctueuses au toucher, et dégagent presque sans interruption de grosses bulles de gaz dont l'apparition est précédée d'un bruit souterrain bizarre.

Les sources, au nombre de quatre, fournissent 260,000 litres d'eau par vingt-quatre heures. La plus abondante et la plus chaude a 43°; une autre est à 35° ; la troisième, à 31° ; et la quatrième, à 22°. Cette différence de température permet de préparer les bains et les douches, forts, faibles ou mitigés, sans altération de principes minéraux.

ANALYSE CHIMIQUE.

Gaz azote.	Indéterminé.
Acide carbonique..	0,323
— sulfurique.	0,136
— phosphorique..	traces
— chlorhydrique..	0,035
Silice..	0,077
Protoxyde de fer.	0.001
Chaux..	0,022
Magnésie.	0,025
Soude..	0,295
Matières organiques..	traces
Gaz acide hydro-sulfurique. .	0.027
Total.	0,959

(Rivot, 1854.)

Les établissements sont au nombre de deux : l'un, public, vaste, comprenant six piscines pouvant contenir chacune trente personnes, des douches, des bains de vapeur, une buvette et une salle d'inhalation ; l'autre, particulier, plus petit, mais plus confortablement aménagé.

Les eaux de Bagnols agissent fortement sur la peau et sur les muqueuses, dont elles exaltent les fonctions ; et, d'après les observations de M. Dufresse de Chassaigne, elles produisent de bons effets dans les affections rhumatismales, dans les affections dartreuses et scrofuleuses, les affections chroniques de poitrine ; elles modifient avantageusement les ulcères atoniques ; enfin elles sont recommandées dans les affections traumatiques, telles que plaies d'armes à feu et contuses ; dans les fractures et les luxations à cal douloureux. Les leucorrhées, les déplacements de l'utérus guérissent aussi sous l'influence d'un traitement rationnel par ces eaux.

Parmi les agréments naturels que Bagnols offre aux baigneurs, nous citerons la vallée de *Chadenet*, dont ils feront certainement leur promenade habituelle ; celle de *Bessières*, et les belles ruines du château de *Tournel*, sur le flanc d'une montagne de granit, dans l'épaisseur de laquelle est percé un tunnel de près de 300 mètres.

Bibliographie. — Michel Baldit : Merveilles des eaux et bains de Bagnols, 1551 ; — Bonnel : Dissertation sur la nature, l'usage et les abus des eaux de Bagnols, 1774 ; — Patissier : Rapport sur les eaux minérales de Bagnols, 1828 ; — Chevallier : Recherches sur les eaux thermales de Bagnols, 1840. — Dufresse de Chassaigne : Guide des malades aux eaux de Bagnols, 1856 ; — Le même : Mémoire sur le traitement de l'anévrysme rhumatismal par les eaux de Bagnols, 1859 ; — Anonyme : Eaux thermales sulfureuses de Bagnols, 1861 ; — Dufraisse de Chassaigne : Guide du malade aux eaux de Bagnols, 1865.

BAINS

(VOSGES.)

Itinéraire de Paris à Bains. — Départ : Gare de l'Est. — I. Chemin de fer de Paris à Nancy. — Distance : 358 kil. — Durée du trajet : 7 h. 50 min. par l'express ; 12 h. 7 min. par l'omnibus. — Prix : 1re cl., 43 fr. 50 ; 2e cl., 32 fr. 60 ; 3e cl., 23 fr. 90. — II. Chemin de fer de Nancy à Epinal et Bains. — Distance : 104 kil. — Durée du trajet : 3 h. par l'express ; 4 h. par l'omnibus. — Prix : 1re cl., 12 fr. 80 ; 2e cl., 9 fr. 60 ; 3e cl., 7 fr.

Bains est une charmante petite ville de 3,000 habitants, bâtie à 306 mètres au-dessus du niveau de la mer, au pied du versant méridional des Vosges, dans un vallon qui est arrosé par la Sémouse, affluent de la Saône.

Ses eaux thermales paraissent avoir été connues des Romains, car, en 1752, en cherchant une source, on trouva au-dessous d'une pierre de six pieds de hauteur six cents médailles romaines à l'effigie de Auguste Agrippa et autres, jusqu'à Domitien. Elles sont sulfatées sodiques. Les sources, qui sont nombreuses, sont renfermées dans deux établissements thermaux : le *Bain neuf* et le *Bain vieux*. Le *Bain neuf* ou *Bain de la promenade*, est un grand bâtiment qui ressemble plutôt à un hôpital qu'à un monument. On y remarque trois piscines ovalaires, rangées à la suite les unes des autres, chacune d'une température différente, ainsi que des cabinets de bains et de douches. Le *Bain vieux* ou *Bain romain* est un édifice remarquable par son architecture simple et grandiose à la fois, et rappelle dans son ensemble les anciens thermes romains. Au rez-de-chaussée, se trouvent trois piscines élégantes, dont l'eau se renouvelle sans cesse et où les hommes et les femmes se baignent ensemble, et un certain nombre de cabinets de douches. Les cabinets de bains se trouvent au premier étage.

Treize sources alimentent ces deux établissements et leur fournissent par jour un ensemble de 20,000 hectolitres. Les principales sources sont la *grosse source*, la *source savonneuse*, celle de la *Promenade* et celle de la *Vache*. Le tableau suivant donne leur température et leur composition chimique.

	SOURCE savonneuse.	GROSSE source.	SOURCE de la Promenade.	SOURCE de la Vache.
Température.	37° à 39°	49° à 50°	29° à 30°	37°
	Grammes.	Grammes.	Grammes.	Grammes.
Carbonate de chaux. .	0.045	0.028	0.018	0.028
— de soude. .	»	0.010	»	»
Oxyde de fer.	0.002	0.002	0.002	0.002
Sulfate de soude. . .	0.160	0.110	0.075	0.102
Chlorure de sodium. .	0.163	0.083	0.058	0.136
Acide silicique. . . .	0.121	0.069	0.047	0.093
Matière organique.. .	petite quant.	petite quant.	petite quant.	petite quant.
(POMMARÈDE.)	0.491	0.302	0.200	0.361

Les eaux de Bains sont limpides, sans odeur et presque sans saveur. Elles se prennent en bains, en douches et en boisson. Les deux sources qui alimentent la buvette, et dont on boit à peu près exclusivement, sont la *source romaine* et la *source de la Vache*. Comme toutes les eaux qui renferment peu de principes minéralisateurs, les eaux de Bains ne présentent pas de spécialisation thérapeutique bien déterminée. Elles agissent surtout par leur thermalité. Elles sont très-bonnes pour les individus affaiblis et dont les fonctions digestives se font mal ; pour les individus affectés de rhumatismes douloureux, d'ankyloses incomplètes, d'arthrites chroniques ; pour les maladies utérines, etc.

Les nombreux baigneurs qui fréquentent les eaux de Bains sont de vrais malades, des personnes tranquilles, qui viennent là pour y trouver le calme et la santé. C'est assez dire que la vie y est des plus paisibles, et qu'on n'y trouve pas les plaisirs bruyants qui abondent à Plombières. Les seules choses à voir dans les environs sont la magnifique forêt de Trémousey, et les manufactures de fer-blanc et de tôle et la belle tréfilerie de fer et d'acier, établissement gigantesque, qui renferme des logements pour tous les employés et leurs familles, une école et une pharmacie où les enfants sont élevés et les malades soignés aux frais du propriétaire de l'usine.

Bibliographie. — MORAND : Mémoire sur les eaux thermales de Bains, 1757 ; — KIRSCHLEGER : Sur les eaux minérales des Vosges, 1829 ; — TOURDES : Notice sur les eaux minérales d'Alsace et des Vosges, 1845 ; — CHEVALLIER : Notice sur les eaux de Bains, 1846; — HAXO : Coup d'œil sur les eaux des Vosges, 1851; — HUTIN : Guide des baigneurs aux eaux de Plombières et dans les Vosges, 1856; — ROBERT : Guide du médecin aux bains de la vallée du Rhin, de la forêt Noire et des Vosges, 1857 ; 2e édition, 1869.

BALARUC

(HÉRAULT.)

Itinéraire de Paris à Balaruc. — Départ : gare d'Orléans. — I. Chemin de fer de Paris à Agen. — Distance : 651 kil. — Durée du trajet : 14 h. 30, par l'omnibus ; 20 h. par l'express. — Prix : 1re cl., 80 fr. 13 ; 2e cl., 60 fr. 15 ; 3e cl., 44 fr. 10. — II. Chemin de fer d'Agen à Cette. — Distance : 323 kil. — Durée du trajet : 7 h. 55, par l'express ; 11 h. 45 par l'omnibus. — Prix : 1re cl., 44 fr. 85 ; 2e cl., 30 fr. 15 ; 3e cl., 23 fr. — III. Voitures de Cette à Balaruc. — Distance : 12 kil. — Prix : 1 fr. et 2 fr.

BALARUC est un village bâti sur une presqu'île formée par le lac salé de Thau, à trois lieues de Cette et à trois kilomètres de Frontignan, si renommé pour ses vins.

Les eaux minérales de cette station sont chlorurées-sodiques. Elles sont inodores, d'un goût salé et lixiviel ; leur limpidité est troublée par des pellicules d'un gris rougeâtre qu'elles tiennent en suspension, et qui se forment à leur surface. Leur température s'élève à 48° centigrades. Elles émanent d'une seule source, qui ne fournit pas moins de 3,000 hectolitres par jour. Quelques auteurs lui ont attribué une origine sous-marine, car ils ont remarqué que la proximité de l'étang de Thau, qui communique avec la mer, dont il n'est éloigné que de quelques kilomètres, influe sur les variations de sa température.

ANALYSE CHIMIQUE.

	EAU : UN LITRE. Gram.
Chlorure de sodium	6,802
— de magnésium	1,074
Sulfate de chaux	0,803
— de potasse	0,053
Carbonate de chaux	0,270
— de magnésie	0,030
Silicate de soude	0,013
Bromure de sodium	0,003
— de magnésium	0,032
Oxyde de fer	traces
	9,080

(M. DE SERRES et L. FIGUIER, 1847.)

L'établissement thermal construit en 1832 ne répond pas, comme aménagement et confortable, à la réputation dont jouissent les eaux de Balaruc. Il comprend une vingtaine de baignoires, des appareils de douches latérales, ascendantes utérines, une étuve et une buvette. Balaruc possède en outre un hôpital civil et militaire, placé sous la direction des hospices de Montpellier, et destiné à recevoir les indigents. Il compte soixante lits, une piscine et deux baignoires.

Les eaux de Balaruc, prises en boisson et à la dose de cinq ou six verres, sont laxatives; prises à la dose de trois ou quatre litres, elles sont une véritable purgation. Lorsqu'on les administre en bains à une température modérée, elles fortifient notablement et exercent une heureuse influence sur les désordres de l'innervation. A une température élevée, elles produisent un effet révulsif.

Elles sont surtout recommandées contre les paralysies, et c'est même à leur efficacité remarquable contre cette affection qu'elles doivent leur réputation européenne. Elles conviennent aussi au traitement de diverses autres maladies, telles que le rhumatisme chronique, la sciatique, les plaies par armes à feu, les fausses ankyloses, les tumeurs blanches, les caries, les nécroses, etc. Enfin elles s'adressent aussi à la diathèse scrofuleuse, qu'elles modifient heureusement.

Les mois de mai, juin, septembre et octobre sont les meilleurs pour aller à Balaruc, les chaleurs étant trop accablantes pendant les mois de juillet et d'août. Les promenades au bord du lac, ou plus loin, au bord de la mer, sont les seuls agréments des baigneurs.

Bibliographie. — Leroy : Mémoire clinique sur les eaux de Balaruc, 1752; — Pouzaire : Traité des eaux minérales de Balaruc, 1771 ; — Saint-Pierre : Essai sur les eaux du département de l'Hérault, 1809 ; — Anonyme : Eaux thermales de Balaruc, 1839 ; — De Serres et Figuier : Analyse des eaux de Balaruc, 1847; — Le Bret, Emploi des eaux de Balaruc dans le traitement des paralysies, 1856 ; — Le même : Mémoire sur le scorbut de l'armée d'Orient, observé et traité à l'hôpital de Balaruc, 1859; — Béchamp : sur la Présence du cuivre dans les eaux de Balaruc, 1861.

BARBAZAN

(HAUTE-GARONNE.)

Itinéraire de Paris à Barbazan. — Départ : gare d'Orléans. — I. Chemin de fer de Paris à Agen et Toulouse. — Distance : 771 kil. — Durée du trajet : 16 h. 55, par l'express; 24 h. 40, par l'omnibus. — Prix : 1re cl., 106 fr. 25; 2e cl., 71 fr. 50; 3e cl., 52 fr. 30. — II. Chemin de fer de Toulouse à Tarbes jusqu'à Saint-Gaudens. — Distance : 91 kil. — Durée du trajet : 2 h. 55. — Prix :

1re cl., 10 fr.; 2e cl., 7 fr. 65; 3e cl., 5 fr. 60. — III. Voiture de Montrejeau à Barbazan. — Distance : 8 kil.

Barbazan est un village de 550 habitants, situé près d'un petit lac, sur la rive droite de la Garonne, à 8 kilomètres de Saint-Gaudens, à une hauteur de 450 mètres au-dessus du niveau de la mer.

Les eaux sont sulfatées calciques et émanent de trois sources, assez rapprochées l'une de l'autre : la source de l'*établissement*, la source du *saule*, et la source du *sureau*. Elles sont limpides, incolores, à saveur fade avec un arrière-goût lixiviel et atramentaire; elles laissent dégager un mélange d'azote, d'oxygène et d'acide carbonique, et forment dans les réservoirs un dépôt ocreux. Leur température ne s'élève qu'à 19°,5 ; aussi faut-il les chauffer pour les administrer en bains.

ANALYSE CHIMIQUE.

EAU : UN LITRE.	Grammes.
Sulfate de chaux.	1,5040
— de magnésie. . . .	0,3080
— de soude.	0,0180
Carbonate de chaux. . . .	0,1300
— de magnésie. . .	0,0540
Chlorure de sodium. . . .	0,0090
— de calcium. . . .	traces
— de magnésium. .	traces
Silice.	0,0140
Oxyde de fer.	0,0015
Iode.	traces
Magnésie.	traces
Phosphates.	traces
Matière organique.	traces
	2,0385

(Filhol, 1852.)

L'établissement thermal, qui a été reconstruit en 1846, est très-simple et peu important. Il ne comprend qu'une douzaine de cabinets de bains et deux buvettes. On y a joint dans ces dernières années un sable d'inhalation et de pulvérisation.

Les eaux de Barbazan ne sont guère fréquentées que par les habitants des environs, et par les étrangers auxquels leurs faibles ressources pécuniaires ne permettent pas d'aller à Bagnères-de-Bigorre. Elles conviennent à toutes les maladies que l'on traite à cette dernière station; chlorose, anémies, rhumatismes, maladies de peau, affections de l'appareil respiratoire, etc.

Les environs de Barbazan sont très-pittoresques. Les baigneurs pourront faire plusieurs excursions dans les montagnes ; ils visiteront les belles fabriques de porcelaine et de papier de *Saint-Gaudens*, les carrières de marbre de granit et de schiste de *Montrejeau*, ville très-pittoresque, qui domine toute la *plaine de Valentine*, qui s'étend de Montrejeau à Saint-Gaudens, et au milieu de laquelle se trouve précisément Barbazan.

Barberie (Loire-Inférieure). — Eau ferrugineuse froide.

BARBOTAN

(GERS.)

Itinéraire de Paris à Barbotan. — Départ : gare d'Orléans. — I. Chemin de fer de Paris à Tarbes, par Bordeaux et Morcenx, jusqu'à Mont-de-Marsan. — Distance : 735 kil. — Durée du trajet : 16 h. 30, par l'express ; 21 h., par l'omnibus. — Prix : 1re cl., 90 fr. 30 ; 2e cl., 67 fr. 70 ; 3e cl., 46 fr. 67. — II. Voitures de Mont-de-Marsan à Barbotan. — Distance : 35 kil. — Durée du trajet : 3 h. 30.

Le village de Barbotan est situé à quelques kilomètres de Cazaubon, dans l'arrondissement de Condom. Il est bâti sur pilotis et radiers, à cause du sol boueux que détrempent ses eaux minérales.

Les sources, qui sont sulfatées sodiques, ferrugineuses, surgissent à la surface du sol en échauffant le limon noirâtre qui en recouvre la surface, jusqu'à une température variable entre 15° et 38° centigrades.

Les eaux de Barbotan sont très-anciennes. Les fouilles faites pour la construction de l'établissement ont mis à découvert des médailles d'origine romaine, attestant qu'à l'époque de l'invasion des Gaules, les vainqueurs y fondèrent un établissement balnéaire.

Pendant longtemps on les administra seulement sous forme de boues. Il est à regretter qu'aucune analyse bien exacte de ces boues n'ait été faite ; on sait cependant qu'elles renferment : 1° les sources thermales qui se dégagent dans la profondeur des bassins ; 2° celles qui se déversent du trop plein des sources captées au centre des établissements de boues ; 3° un limon noirâtre charrié par les sources et qui recouvre toute la surface de l'enceinte de Barbotan. Par suite, les boues réunissent les propriétés qui appartiennent aux eaux thermales, et les qualités spéciales de la substance limoneuse qui contient de l'alumine, de la silice, de la magnésie, du sulfate de chaux, et des oxydes ferreux.

L'établissement thermal, construit en 1820, a été restauré dans ces dernières années, et est aujourd'hui très-confortable. Il renferme des cabinets spéciaux pour bains, douches, boues et buvettes.

Les eaux sont transparentes, d'une limpidité parfaite, d'une saveur douceâtre un peu astringente et exhalent une odeur faible d'hydrogène sulfuré.

ANALYSE CHIMIQUE.

EAU : UN LITRE.	MERMET.	ALEXANDRE.
	Lit.	
Acide carbonique	0,152	0,122
— sulfhydrique	indét.	indét.
	Gram.	
Carbonate de chaux	0,02050	0,0210
— de magnésie	0,00150	0,0020
— de fer	0,03026	0,0312
Sulfate de soude	0,03180	0,0312
— de chaux	»	0,0020
Chlorures de sodium et de magnésium	0,02120	0,0190
Acide silicique et barégine	0,02660	0,0290
	0,13166	0.1354

Les eaux de Barbotan sont très-fréquentées par les malades des départements voisins. Le nombre des baigneurs dépasse 1,200 par saison. Les maladies contre lesquelles elles agissent efficacement sont : le rhumatisme et les manifestations si diverses et si complexes de cette affection; les névralgies, principalement celles qui occupent les grands plexus et les principaux troncs nerveux (névralgie lombaire, sciatique, intercostale, etc.) ; la paralysie essentielle et celles qui ne sont pas sous la dépendance d'une lésion aiguë ou récente des centres nerveux ; l'ataxie locomotrice ; les affections qui se rattachent aux diathèses dartreuse, scrofuleuse, rachitique et syphilitique; les bronchites chroniques, et les affections chroniques de l'utérus et de ses annexes. Elles ne conviennent pas aux individus disposés aux congestions cérébrales ou à la goutte, c'est-à-dire aux pléthoriques.

La vie à Barbotan est la vie de famille. Les seules distractions, avec la lecture et le jeu, sont les promenades dans les environs et la chasse.

Bibliographie. — CHESNEAU : Vertus et propriétés des eaux de Barbotan; —

1629; — Isaac G...; Essai sur la nature et les effets des bains de boue de Barbotan, 1755; — Dufau : Recherches théoriques et pratiques sur les eaux minérales de Barbotan et ses boues, 1784; — Desparsac : Etude sur les eaux minérales et les boues de Barbotan, 1855; — L*** V*** : Notice sur Barbotan-les-Bains, 1869.

Bard (Puy-de-Dôme). — Eaux bicarbonatées sodiques thermales.

BARÉGES

(HAUTES-PYRÉNÉES.)

Itinéraire de Paris à Baréges. — Départ : Gare d'Orléans. — I. Chemin de fer de Paris à Bordeaux. — Distance : 585 kil. — Durée du trajet : 11 h. 30 par l'express; 16 h. par l'omnibus. Prix : 1re cl., 72 fr. 05; — 2e cl., 54 fr. 05; — 3e cl., 44 fr. 10. — II. Chemin de fer de Bordeaux à Montrejeau par Tarbes jusqu'à Pierrefitte. — Distance : 268 kil. — Durée du trajet : 9 h. 15. — Prix : 1re cl., 33 fr. 24; 2e cl., 25 fr.; 3e cl., 18 fr. 15. — III. Voitures de Pierrefitte à Baréges. — Distance : 19 kil. — Durée du trajet : 3 h.

Baréges, situé à 1270 mètres au-dessus du niveau de la mer, n'est ni une ville ni un village; c'est un amas assez pittoresque de maisons, de maisonnettes et de baraques en bois, disséminées sur les bords du Bastan, torrent impétueux, qui se précipite du haut des Pyrénées. On arrive aujourd'hui en voiture par une belle route à cette station, autrefois presque inaccessible.

Les eaux de Baréges furent connues de César et de Sertorius, qui y firent construire des monuments dignes de la grandeur que les Romains imprimaient à leurs ouvrages. Marguerite, reine de Navarre et sœur de François Ier, rendit à ces eaux une partie du lustre dont elles avaient joui dans l'antiquité. Henri IV les connut et les fréquenta beaucoup dans sa jeunesse. Enfin, Fagon, le médecin de Louis XIV, y envoya, en 1675, sous la garde de madame de Maintenon, le duc du Maine, fils naturel du roi, atteint d'une affection scrofuleuse. Le soulagement qu'éprouva le bâtard royal et les lettres qu'écrivit à Louis XIV madame de Maintenon rendirent plus célèbre que jamais Baréges perdu au milieu d'un pays sauvage et solitaire, que le grand roi dota d'un hôpital militaire. Aujourd'hui cette station thermale est très-fréquentée.

Les eaux de Baréges sont sulfurées sodiques. Elles sont limpides et claires, douces et onctueuses au toucher, exhalant une forte odeur d'hydrogène sulfuré. Leur saveur, franchement hépatique laisse un arrière-goût fade et nauséabond. On y trouve, comme dans toutes les eaux sulfureuses de la chaine des Pyrénées, cette substance azotée que Longchamp décrivit le premier sous le nom de *barégine*. Elles ne blanchissent pas au contact de l'air comme celles de Luchon. Cela tient, dit M. Filhol dans son livre sur les *Eaux des Pyrénées*, à ce qu'elles ne contiennent pas de silice en excès.

Les sources de Baréges sont assez nombreuses, d'une température et d'une abondance variables, ainsi que l'on peut en juger par le tableau suivant :

	TEMPÉRATURE.	DÉBIT.
		Litres.
Grande douche, ou Tambour. .	44°,25	19 807
Petite douche.	40°,60	16 934
Source du Fond.	36°,00	30 067
— de Polard..	37°,70	18 280
— de Dassieux..	35 ,40	25 400
— de l'Entrée.	39°,50	8 626
— du Bain-Neuf.	37°,00	5 760
— de Genecy (ancienne). .	33°,10	10 900
— de la Chapelle..	32°,10	31 898
Nouvelles sources de l'Est.		
Source Genecy (nouvelle). . . .	34°.40	8 064
— n° 1.	29°,10	3 931
— n° 2.	28°,00	28 800
— n° 3.	18°,80	1 584
Nouvelles sources de l'Ouest.		
Source n° 1.	32°,50	19 400
— n° 2.	26°,00	5 200
		252 600

ANALYSE CHIMIQUE.

	EAU : UN LITRE.
	Gram.
Sulfure de sodium.	0,0159
Sulfate de soude.	0,0202
Silicate de soude	0,0201
Chlorure de sodium.	0,0320
Iodure de sodium.	0,0040
Sulfate et carbonate de fer. . . .	0,0110
Chlorure de magnésium.	0,0400
Carbonate de chaux. . . . . . . } — de magnésie. . . . . . }	0,0020
Silicate d'alumine et de chaux. .	0,0110
Matière bitumineuse et glairine. } Perte. . . . . }	0,0120
	0,1633

(LATOUR DE TRIE.)

Ces sources alimentent l'établissement, l'hospice civil et l'hôpital militaire.

L'édifice thermal est approprié au climat spécial de Baréges. Tous les locaux balnéaires, bains, douches, étuves, buvettes, sont groupés dans une grande nef à voûtes surélevées, de 52 mètres de longueur sur 18 mètres de largeur. On y a ménagé une vaste salle de pas perdus, ainsi que des galeries superposées aux locaux balnéaires, faisant salles de repos et de conversation. Outre les piscines civile et militaire, la piscine et les douches des indigents, qui forment un massif distinct, on compte dans l'établissement bâti par M. François vingt-cinq baignoires avec douches d'injections; des douches ascendantes; une piscine tempérée ou bain de famille; un service complet de bains et douches de vapeur; quatre bains d'eau douce ou émollients.

Les eaux de Baréges sont éminemment excitantes. Bues à la dose de trois ou quatre verres, elles sont facilement absorbées, elles activent la circulation et aident ainsi puissamment aux effets du bain, qui est la forme sous laquelle on les emploie le plus. C'est surtout l'eau de la source du Tambour que boivent les malades.

La spécialité de cette station thermale consiste dans le traitement des vieilles blessures, et peu de corps étrangers, soit projectiles de guerre, soit séquestres ou esquilles d'os, résistent à l'action expulsive de ses eaux. Sous leur influence, on voit les chairs fongueuses et blafardes qui tapissent si souvent l'orifice des trajets fistuleux se recouvrir, après quelques bains, d'une pellicule blanchâtre, extrêmement ferme, d'un aspect analogue à celle que produit une cautérisation superficielle avec le nitrate d'argent. Puis, cette pellicule se détache, et les tissus offrent un aspect plus vivant. Ce phénomène, qui se reproduit après chaque nouveau bain, est attribué par M. James à l'action caustique du sulfure alcalin tenu en dissolution dans l'eau minérale. En même temps que la plaie extérieure se modifie, les parois de la fistule se raffermissent, se rapprochent en pressant sur le corps étranger, qu'elles chassent peu à peu, jusqu'à ce que, complétement sorti, une cicatrice définitive recouvre la place qu'il occupait.

Les eaux de Baréges sont aussi très-efficaces contre les contusions, les suppurations intarissables, les exfoliations ou la carie des os, la dénudation des tendons, les vieilles entorses, les rétractions musculaires et tendineuses, les cicatrisations incomplètes, les roideurs articulaires et les engorgements consécutifs aux fractures et aux luxations. On les emploie aussi avec succès contre les accidents invétérés de la syphilis et contre les maladies de peau se rattachant plus spécialement à la diathèse dartreuse.

Certains auteurs les ont fortement préconisées dans le traitement de la scrofule. Le docteur Gasc, qui a étudié leur action avec beaucoup de soin, n'est pas de cet avis, et il déclare qu'elles ont peu d'action sur la scrofule considérée en elle-même. M. Durand-Fardel, lui, fait des distinctions ; il prétend qu'elles n'agissent que contre la scrofule déjà ancienne, et leur préfère les eaux chlorurées sodiques fortes, y compris les bains de mer, contre la scrofule en puissance, qui appartient spécialement au jeune âge.

Quant aux maladies de l'encéphale, aux névroses, aux cancers, aux tubercules pulmonaires, à l'hypertrophie du cœur, aux rhumatismes en général, et à la goutte, les eaux de Baréges leur sont nuisibles et dangereuses, de l'avis même des médecins les plus autorisés.

Les environs de Baréges sont extrêmement pittoresques, et sa situation dans un site sauvage et accidenté fournit aux nombreux baigneurs qui visitent chaque année cette station des agréments naturels qui ne se rencontrent pas ailleurs. Parmi les principales excursions à faire, nous citerons : les ascensions du *Néouvieille*, du pic de l'*Ayré*, du pic de *Lienz*, celle du fameux *pic du Midi de Bigorre*, etc.

Bibliographie. — BORDEU : Lettres contenant des essais sur les eaux minérales du Béarn, 1746 ; — LABAIG : Parallèle des Eaux-Bonnes, des Eaux-Chaudes, des eaux de Cauterets, et de celles de Baréges, 1750 ; — THIERRY : Relation d'un voyage à Baréges, 1760 ; — LOMET : Mémoire sur les eaux minérales des Pyrénées, 1795 ; — POUMIER : Analyse des eaux de Baréges, 1818 ; — GASC : les Eaux de Baréges, 1832 ; — LE MÊME : Observations sur les propriétés médicales de Baréges, 1832 ; — FILHOL : Analyse des eaux de Baréges, 1862 ; — AULAGNIER : Etude sur l'action dissolvante des eaux minérales sur les calculs vésicaux, et en particulier sur celle de Baréges, 1860 ; — ARMIEUX : des Eaux de Baréges dans les paralysies suites de coliques sèches, 1864 ; — LE MÊME : les Eaux de Baréges sont sédatives de la circulation, 1868.

BASTHÈNES (Landes). — Eaux sulfurées calciques froides.

BATIGNOLLES

(SEINE.)

Les eaux de BATIGNOLLES sont sulfatées calciques froides. Elles fournissent 3000 litres par jour.

ANALYSE CHIMIQUE.

	EAU : UN LITRE.
	Litres.
Acide sulfhydrique libre.	0,0011
— carbonique libre.	0,1667
	Gram.
Bicarbonate de chaux.	0,4200
— de magnésie.	0,1080
Sulfure de calcium.	0,0054
Sulfate de chaux.	0,9450
— de soude. . . . . — de magnésie.	0,5040
— de strontiane.	traces
Chlorure de sodium. . . . . — de magnésium.	0,1440
Azotate de potasse.	traces
Acide silicique. . . . . Alumine.	0,0150
Oxyde de fer (sulfure de fer sans doute).	indices
Matière organique de l'humus évaluée.	0,0360
	2,1774

(O. Henry.)

Elles conviennent dans les affections cutanées et dans les maladies catarrhales, quel qu'en soit le siége.

Beaulieu (Puy-de-Dôme. — Eaux bicarbonatées sodiques froides.

Bellesme (Orne). — Eaux ferrugineuses froides.

BELLEVILLE

(SEINE.)

Les eaux minérales de Belleville ont été découvertes en 1852; elles appartiennent à la classe des eaux sulfurées calciques froides.

ANALYSE CHIMIQUE.

	EAU: UN LITRE.
Azote. . . . . Acide carbonique libre.	indéterm.
	Litre.
— sulfhydrique libre.	0,00594
	Gram.
Bicarbonate de chaux.	0,0750
— de magnésie.	0,0600
Sulfure de calcium.	0,0115

Sulfate de chaux.	1,8280
— de magnésie.	0,5190
— de soude.	0,1600
— de strontiane.	traces
Chlorure de sodium.	0,0420
— de magnésium et de calcium. .	0,0250
Sel de potasse. . . . . } Principe ammoniacal. . . . . }	traces
Acide silicique, alumine. . . . . } Sulfure de fer, phosphate. . . . . . } Matière organique azotée. . . . . . . }	0,1370
	2,8575

(Chevallier, Henry, Beaude.)

Limpides au sortir de la source, les eaux de Belleville sont promptes à se décomposer et à se troubler dès qu'elles sont exposées à l'air extérieur. Elles sont fort peu employées, et sont à peu près tombées dans l'oubli, comme celles de Batignolles et celles qui jaillirent jadis de la rue de Vendôme, en plein Marais et à quelques mètres du boulevard du Temple.

Belloc (Gironde). — Eaux ferrugineuses froides.
Bernos (Gironde). — Eaux ferrugineuses froides.
Besse (Puy-de-Dôme). — Eaux bicarbonatées sodiques froides.
Betaille (Corrèze). — Eaux ferrugineuses froides.
Bilazai (Deux-Sèvres). — Eaux sulfurées sodiques thermales.
Bio (Lot). — Eaux sulfatées sodiques froides.
Bléville (Seine-Inférieure). — Eaux ferrugineuses froides.
Bonnefontaine (Moselle). — Eaux ferrugineuses froides.

BONDONNEAU

(Drôme.)

Itinéraire de Paris à Bondonneau. — Départ : gare de Lyon. — I. Chemin de fer de Paris à Lyon et Marseille, jusqu'à Montélimar. — Distance : 662 kil. — Durée du trajet : 14 h. 50 par l'express ; 18 h. par l'omnibus. — Prix : 1re cl., 81 fr. 55 ; 2e cl., 61 fr. 15 ; 3e cl., 44 fr. 85. — II. Voitures de Montélimar à Bondonneau. — Distance : 3 kil.

Bondonneau est un petit bourg, situé à trois kilomètres de Montélimar, à six kilomètres du Rhône, sur un plateau assez vaste d'où l'on domine une magnifique plaine.

Ses eaux, qui ont été découvertes en 1854, sont bicarbonatées calciques, froides. Elles proviennent de trois sources donnant ensemble près de mille hectolitres en vingt-quatre heures. Elles sont limpides, présentent une odeur assez sulfureuse à la source et dégagent l'acide carbonique qu'elles contiennent en excès. Sous le rapport du goût, elles se rapprochent beaucoup des eaux de Saint-Galmier et de Condillac.

ANALYSE CHIMIQUE.

	UN LITRE.
Acide sulfhydrique.	très-sensible à la source
Acide carbonique.	2/3 du volume de l'eau

	Gram.
Bicarbonate de chaux. — de magnésie.	0,390
— de soude.	0,006
Sel de potasse.	sensible
Sulfate de soude. — de chaux. — de magnésie.	0,043
Chlorure de sodium.	0,030
Bromure et iodure alcalins, évalués.	0,003
Principe arsenical.	indiqué
Sesquioxyde de fer, avec manganèse.	0,002
Silice et alumine.	0,128
Phosphate terreux.	indiqué
Matière organique azotée.	indétermin.
	0,602

(O. HENRY, 1855.)

L'établissement thermal de construction récente renferme vingt-cinq cabinets de bains très-bien disposés. Il y a en outre une salle de douches, d'inhalations et une étuve.

D'après le docteur Perret, les eaux de Bondonneau donnent aux malades un accroissement de vigueur. Elles sont excitantes, digestives, augmentent les sécrétions urinaires et cutanées. Sous leur influence, la circulation devient plus active et on peut constater une augmentation dans le nombre et la force des pulsations artérielles. Elles sont par conséquent contre-indiquées chez les sujets prédisposés aux congestions sanguines vers un organe important, tel que le cerveau, le poumon, le foie, et chez ceux qui sont atteints d'une affection organique du cœur. En revanche, elles sont recommandées aux malades atteints d'affections chroniques de l'appareil digestif, telles que la dyspepsie et la diarrhée chronique; aux individus qui souffrent de laryngites, de bronchites et de pleurésies chroniques; à ceux qui sont atteints d'affections cutanées. Enfin les sujets anémiques et chlorotiques retireront les meilleurs effets de l'emploi de ces eaux, qui sont riches en fer, en arsenic et en iode, ainsi que nous l'a montré l'analyse citée plus haut.

Les environs de Bondonneau sont assez pittoresques et offrent plusieurs sujets d'excursions; c'est ainsi que les baigneurs visiteront

Grignan, illustré par madame de Sévigné; les ruines du château d'*Allan*, le monastère d'*Aiguebelles*, le château de *Belle-Eau*. Enfin, ils ne manqueront pas d'aller à *Montélimar* goûter le nougat si célèbre que fabriquent les pâtissiers de cette ville.

Bibliographie. — GRASSET : Observations médicales sur les eaux minérales naturelles de Bondonneau, 1858; — PERRET : Notice médicale sur l'action thérapeutique des eaux minérales de Bondonneau, 1863.

BOULOU (LE)

(PYRÉNÉES-ORIENTALES.)

Les eaux minérales de LE BOULOU sont bicarbonatées sodiques froides. Elles offrent une grande richesse de minéralisation, ainsi que le prouve le tableau suivant qui, avec le nom des quatre sources, donne leur température et leur analyse chimique : il est dû à Anglada.

ANALYSE CHIMIQUE.

EAU : UN LITRE.	LE BOULOU.	SAINT-MARTIN DE FENOUILLA.	SORÈDE.	LAROQUE.
Température.	17°.5 c.	16°.25 c.	20°.87 c.	15°.62 c.
Acide carbonique libre	0lit.611	0lit.750	q. indét.	q. indét.
	Grammes.	Grammes.	Grammes.	Grammes.
Carbonate de soude. .	2.451	2.787	0.053	0.008
— de chaux.. .	0.741	0.448	0.607	0.136
— de magnésie.	0.215	0.159	0.059	0.057
— de fer. . . .	0.032	0.050	0.050	0.030
— de mangan..	»	»	traces	»
Sulfate de soude.. . .	traces	0.019	0.026	0.031
Sel de potasse.. . . .	»	traces	»	»
Chlorure de sodium. .	0.852	0.524	0.022	0.020
Silice..	0.134	0.106	0.101	0.066
Alumine.	»	»	0.005	»
Matière organique.. .	indéterm.	0.022	0.021	0.005
Perte..	»	0.104	0.025	0.012
	4.405	4.019	0.967	0.363

Le Boulou possède un petit établissement thermal. Mais ses eaux sont surtout transportées et se boivent à domicile. Comme toutes les eaux bicarbonatées sodiques, elles conviennent dans les maladies chroniques de l'appareil digestif, dans la dyspepsie, la gastralgie, l'entérite et la colite chroniques; dans les engorgements passifs ud foie et de la rate; dans les coliques néphrétiques, la gravelle et la goutte.

BOURBON-LANCY

(SAONE-ET-LOIRE.)

Itinéraire de Paris à Bourbon-Lancy. — Départ : gare de Lyon. — I. Chemin de fer de Paris à Moulins. — Distance : 355 kil. — Durée du trajet : 6 h. 45 par l'express; 9 h. 45 par l'omnibus. — Prix : 1re cl., 38 fr. 55; 2e cl., 27 fr.; 3e cl., 20 fr. 35. — II. Voitures de Moulins à Bourbon-Lancy. — Distance : 30 kil. — Durée du trajet : 4 h. — Prix : 4 et 5 fr.

Bourbon-Lancy est une petite ville de 4000 habitants, bâtie sur une colline élevée, près des rives de la Lorry. La renommée de cette station remonte à la première moitié du seizième siècle. A cette époque, en effet, Catherine de Médicis, épouse de Henri II, étant stérile après plusieurs années de mariage, fut envoyée à Bourbon-Lancy par son médecin Fernel. Elle dut à ces eaux, prises en boisson, bains et douches, sa fécondité, et accoucha, au bout de neuf mois, d'Henri III. On sait qu'elle eut ensuite l'imbécile Charles IX, l'auteur avec sa féroce mère des massacres de la Saint-Barthélemi qui durèrent quinze jours à Paris, deux mois en province, et firent plus de *cent mille* victimes! et François II, qui ne régna qu'un an.

Les eaux de Bourbon-Lancy sont chlorurées sodiques. Elles émanent de sept sources dont six chaudes et une froide, qui jaillissent à la base d'un rocher taillé à pic, dans le faubourg Saint-Léger, et se trouvent réunies dans la cour de l'établissement; ce qui fait supposer qu'elles ont une origine commune, malgré des différences dans la température de chacune d'elles. Elles fournissent ensemble par jour environ 3000 hectolitres d'une eau limpide, incolore, inodore, à saveur légèrement salée, et donnant naissance dans les bassins à des conferves vertes, boursouflées par des bulles de gaz qui viennent crever avec bruit à la surface.

Le tableau suivant donne, avec la température et le nom des six sources thermales, l'analyse chimique de chacune d'elles :

ANALYSE CHIMIQUE.

EAU UN LITRE.	SOURCE Descure. 54°.5	SOURCE la Reine. 54°.5	SOURCE Marguerite 49°	SOURCE St-Léger. 50°	SOURCE le Limbe. 56°	SOURCE la Rose. 28°
	Gram.	Gram.	Gram.	Gram.	Gram.	Gram.
Chlorure de sodium. . . .	1.50	1.20	1.34	1.25	1.25	1 24
— de calcium. . . .	0.05	0.05	0.05	0.05	0.02	0.10
— de magnésium. .	0.40	0.04	0.02	0.02	0.01	0.05
Iodure de sodium.	traces	»	»	traces	»	»
Sulfate de soude.	0.25	0.10	0.25	0.30	0.28	»
— de chaux.	0.02	0.03	0.04	0.05	0.04	0.02
Carbonate de chaux. . . .	0.06	0.02	0.09	»	0.09	0.18
— de magnésie. . .	0.15	0.05	0.02	0.02	0.01	0.02
Silice.	0.02	0.02	0.03	0.05	0.03	0.01
Oxyde de fer.	0.02	0.09	0.02	0.02	0.02	0.02
Arsenic.	traces	»	»	traces	»	»
(TELLIER et LAPORTE, 1858.)	2.27	1.56	1.84	1.68	1.75	1.64

M. Berthier a constaté, de plus, 0,034 d'acide carbonique par litre.

Bourbon-Lancy compte un bel établissement et deux hôpitaux. L'établissement comprend une magnifique piscine, dont les vastes dimensions en font une véritable école de natation (elle mesure 18 mètres de longueur sur 9m,50 de largeur); une trentaine de salles de bains, des cabinets de douches et une buvette. L'ancien hôpital, fondé à la fin du dix-septième siècle, a ses piscines et ses douches particulières. Quant à l'hôpital nouveau, c'est, dit M. Rotureau, un magnifique monument, dont l'aspect extérieur et les proportions grandioses sont loin de faire soupçonner la destination; il a été fondé par le marquis d'Aligre, qui, par testament, a laissé trois millions à la ville, et contient quatre cents lits.

D'après M. Réole, inspecteur adjoint de l'établissement, ces eaux agissent à la manière des spécifiques dans les rhumatismes. Elles s'appliquent surtout dans les cas où le rhumatisme articulaire a presque conservé la vivacité de ses premières douleurs, alors que les fonctions s'exécutent mal, que le sommeil est court et mauvais, le pouls peu fréquent, la peau chaude et sèche. Elles conviennent aussi dans les cas de rhumatismes viscéraux gastralgiques ou entéralgiques. Les sciatiques et les névralgies crurales paraissent également trouver à Bourbon-Lancy une médication très-efficace. Enfin, elles sont employées avec succès contre la scrofule, la chlorose, la paralysie et la syphilis.

Les baigneurs qui iront à Bourbon ne manqueront pas de remarquer dans l'hospice la statue en argent de grandeur naturelle de madame d'Aligre, femme du marquis d'Aligre, bienfaiteur de l'hospice, auquel il laissa, en mourant, en 1848, une somme de *trois millions!* Parmi les promenades des environs, nous leur signalerons les ruines du *Château-Fort;* la butte gauloise de *Champaudé*, d'où l'on découvre les montagnes du Morvan, la forêt de *Mont*, etc.

Bibliographie. — CATTIER : De la nature des bains de Bourbon, 1650; — PINOT : Dissertation sur les eaux minérales de Bourbon-Lancy, 1752; — VERCHÈRE : Notice sur les eaux de Bourbon-Lancy, 1809; — TELLIER : de l'Action des eaux thermales et salines de Bourbon-Lancy, 1844; — RÉOLLE : Observations recueillies aux eaux de Bourbon-Lancy, 1854; — ANONYME : Notes historiques et médicales sur l'établissement thermal de Bourbon-Lancy, 1867.

BOURBON-L'ARCHAMBAULT

(ALLIER.)

Itinéraire de Paris à Bourbon-l'Archambault. — Départ : Gare d'Orléans. — I. Chemin de fer de Paris à Moulins par Bourges et Montluçon, jusqu'à Souvigny. — Distance : 393 kil. — Durée du trajet : 12 h. 25 par l'omnibus. — Prix : 1re cl., 40 fr. 15; 2e cl., 30 fr. 10; 3e cl., 22 fr. 10. — II. Voitures de Souvigny à Bourbon-l'Archambault. — Distance : 15 kil. — Prix : 1 fr. 50.

BOURBON-L'ARCHAMBAULT est une petite ville de 3000 habitants, située à 20 kilomètres de Moulins, bâtie dans un vallon salubre, arrosé par la Bruge et entouré de hautes collines.

Cette station thermale est une des plus célèbres de France. Catherine de Médicis, les princes de Condé, Racine, Boileau, Turenne, madame de Sévigné, madame de Maintenon, la visitèrent. C'est là que madame de Montespan, après sa disgrâce, passa la fin de ses jours dans le repentir et les pratiques religieuses. Enfin Louis XIV, — que l'on s'obstine à appeler le grand roi, sans doute parce qu'il a organisé les dragonnades, révoqué l'édit de Nantes accordé par son grand-père Henri IV et vainement appelé par lui perpétuel, ligué toute l'Europe contre la France, et laissé *trois milliards cent douze millions de dettes*, avec le despotisme et le jésuitisme pour les payer! — Louis XIV, dis-je, visita deux fois les thermes de Bourbon-l'Archambault.

L'établissement thermal comprend huit petites piscines, de forme carrée, en pierre de taille, munies chacune d'une douche. La piscine du Nord, plus grande que les autres, s'appelle encore aujourd'hui le *cabinet du prince*, en souvenir du fameux diplomate Talleyrand, qui s'y baigna pendant trente années de suite en compagnie de ses deux chiens. Il y a, en outre, un assez grand nombre de cabinets de bains situés au rez-de-chaussée et au premier étage, ainsi que des salles pour les douches et les étuves.

Bourbon-l'Archambault possède, en outre, un hôpital civil et un hôpital militaire, dont les trois cents lits sont mis à la disposition des indigents et des soldats à qui ces eaux conviennent.

Les sources sont au nombre de deux :

1° la source *Chaude*, chlorurée sodique, dont la température s'élève à 52° centigrades, et qui fournit par jour 2,400 mètres cubes d'une eau qui, d'abord incolore et inodore, devient louche, se couvre d'une pellicule calcaire en se refroidissant, et dégage une odeur légère d'hydrogène sulfuré.

Cette source jaillit, en bouillonnant, au milieu d'une petite place située au midi de la ville, et est captée dans une vaste citerne, d'où partent deux canaux qui conduisent l'eau, l'un à l'établissement, l'autre à l'hôpital.

2° La source *Jonas*, qui est ferrugineuse bicarbonatée calcaire et froide. Cette source, qui porte le nom du Juif qui la découvrit vers la fin du dix-septième siècle, jaillit à 200 mètres de la source thermale. Elle donne par jour 2,400 litres d'une eau limpide, d'un goût terreux, styptique, atramentaire, et dégage de petites bulles de gaz.

ANALYSE CHIMIQUE.

	S. THERMALE. Eau, 1 kilogramme.	S. DE JONAS. Eau, 1 kilogramme.
Acide carbonique libre, environ. . .	0lit.166	0lit.200
	Grammes.	Grammes.
Bicarbonate de chaux.	0.307	0.201
— de magnésie.	0.470	0.076
— de soude.	0.367	
Sulfate de chaux.	0.220	0.012
— de soude.	»	0.028
— de potasse.	0.011	
Chlorure de calcium.	0.070	
— de magnésium.	»	
— de sodium.	2.240	0.100
— de potassium.	traces	»
Bromure alcalin.	0.025	
Silicate de chaux et d'alumine. . . .	0.370	0.500
— de soude.	0.060	0.020
Oxyde de fer à l'état de crénate. . .	0.017	
— (crénate et carbonate). . .		0.040
Oxyde de manganèse.		traces
Matière organique.	quant. indét.	
(O. Henry. 1852.)	4.357	0.977

Dans une analyse plus récente, faite par MM. Hattier et Chatin, on a trouvé dans la source thermale :

Iodures alcalins. . . .	0,0001
Bromures.	0,0020

Les eaux de la source thermale exercent sur l'économie une action tonique et résolutive. L'activité qu'elles donnent à la circulation, l'augmentation des sueurs et des excrétions, facilitent le travail intime de la nutrition. La variété de leur composition chimique fournit des éléments de reconstitution jusque dans la profondeur des organes, où la force élective les assimile et les fixe par un mystérieux travail de composition et d'élimination.

D'après M. le docteur Corne, médecin de l'hôpital militaire, la spécialité des eaux de Bourbon-l'Archambault se résume dans le traitement d'une foule d'affections chroniques ayant un caractère d'atonie et d'épuisement de l'économie, des engorgements qui en sont la suite et des troubles primitifs et consécutifs de l'innervation. C'est à Bourbon qu'il faut envoyer les rhumatismes simples et accidentels, les rhumatismes invétérés et diathésiques, compliqués de roideur et de semi-ankylose, de tuméfaction et d'infiltration intra et péri-articulaires, d'amaigrissement et d'impotence. Les malades atteints de paralysies réflexes, de névralgies rhumatismales, de sciatique, de douleurs erratiques ou générales, influencées par les variations de l'atmosphère, sont traités avec succès à Bourbon. Enfin, ces eaux conviennent bien à la scrofule glandulaire de l'enfance, aux ulcères anciens, scrofuleux ou phagédéniques, et généralement à toutes les plaies avec carie ou nécrose.

Les eaux de Bourbon-l'Archambault ne conviennent nullement aux sujets pléthoriques, sujets à la goutte, aux hémorrhoïdes ; aux malades qui sont sous l'influence d'une tuberculisation latente. Elles sont aussi contre-indiquées dans presque toutes les affections viscérales et organiques, à moins que celles-ci ne soient entées sur quelque disposition morbide constitutionnelle.

Quant à la source froide de Jonas, elle est employée dans les ophthalmies chroniques, dans l'amaurose ou goutte sereine, en douches sur les yeux, au moyen d'un appareil très-bien organisé pour cet usage et dont nous empruntons la description à M. Regnault. Il se compose d'une espèce d'entonnoir soutenu verticalement par un support horizontal, qui se fixe au mur par des pitons convenablement disposés. Dans le goulot, l'eau ne s'échappe que par gouttes grosses et bien formées. L'intervalle qui sépare la chute de chaque goutte est modifié par la compression plus ou moins forte de l'éponge dans le tube de l'entonnoir. Le malade, assis dans un fauteuil dont le dos est disposé pour offrir un point d'appui commode à la partie postérieure de la tête, présente successivement chaque œil à la chute de la goutte pendant un temps qui varie de cinq à vingt-cinq minutes. Chaque goutte produit une contraction des paupières et une commotion qui se transmet aux parties profondes de l'œil. On augmente graduellement cet effet en élevant l'appareil.

La vie est très-calme à Bourbon-l'Archambault, et la promenade est à peu près la seule distraction des baigneurs. La ville n'offre de remarquable que les ruines d'un vieux château féodal dont les murs plongent dans un beau lac de 5 kilomètres de tour, et la belle promenade des marronniers plantés par madame de Montespan.

Bibliographie. — Paschal : Traité des eaux de Bourbon-l'Archambault, 1699; — Brieude : Observations sur les eaux thermales de Bourbon-l'Archambault, 1788; — Faye : Essai sur les eaux minérales de Bourbon-l'Archambault, 1778; — Le même : Nouvel essai sur les eaux minérales et médicinales de Bourbon-l'Archambault, 1804; — Regnault : Précis descriptif et pratique sur les eaux minéro-thermales de Bourbon-l'Archambault, 1842; — Grillois : Etude sur les eaux de Bourbon-l'Archambault, 1860; — Corne : Etude sur les eaux thermales de Bourbon-l'Archambault, 1864.

BOURBONNE-LES-BAINS

(HAUTE-MARNE.)

Itinéraire de Paris à Bourbonne-les-Bains. — Départ de Paris : Gare de l'Est. — I. Chemin de fer de Paris à Belfort, jusqu'à la Ferté-Bourbonne. — Distance : 328 kil.—Durée du trajet : 7 h. 30 par l'express; 10 h. 05 par l'omnibus. — Prix : 1re cl., 40 fr. 40; 2e cl., 30 fr. 30; 3e cl., 22 fr. 20. — II. Voitures de la Ferté à Bourbonne-les-Bains. — Distance : 15 kil. — Durée du trajet : 1 h. 30. — Prix : 2 fr. 50 et 3 fr. 50.

Bourbonne est une petite ville d'environ 4000 habitants, bâtie à 272 mètres au-dessus du niveau de la mer, au milieu d'une jolie vallée, arrosée par le Borne et l'Apance, sur le versant d'une colline que domine dans le lointain la chaîne des Vosges.

D'après la tradition populaire, la découverte des eaux minérales serait due aux cochons de Leunevelle-les-Coiffy, village situé à 8 kilomètres de Bourbonne. « Quand je pense, dit à ce propos Diderot (*Voyage à Bourbonne*, 1770), que ce sont les mêmes animaux qui ont trouvé les sources salutaires de Bourbonne, auxquels nous devons les truffes excellentes qu'on nous envoie encaissées dans des poules d'Inde,

> Aux bons cochons je porte révérence,
> Comme à des gens de bien par qui le ciel voulut
> Que nous eussions un jour et plaisir et salut.

Jusqu'à ces dernières années, les sources étaient au nombre de trois : la source de la *Place*, d'une température de 58°,75, alimentant la buvette; la source du *Puisard*, d'une température de 57°,75, alimentant l'établissement thermal; et la source des *Bains-Militaires*, d'une température de 50°, alimentant, ainsi que son nom l'indique, l'hôpital militaire. Mais, depuis 1857, on a pratiqué de nouveaux forages au nombre de douze : cinq ont été consacrés à l'étude des terrains et abandonnés; sept ont été complétement terminés et sont devenus autant de sources nouvelles, renfermant toutes les mêmes principes minéralisateurs et n'offrant de différence que dans la quantité de ces principes et le degré de température, qui varie de 60° à 65° centigrades.

Les sources de Bourbonne-les-Bains, qui sont chlorurées sodiques, fournissent par jour 500,000 litres d'une eau incolore, limpide, accompagnée de bulles gazeuses qui viennent sans cesse crever à la surface en produisant un bouillonnement qui rappelle celui de l'eau en ébullition. D'abord douces et onctueuses au toucher, elles ne tardent pas à donner à la peau un peu de sécheresse et de rigidité. Fortement salées, elles ont une saveur amère, nullement nauséabonde, suivie d'un arrière-goût un peu fade, ayant, d'après M. le docteur Bougard, quelque rapport avec un bouillon de veau léger.

Plusieurs analyses ont été faites des eaux de Bourbonne; la plus récente a été faite en 1860 par M. Pressoir, alors pharmacien en chef de l'hôpital militaire; la voici :

ANALYSE CHIMIQUE.

Dix litres d'eau ont donné en grammes :

Chlorure de sodium.	58,00
— de magnésium. . . .	4,00
Carbonate de chaux.	1,00
Sulfate de chaux	8,80
— de potasse.	1,30
Bromure de sodium.	0,65
Silicate de soude.	1,20
Alumine.	1,30
Iode.	traces.

Arsenic	traces.
Peroxyde de fer.	0,03
Oxyde mangano-manganique . .	0,02
Total.	76,30

(PRESSOIR, 1860.)

D'après M. Robert, la découverte de l'arsenic a été faite par MM. Chevallier et Gobley en 1848; celle de l'iode, par M. Garreau en 1853; celle du manganèse, par M. Drouot, ingénieur en chef des mines, en 1860. Depuis cette époque, M. Béchamp, de Montpellier, aurait constaté dans les eaux de Bourbonne la présence du cuivre, et M. Grandeau, celle du cæsium, du rubidium, du lithium et du strontium. Ces quatre nouveaux métaux auraient été découverts grâce à l'emploi du nouveau procédé de MM. Kirchhoff et Bunsen, fondé sur la propriété, que possèdent certaines substances introduites dans une flamme, de déterminer dans le spectre de cette flamme des raies brillantes invariables et caractéristiques pour chacune d'elles.

Bourbonne compte un établissement civil et un hôpital militaire qui peut loger cent officiers et trois cents soldats.

Les eaux s'administrent en boisson, en bains, en douches, en injections, en fomentations, en bains de vapeur, etc. On emploie aussi les boues qui se déposent à la longue au fond des puisards et qui ont été analysées par Vauquelin.

ANALYSE CHIMIQUE.

100 parties d'eau donnent :

Matière végétale et animale. . .	13,40
Acide silicique.	64,40
Fer oxydé.	5,80
Chaux	6,20
Magnésie.	1,00
Alumine.	2,20
Perte..	5,00

Depuis, M. Pressoir y a découvert du cuivre, et M. Drouot, du manganèse.

« Prise en boisson à une température élevée, — dit M. Robert dans son *Guide aux bains du Rhin, de la forêt Noire et des Vosges*, — l'eau thermale stimule les fonctions de l'estomac et de l'intestin, dont elle augmente les sécrétions ; elle a aussi une action bien prononcée sur l'appareil cutané et procure assez souvent une diurèse abondante. A une température modérée de 15° à 20°, elle a généralement un effet légèrement laxatif, qu'on peut mettre à profit avec un grand avantage dans les obstructions des viscères et les affections des centres nerveux. La durée du bain varie de trois quarts d'heure à une heure, et sa température, de 32° à 36°. Son effet est de stimuler la peau, d'augmenter sa vitalité, de la congestionner même et d'accélérer la circulation périphérique. La douche constitue un des éléments les plus énergiques de la cure. Indépendamment de son action stimulante et résolutive, elle agit par la percussion plus ou moins énergique qu'elle exerce sur les tissus, par le massage, en un mot. Les fomentations sont employées toutes les fois que la gravité de la maladie ne permet pas l'emploi de la douche *loco dolenti.* » Quant aux boues, très en faveur jadis, elles sont aujourd'hui à peu près abandonnées; on ne les emploie qu'en cataplasmes.

Depuis quelques années, M. Cabrol a eu l'heureuse idée d'associer l'électricité au traitement thermo-minéral, et il en a obtenu d'excellents résultats, surtout dans les paralysies et le rhumatisme.

D'après le docteur Bougard, qui depuis 1857 exerce à Bourbonne, où il est attaché au service de l'hôpital militaire, les eaux de cette station thermale doivent être recommandées dans la diathèse scrofuleuse, depuis la simple prédisposition à cette diathèse, jusqu'à ses manifestations les plus graves : ostéite, carie, névrose, tumeur blanche; — la diathèse syphilitique; — la diathèse arthritique, et les dermatoses qui se rattachent à ces trois diathèses; — les anémies et les cachexies; les longues convalescences de fièvres graves; — certaines formes de dyspepsie; — certaines paralysies et névralgies; — enfin dans les fractures, foulures, entorses, luxations, hydarthroses, ankyloses, rétractions et atrophies; — dans les blessures par armes à feu et dans les cicatrices.

Elles sont formellement contre-indiquées dans toutes les maladies aiguës et dans les affections de la poitrine, du cœur et des gros vaisseaux, à moins que ces dernières ne soient sous la dépendance d'un état anémique ou chlorotique.

Bourbonne possède de charmantes promenades, entre autres celles d'*Orfeuil* et de *Montmorency*. Les baigneurs qui voudront explorer les environs visiteront les ruines de *Coiffy-le-Haut;* les abbayes de *Morimond*, de *Vaux-la-Douce* et de *Flabémont;* enfin, dans la forêt de *Saint-Ouen*, le fameux *chêne des Partisans*, âgé de 400 ans, qui ne compte pas moins de 25 mètres de hauteur et 14 mètres de circonférence.

Bibliographie. — TIBAUT : Petit traité des eaux et bains de Bourbonne, 1658; JUY : Traité des propriétés des eaux minérales de Bourbonne, 1716; — RENÉ CHARLES : Dissertation sur les eaux de Bourbonne, 1749; — BAUDRY : Traité des eaux minérales de Bourbon, 1736 ; — CHEVALLIER : Mémoire sur les eaux de Bourbonne, 1772 ; — THERRIN : Notice sur les eaux minérales de Bourbonne-les-Bains, 1815 ; — RENARD : Précis sur les eaux thermales de Bourbonne, 1831 ; — BALLARD : Précis sur les eaux thermales de Bourbonne, 1831 ; — BASTIEN et CHEVALLIER : Essai sur les eaux minérales thermales de Bourbon, 1834 ; — CORBIN : Notice sur les eaux minérales de Bourbonne, 1839 ; — MAGNIN : les Eaux thermales de Bourbonne, 1844 ; — PLANTÉ : Quelques considérations sur les eaux thermales de Bourbonne-les-Bains, 1847 ; — MABILLE : Essai sur les eaux thermales de Bourbonne-les-Bains, 1847 ; — MATHIEU : des Eaux thermales de Bourbonne et de leurs effets thérapeutiques, 1853 ; — BOUGARD : les Eaux chlorurées sodiques de Bourbonne, 1857 ; — CABROL : Eaux thermo-minérales chlorurées sodiques de Bourbonne, 1858 ; — BOUGARD : les Scrofules à Bourbonne, 1858 ; — CABROL et TAMISIER : Eaux thermo-minérales chlorurées sodiques de Bourbonne, 1858 ; — CABROL : de l'Hôpital militaire de Bourbonne, 1859 ; — HENRY : Clinique et thérapeutique thermo-minérales de l'hôpital militaire de Bourbonne, 1858 ; — RENARD : des Eaux thermo-minérales chlorurées sodique et bromo-iodurées de Bourbonne, 1859 ; — TAMISIER : des Fomentations d'eaux thermo-minérales chlorurées sodiques de Bourbonne dans les affections des articulations et des os, 1860 ; — BOUGARD : du Ramollissement du cal des fractures par les eaux minérales en général, et par celles de Bourbonne en particulier, 1860 ; — GRANDEAU : sur l'Existence du cæsium, du rubidium, de la lithine, de la strontiane et de l'acide borique dans les eaux de Bourbonne, 1861 ; — BOUGARD : Lettres médicales sur Bourbonne, 1863 ; — LE MÊME : les Eaux salées chaudes de Bourbonne, 1863 ; — CAUSARD : de l'Emploi de l'électricité concurremment avec les eaux de Bourbonne, 1863 ; — CABROL, CAUSARD et BOUGARD : la Saison thermale de Bourbonne-les-Bains, 1865.

BOURBOULE (LA)

(PUY-DE-DOME.)

Itinéraire de Paris à la Bourboule. — Départ : Gare de Lyon. — I. Chemin de fer de Paris à Clermont par Moulins et Saint-Germain-des-Fossés. — Distance : 420 kil. — Durée du trajet : 9 h. 40 par l'express ; 13 h. 10 par l'omnibus. — Prix : 1re cl., 51 fr. 75 ; 2e cl., 38 fr. 70 ; 3e cl., 28 fr. 40. — II. Voitures de Clermont à la Bourboule. — Distance : 50 kil. — Durée du trajet : 5 h. 30.

LA BOURBOULE est un petit village, bâti à 850 mètres environ au-dessus du niveau de la mer, au pied d'un immense rocher granitique, dans une riante vallée qu'arrose la Dordogne.

Ses eaux minérales sont chlorurées sodiques. Elles proviennent de six sources connues sous les noms suivants : 1° source du *Grand-Bain* ou *Grande-Source ;* 2° source du *Bagnassou ;* 3° source des *Fièvres ;* 4° source de la *Rotonde ;* 5° source du *Coin ;* 6° *Source-Nouvelle.* De ces six sources, dont la température varie de 31° à 52° centigrades, les deux plus importantes sont : la source du *Grand-Bain* et la source des *Fièvres,* qui fournissent la plus grande partie de l'eau à l'établissement.

ANALYSE CHIMIQUE.

Source du *Grand-Bain*.

	EAU : UN LITRE.
	Gram.
Acide carbonique libre.	0,3852
Chlorure de sodium.	3,3457
— de potassium.	0,2353
— de magnésium.	0,0390
— de lithium.	indices.
— de cæsium.	
— de rubidium.	
Sulfate de soude.	0,2788
Bicarbonate de soude.	2,2719
— de chaux..	0,1964
— de protoxyde de fer. .	indiqué.
— de manganèse.	indices.
— d'ammoniaque.	
Phosphate de soude.	
Arséniate de soude.	0,01265
Iodure et bromure de sodium. . .	traces.
Acide silicique.	0,1095
Alumine.	0,0301
Matière organique bitumineuse. . .	traces.
	6,90433

(LEFORT, 1863.)

Dans les autres sources, la quantité d'arséniate de soude indiquée est :

pour Bagnassou.	0,014
Rotonde.	0,007
La source des Fièvres. . . .	0,007

Limpides, incolores, inodores, d'une saveur d'abord acidule, puis alcaline, les eaux de la Bourboule dégagent une assez grande quantité de bulles d'acide carbonique. Elles excitent le système nerveux et la circulation, sont éminemment reconstituantes et diurétiques.

Elles sont employées contre certaines paralysies ; contre les fièvres intermittentes rebelles et contre le rhumatisme chronique. M. Perronnet les recommande fortement dans les formes graves de la scrofule. M. Bazin n'est pas du même avis, et leur préfère les eaux chlorurées sodiques bromo-iodurées. En revanche, le savant dermatologiste de l'hôpital Saint-Louis déclare leur action très-utile, surtout contre les affections herpétiques et principalement contre les herpétides squameuses. Les eaux de la Bourboule produisent encore de bons effets dans certaines dyspepsies. Elles ne conviennent nullement aux constitutions sanguines ou névropathiques.

Il est à regretter que l'établissement thermal de la Bourboule ne soit pas à la hauteur de la valeur de ses eaux.

Bibliographie. — Nivet : Dictionnaire des eaux minérales du Puy-de-Dôme, 1846 ; — Chaussy et Debay : Hygiène des baigneurs, en particulier des eaux thermales de la Bourboule, 1850 ; — Perronnet : Rapports sur les eaux minérales de la Bourboule, 1856 à 1869 ; — Lefort : Etude physique et chimique des eaux minérales et thermales de la Bourboule, 1863 ; — Peyronnel : les Eaux de la Bourboule, 1865.

Bourg-d'Oisans (Isère). — Eaux sulfatées calciques froides.

Bourrassol (Haute-Garonne). — Eaux ferrugineuses thermales.

BRIDES-LES-BAINS

(SAVOIE.)

Itinéraire de Paris à Brides. — Départ : gare de Lyon. — I. Chemin de fer de Paris à Mâcon, Culoz, Chambéry et Modane, jusqu'à la station de Chamousset. — Distance : 626 kil. — Durée du trajet : 11 h. 30, par l'express ; 15 h., par l'omnibus. — Prix : 1re cl., 75 fr. 90 ; 2e cl., 58 fr. 10 ; 3e cl., 42 fr. 55. — II. Voitures de Chamousset à Brides, par Albertville. — Distance : 54 kil. — Durée du trajet : 6 h.

Brides-les-Bains, connu anciennement sous le nom de *la Perrière*, est un joli petit village, bâti à 570 mètres au-dessus du niveau de la mer, dans une ravissante vallée dominée par des glaciers.

Ses eaux minérales, qui sont sulfurées calciques, ont une température de 30°. Elles proviennent d'une seule source qui sort sur la rive gauche du Duron, à travers un schiste quartzeux magnésien très-dur à quelques pas à peine de l'établissement thermal, très-confortablement installé. Elles sont limpides, douces au toucher, et d'une saveur aigrelette un peu styptique. Elles dégagent une grande quantité de bulles d'acide carbonique, avec un pétillement semblable à celui des eaux gazeuses artificielles. Dans les réservoirs, elles laissent un dépôt ocracé rouge brun très-prononcé, ainsi que des matières organiques d'un beau vert ; recueillies dans un verre, et refroidies, elles forment à la surface des pellicules irisées que Socquet a reconnues être formées par du tritoxyde de fer sous-carbonaté, uni à du sous-carbonate calcaire.

ANALYSE CHIMIQUE.

	EAU : UN LITRE.
	Gram.
Acide carbonique libre.	0,600
Sulfate de chaux.	2,350

Sulfate de soude.	1,031
— de magnésie.	0,700
Chlorure de sodium.	1,222
Carbonate de chaux.	0,325
Carbonate de protoxyde de fer.	0,016
Silice.	0,042
Iode, arsenic, phosphates.	traces
(Gobley, 1862.)	6,280

Les eaux de Brides s'administrent en boisson, en bains, en douches, en vapeur, et en boues. Elles sont toniques ou purgatives, suivant la dose à laquelle on les boit, excitantes et reconstituantes.

M. le docteur Laissus, directeur de l'établissement thermal, déclare avoir obtenu de très-bons résultats en employant les eaux de Brides, dans : les dyspepsies, les gastro-entérites chroniques, les diarrhées liées à la diathèse herpétique ; les hémorrhoïdes ; les engorgements du foie et l'hépatite chronique, contre lesquelles, dit ce médecin, elles sont spécifiques, à l'égal des sources les plus renommées, telles que Vichy et Carlsbad. Ce médecin les recommande aussi contre les névralgies qui sont sous la dépendance d'un appauvrissement du sang, comme on le remarque fréquemment dans les affections chlorotiques et rhumatismales et dans les troubles fonctionnels de la menstruation chez les femmes ; contre les affections chroniques de l'utérus, sous forme de douches ascendantes; contre les diverses manifestations de la diathèse herpétique ou scrofuleuse. Enfin les eaux de Brides sont d'une efficacité remarquable contre les vers intestinaux, et surtout contre le tænia, ou le bothriocéphale. M. Laissus fils compte plus de vingt cures radicales obtenues par l'usage de ces eaux.

D'autre part, les eaux de Brides sont formellement contre-indiquées dans les maladies accompagnées d'un état fébrile, dans les affections aiguës des voies digestives, dans l'épilepsie essentielle, dans la phthisie pulmonaire avancée, dans les hydropisies actives, dans les altérations organiques du cœur et des gros vaisseaux et dans les désorganisations utérines très-avancées.

Brides est pour les baigneurs le centre de délicieuses excursions, qu'on peut faire dans les montagnes voisines sans trop se fatiguer : Le val des *Allues*, le lac du *Praz-de-Saint-Bon*, les gorges de *Champagny*, le mont *Jovet*, les mines de plomb argentifière de *Pesay* et de *Marcot*, les antiquités romaines d'*Aime*, le défilé du *Val-de-Tigne*, le *petit Saint-Bernard*, les cols de *Varnoise*, de *Madeleine*, du *Bon homme*, etc.

Bibliographie. — BERTINI : Idrologia minerale degli Stati sardi, 1843 ; — LAISSUS : Manuel du baigneur aux eaux de Brides, 1857 ; — SELLA : Rapport à l'Académie de Turin sur l'ouvrage du Dr Laissus, 1858 ; — LAISSUS : les Eaux thermales de Brides, 1861 ; — LAISSUS (fils) : Etude médicale sur les eaux thermales purgatives de Brides, 1863.

BRUGHEAS (Allier). — Eaux bicarbonatées sodiques froides.

BUÉ (Hautes-Pyrénées). — Eaux ferrugineuses froides.

BULGNEVILLE (Vosges). — Eaux bicarbonatées calciques froides.

BUSSANG

(VOSGES.)

Itinéraire de Paris à Bussang. — Départ : gare de l'Est. — I. Chemin de fer de Paris à Remiremont, par Nancy et Épinal. — Distance : 455 kil. — Durée du trajet : 11 h. 10, par l'express ; 15 h. 30, par l'omnibus. Prix : 1re cl., 56 fr. 05 ; 2e cl., 41 fr. 95 ; 3e cl., 30 fr. 75. — II. Voitures de Remiremont à Bussang. — Distance : 30 kil. — Durée du trajet : 3 h.

BUSSANG est une petite ville de 2,500 habitants, située sur la limite du département des Vosges et de celui du Bas-Rhin, presque aux lieux mêmes où la Moselle prend sa source, aux pieds d'une des plus hautes montagnes des Vosges, appelée le *Penhaut*.

Les eaux de Bussang proviennent de sources situées à 2 kilomètres de la ville, dans un enfoncement de la vallée qu'arrose la Moselle, au pied de la montagne du *Charat*. Ces sources sont au nombre de trois : deux qui forment la fontaine *du bas*, et une qui forme la fontaine *du haut*. Ces deux fontaines sont abritées dans deux petits bâtiments séparés : celle *d'en bas* donne 2,160 litres en vingt-quatre heures ; celle *d'en haut* n'en donne que 336, dans le même temps.

Les eaux de Bussang sont ferrugineuses froides. « Elles sont incolores, dit le docteur Grandclaude, généralement très limpides ; par le repos, elles forment au fond des vases un dépôt brun d'oxyde de fer, dépôt surtout abondant dans l'intérieur des réservoirs, notamment à la fontaine *du haut* et sur les pavés du voisinage des sources. Dans ces réservoirs, l'eau semble à sa surface perdre de sa transparence, c'est-à-dire qu'elle se recouvre d'une pellicule irisée qui renvoie à l'œil convenablement placé toutes les couleurs de l'arc-en-ciel. Elles moussent et pétillent, phénomène qui rappelle à certains égards celui de l'eau au moment d'entrer en ébullition ; cet effet est dû à la grande quantité d'acide carbonique qui se dégage. » Les eaux de Bussang ont tout d'abord une saveur aigrelette fraîche et piquante qui flatte agréablement les papilles de la langue, mais qui est ensuite remplacée par une saveur métallique due aux principes ferrugineux qu'elles contiennent.

ANALYSE CHIMIQUE.

EAU UN LITRE.	SOURCE D'EN BAS.	SOURCE D'EN HAUT.
Acide carbonique libre.	0lit.41	0lit.37
	Grammes.	Grammes.
Carbonate de soude.	0.789	0.600
— de chaux..	0.340	»
— de magnésie.	0.150	0.440
— de strontiane.	traces	»
— de fer.	0.017	traces
Crénate de fer, manganèse et traces de chlorure de sodium.	0.078	»
Sulfates de soude et de chaux. . . .	0.110	0.110
Chlorure de sodium.	»	»
Crénate de soude.	pet. quant.	»
Silicate de soude.	0.002	0.060
— de chaux.	»	»
— d'alumine	»	»
(O. Henry, 1840).	1.486	1.210

Depuis, une nouvelle analyse, faite par MM. Chevallier et Schauefèle, a démontré la présence dans les eaux de Busssang d'une faible quantité d'arsenic, environ 3 milligrammes par litre.

Les eaux de Bussang sont apéritives, toniques, altérantes et facilitent d'une manière remarquable la digestion. Elles sont employées avec succès dans les dyspepsies, les gastralgies, et la chlorose. Quelques auteurs se fondant sur la présence dans ces eaux de l'arseniate de fer les recommandent contre certaines affections cutanées. Nous ne partageons pas cette confiance et nous dirons avec M. Bazin, dont personne ne récusera l'autorité en cette matière : « L'arséniate de fer, administré seul à la dose de 5 à 25 centigrammes, agit sur les herpétides, notamment sur le psoriasis ; mais en est-il de même d'une eau minérale qui ne contient jamais par litre plus de 3 milligrammes de cet agent médicamenteux ? »

Bussang ne possède aucun établissement thermal ; celui qui existait jadis, ayant été brûlé en 1789, n'a jamais été reconstruit. Cependant quelques malades se rendent tous les ans à cette station pour boire les eaux à la source même. Les eaux de Bussang se boivent surtout transportées et on ne compte pas moins d'un million de bouteilles transportées annuellement.

Bibliographie. — BACKER : Traité des incorporations, vertus et propriétés des eaux minérales de Bussang, 1736 ; — LEMAIRE : Essai analytique sur les eaux de Bussang, 1750 : — KIRSCHLEGER : sur les Eaux minérales des Vosges, 1829 ; — GRANDELANDE : des Eaux ferrugino-gazeuses de Bussang, 1838 ; — ROBERT : Guide aux bains de la vallée du Rhin, de la forêt Noire et des Vosges, 2e édit., 1869.

CADÉAC

(HAUTES-PYRÉNÉES.)

Itinéraire de Paris à Cadéac. — Départ : gare d'Orléans. — I. Chemin de fer de Paris à Lannemezan, par Bordeaux, Bayonne et Tarbes. — Distance : 869 kil. — Durée du trajet : 19 h., par l'express ; 28 h. par l'omnibus. — Prix : 1re cl., 107 fr. ; 2e cl., 79 fr. 70. ; 3e cl., 55 fr. 50. — II. Voitures de Lannemezan à Cadéac.

CADÉAC est un petit village de 600 habitants situé dans la vallée d'Aure, sur les bords de la Neste, à 2 kilomètres d'Arreau.

Les eaux, qui sont sulfurées sodiques froides, émanent de cinq sources situées à peu de distance du village, réparties entre deux petits établissements établis l'un sur la rive droite, l'autre sur la rive gauche de la Neste. Elles contiennent une assez grande quantité de sulfure de sodium comme principe minéralisateur, ainsi que l'a démontré M. Gintrac, de Bordeaux, qui a trouvé pour un litre les chiffres suivants :

	Gram.
Source de la buvette.	0,0078
Source de l'ouest.	0,0257
Source principale.	0,0750
Source petite extérieure.	0,0772

Malgré leur forte minéralisation, les eaux de Cadéac ne sont pas connues. Cela tient probablement à ce que ce pays est trop riche en eaux sulfureuses du premier ordre. Elles ne sont fréquentées que par les habitants des environs.

Bibliographie. — CONQUARÉ : Analyse des eaux de Cadéac, 1858.

CALDANICCIA (Corse). — Eaux sulfurées sodiques thermales.

CALVANELLA de Mosi (Corse). — Eaux sulfurées sodiques thermales.

CAMARÈS (Aveyron). — Eaux bicarbonatées sodiques froides.

CAMBO

(BASSES-PYRÉNÉES.)

Itinéraire de Paris à Cambo. — Départ : gare d'Orléans. — I. Chemin de fer de Paris à Bayonne par Bordeaux. — Distance: 785 kil. — Durée du trajet: 17 h. 20, par l'express ; 20 h. 30 par l'omnibus.— Prix : 1re cl., 96 fr. 35; 2e cl., 72 fr. 35; 3e cl., 50 fr. 05. — II. Voitures de Bayonne à Cambo. — Distance: 18 kil. — Trajet en 2 heures.

Cambo est une petite ville bâtie sur la Nive, à une hauteur de cinquante mètres au-dessus du niveau de la mer, et éloignée de Bayonne de trois lieues seulement.

Les eaux sont sulfurées calciques et proviennent d'une seule source qui ne débite pas moins de 10,000 hectolitres d'eau à une température de 23°, dans les vingt-quatre heures.

ANALYSE CHIMIQUE.

	EAU : UN LITRE
	Lit.
Azote mêlé de traces d'oxygène.	0,170
Acide sulfhydrique.	0,004
— carbonique.	0,002
	Gram.
Carbonate de chaux.	0,5159
— de magnésie.	0,1256
— de fer.	»
Sulfate de magnésie.	0,4960
— de chaux.	0,9300
Chlorure de magnésium.	0,1250
— de calcium.	»
Alumine.	0,0160
Acide silicique.	0,0120
Oxyde de fer.	0,0006
Matière végétale grasse soluble dans l'éther. .	0,0260
— insoluble.	0,0060
	2,0551

(Salaignac, 1837.)

Outre cette source sulfureuse, Cambo possède encore une source ferrugineuse dont la température varie de 15° à 16°. L'eau de cette dernière, qui est claire et limpide à sa sortie du sol, perd sa transparence au contact de l'air extérieur, précipite en flocons jaunes et se couvre d'une pellicule irisée.

L'établissement thermal est situé sur la rive gauche de la Nive à un kilomètre de la ville. Il renferme plusieurs salles de bains, des cabinets, des douches et deux buvettes.

Le principal avantage de cette station thermale consiste dans la réunion de ces deux sources, l'une sulfureuse et l'autre ferrugineuse, dont l'emploi séparé ou combiné permet de traiter un nombre d'affections assez variées telles que : bronchites chroniques, gastro-entérites chroniques, gastralgies, fièvres intermittentes, chlorose, anémie, etc. On a conseillé les eaux de Cambo contre les rhumatismes, mais Bourdon et Salaignac déclarent qu'elles ne le guérissent pas. M. Filhol leur attribue une certaine efficacité dans le traitement des affections cutanées.

Les environs de Cambo sont assez curieux; les baigneurs pourront visiter le village d'*Itassou*, le *Pas-de-Roland*, le *Mont-d'Arain*, et le mont de l'*Ursonia*.

Bibliographie. — Prunier : Analyse des eaux des Pyrénées, 1813 ; — Salaigne : Analyse des eaux de Cambo, 1810 ; — Délissalde : des Eaux minérales de Cambo, 1843 ; — Hiriard : Rapports à l'Académie de médecine, 1869-70.

Cambrette (la) (Bouches-du-Rhône). — Eaux sulfurées calciques froides.

CAMPAGNE

(Aude.)

Itinéraire de Paris à Campagne. — I. Chemin de fer de Paris à Carcassonne, par Périgueux, Agen et Toulouse. — Distance : 863 kil. — Durée du trajet : 18 h. 35, par l'express ; 27 h., par l'omnibus. — Prix : 1re cl., 106 fr. 50 ; 2e cl., 79 fr. 80 ; 3e cl., 58 fr. 55. — II. Voitures de Carcassonne à Campagne. — Distance : 47 kil. — Prix : 4 fr.

Campagne est un bourg, situé sur la rive gauche de l'Aude, à une lieue et demie d'Alet et à 3 kilomètres d'Esperrazza, où sont obligés de loger les baigneurs.

Ses eaux, qui sont bicarbonatées calciques, avaient autrefois une grande réputation, et on a vu le nombre annuel des baigneurs atteindre le chiffre énorme de 3000. Elles proviennent de trois sources donnant ensemble près de 5000 hectolitres d'eau par jour. Les deux principales sont : la *source des Bains*, dont la température s'élève à 31° et qui est employée en bains et en douches, et la *source de la Buvette*, dont la température n'atteint que 29°, et qui est exclusivement prise en boissons.

Les eaux de Campagne sont douces, limpides et incolores. Elles on une odeur caractéristique. Leur goût, sans être styptique, sent un peu le fer ; elles laissent dégager à leur surface d'émergence une assez grande quantité de bulles.

M. Balard, de l'Institut, qui les analysa en 1835, trouva qu'elles renfermaient, pour 1000 grammes, 0gr,767 de principes fixes, dont :

	Gram.
Sulfate de magnésie. . . .	0,156
— de soude.	0,066
Carbonate de chaux. . . .	0,540
— de fer.	0,008

ainsi que des traces de fluate de chaux, d'alumine et d'oxyde de manganèse.

Depuis 1836, d'autres analyses ont été faites. La plus récente date de 1859 et est due à M. Filhol :

ANALYSE CHIMIQUE.

EAU UN LITRE.	SOURCE DES BAINS.	SOURCE DE LA BUVETTE.
	Grammes.	Grammes.
Carbonate de chaux.	0.334	0.346
— de magnésie.	0.028	0.032
Sulfate de chaux.	0.060	0.058
— de soude.	0.077	0.084
— de magnésie.	0.168	0.170
— de potasse.	0.020	0.019
Chlorure de sodium.	0.046	0.035
— de potassium.	0.015	0.012
— de magnésium.	traces	traces
Silice.	0.017	0.020
Oxyde de fer carbonaté et crénaté. .	0.006	0.005
Matière organique.	0.025	0.032
Oxyde de manganèse.	traces	traces
Fluorure de calcium.	»	»
Arsenic.	»	»
Iode.	»	»
	0.796	0.813

Gaz libres

	Lit.
Acide carbonique.	0,108
Oxygène	0,002
Azote.	0,020

Les eaux de Campagne conviennent dans le catarrhe vésical et la gravelle. Elles peuvent être ordonnées dans les atonies de l'estomac et du canal intestinal, les obstructions du foie, les flueurs blanches, la chlorose, l'anémie. Certains auteurs les recommandent comme très-efficaces, non-seulement contre les suites des fièvres intermittentes, mais contre les fièvres intermittentes elles-mêmes.

La vie des baigneurs à Campagne est une vie de famille. Les seules distractions sont la lecture et les promenades aux environs, qui sont très-pittoresques, puisqu'on y jouit de la vue des montagnes.

Bibliographie. — Estribaud : Analyse chimique des eaux de Campagne, 1813 ; — Bonnafoux : Recherches sur les eaux minérales de Campagne, 1837 ; — Balard : un Mot sur les eaux de Campagne, 1847.

CAPVERN

(HAUTES-PYRÉNÉES.)

Itinéraire de Paris à Capvern. — Départ : gare d'Orléans. — I. Chemin de fer de Paris à Lannemezan, par Bordeaux, Bayonne et Tarbes. — Distance : 869 kil. — Durée du trajet : 19 h., par l'express ; 28 h., par l'omnibus. — Prix : 1re cl., 107 fr. ; 2e cl., 79 fr. 70 ; 3e cl., 55 fr. 50. — II. Voitures de Lannemezan à Capvern. — Distance : 7 kil.

Capvern est un petit village de 900 habitants, bâti sur une colline, à une hauteur de 400 mètres au-dessus du niveau de la mer, à 7 kilomètres à peine de Lannemezan, célèbre par le camp qu'y fonda le maréchal Niel, pour exercer les troupes de la division militaire de Toulouse.

Il y a quelques années à peine, les eaux de Capvern étaient peu fréquentées ; quelques malades des environs seulement venaient y chercher la guérison de leurs maux. Peu à peu le nombre des baigneurs s'est accru, et aujourd'hui il dépasse 3000 par an !

Les eaux de Capvern sont sulfatées calciques. Elles proviennent de deux sources qui fournissent, en vingt-quatre heures, près de 3000 hectolitres d'eau à 24°,37. D'une limpidité parfaite, sans odeur, d'une saveur douce, mais d'un arrière-goût un peu salin, d'un toucher rude, ces eaux offrent un dégagement spontané et continu d'un gaz incolore et laissent déposer un léger sédiment de couleur ocreuse, signalé par M. Latour.

ANALYSE CHIMIQUE.

	Cent. cub.
Acide carbonique.	49
Oxygène.	18
Azote.	28
	95

	Gram.
Sulfate de chaux.	1,036
— de magnésie. . . .	0,464
— de soude.	0,072
Chlorure de magnésium. .	0,032
— de sodium. . . .	0,044
— de calcium. . . .	0,016
Carbonate de magnésie. .	0,012
— de chaux. . . .	0,220
— de fer.	0,024
Silice.	0,028
	2,084

(Latour et Rozière, 1858.)

Les eaux de Capvern sont prises en boissons et en bains. Celles qui alimentent les bains ont besoin d'être chauffées pour être employées, leur thermalité n'étant pas assez élevée. En boisson, elles excitent l'appétit, et augmentent dans de notables proportions la sécrétion urinaire. Elles ont sur certains malades une véritable action purgative. En bains, elles excitent la peau, d'une manière telle que M. Corties les a vues souvent provoquer des éruptions prurigineuses très-abondantes et même des hémorrhoïdes.

Les maladies que l'on soigne à Capvern sont : la gravelle, le catarrhe urinaire, le diabète, les engorgements du foie, l'aménorrhée. A en croire le docteur Corties, les eaux de Capvern seraient, comme bien d'autres, très-bonnes contre la stérilité, lorsque celle-ci dépend d'un déplacement de l'utérus ou d'un état congestionnel de cet organe. Enfin, on trouve à Capvern beaucoup de malades atteints d'hémorrhoïdes, qui se débarrassent de cette infirmité par l'usage des eaux. Ce fait, au premier abord, semble étrange, puisque nous venons de voir que l'usage des eaux provoque les hémorrhoïdes. Voici, à ce sujet, l'explication donnée par M. Corties : « Les eaux agissent ici comme substitutives, en favorisant le développement des symptômes hémorrhoïdaires, qui donnent au sang un libre cours, en dégageant le système veineux abdominal embarrassé et les tissus environnants. La circulation, de lente et embarrassée qu'elle était, devient active, et la maladie disparaît avec la cause qui l'a produite. »

Les eaux de Capvern sont contre-indiquées dans toutes les maladies chroniques que nous venons d'énumérer, lorsqu'elles sont trop avancées et accompagnées d'un état cachectique; dans les affections organiques du cœur et dans les maladies du poumon.

La vie à Capvern est facile et peu coûteuse. Les distractions y sont nombreuses pour ceux qui aiment les promenades et les excursions pittoresques, puisque les Pyrénées sont à deux pas.

Bibliographie. — LATOUR : Traité de l'eau médicinale et thermale de Capvern, 1838 ; — TAILLADE : des Eaux de Capvern, 1846 ; — S... L... : Simple aperçu des deux sources thermales de Capvern, 1850 ; — MONTAGNAN : Observations et études sur les eaux minérales de Capvern, 1868 ; — CORTIES : Eaux minérales de Capvern, 1869 ; — TILIER : Notice sur l'action et l'emploi des eaux de Capvern, 1871.

CARCANIÈRES

(ARIÉGE.)

Itinéraire de Paris à Carcanières. — Départ : gare d'Orléans. — I. Chemin de fer de Paris à Agen, Toulouse et Foix. — Distance : 855 kil. — Durée du trajet 20 h., par l'express ; 26 h. 40 par l'omnibus. — Prix : 1re cl., 105 fr. 25 ; 2e cl., 80 fr. ; 3e cl., 57 fr. 95. — II. Voitures de Foix à Carcanières. — Distance : 65 kil.

CARCANIÈRES est un petit village de l'arrondissement de Foix, bâti à plus de 700 mètres au-dessus du niveau de la mer, aux pieds d'une montagne à laquelle il a emprunté son nom.

Ses eaux, qui sont sulfurées sodiques, sont très-abondantes. On ne compte pas moins de 18 à 20 sources. Il est regrettable qu'aucune analyse complète de ces eaux n'ait été faite. Le docteur Constant Alibert, qui les a étudiées, nous a seulement donné la température des 12 principales sources, avec le degré de sulfuration de chacune d'elles.

ANALYSE CHIMIQUE.

SOURCES.	TEMPÉRATURE.	SULFURE DE SODIUM par litre.
	Degrés.	Grammes.
La Régine.	59.0	0.027342
Source Mis.	55.5	0.027342
— de Campoussy.	54.0	0.019890
— du Bain-Fort.	49.0	0.019890
— de la Canalette.	41.0	0.018644
— Siméon.	39.3	0.012429
— Marie.	36.7	0.012429
— de Roquelaure.	36.0	0.013650
Buvette de Roquelaure (midi). . . .	33.0	0.014913
— Esparre.	31.5	0.014913
Source Barraquette.	31.0	alcaline
Buvette de Roquelaure (nord). . . .	25.0	0.009915

Comme on peut le voir d'après ce tableau, Carcanières, outre ses eaux sulfureuses, possède une source alcaline : *la Baraquette*. Cette source, qui est très-abondante, alimente à elle seule l'établissement de *Roquelaure*, qui comprend une buvette, plusieurs salles de bains et des cabinets de douches. Les autres sources alimentent l'établissement d'*Esparre*, qui est moins important que le premier.

Le nombre des baigneurs qui fréquentent Carcanières est petit. Ceux qu'on y rencontre sont atteints d'affections chroniques des organes respiratoires. Il n'est pas douteux qu'une station, si riche en sources minérales, ne soit très-fréquentée, le jour où une analyse sérieuse des eaux sera faite et un établissement confortable édifié.

Cassuéloulx (Aveyron). — Eaux ferrugineuses froides.

Casteljaloux (Lot-et-Garonne). — Eaux ferrugineuses froides.

CASTÉRA-VERDUZAN

(GERS.)

Itinéraire de Paris à Castéra-Verduzan. — Départ : gare d'Orléans. — I. Chemin de fer de Paris à Agen par Périgueux. — Distance : 651 kil. — Durée du trajet : 14 h. 30, par l'express ; 20 h., par l'omnibus. — Prix : 1re cl., 80 fr. 15 ; 2e cl., 60 fr. 15 ; 3e cl., 44 fr. 10. — II. Chemin de fer d'Agen à Tarbes, jusqu'à Auch. — Distance : 70 kil. — Durée du trajet : 3 h. 15. — Prix : 1re cl., 8 fr. 60 ; 2e cl., 6 fr. 45 ; 3e cl., 4 fr. 70. — III. Voitures d'Auch au Castéra-Verduzan. — Distance : 14 kil.

Castéra-Verduzan est un petit bourg de 1000 habitants, situé à 14 kilomètres d'Auch, dans une jolie vallée.

Ses eaux minérales sont sulfurées calciques et ferrugineuses. Les eaux sulfurées proviennent des deux sources : *Grande-Fontaine* et *Petite-Fontaine*, donnant ensemble et par jour plus de 3000 hectolitres d'eau à 23°,5.

ANALYSE CHIMIQUE.

	EAU : UN LITRE. Gram.
Acide sulfhydrique	0,0063
Sulfure de calcium	0,0006
Sulfate de soude	0,1070
— de potasse	traces
— de chaux	0,5163
— de magnésie	0,2420
Carbonate de chaux	0,2300
— de magnésie	0,1920

Chlorure de sodium.	0,0302
Oxyde de fer.	0,0015
Silice.	0,0130
Matière organique.	0,0180
Ammoniaque.	0,0018
Borate de soude.	traces
Iode.	traces
	1,3527

(FILHOL, 1859.)

L'eau ferrugineuse provient d'une seule source froide.

L'établissement est fort élégant, très-confortable et comprend une buvette, trente cabinets de bains et des salles de douches.

Comme à Cambo, les baigneurs ont à Castéra le grand avantage de pouvoir combiner la médication sulfureuse et la médication ferrugineuse.

Parmi les affections qui se rencontrent le plus souvent dans cette station, nous citerons la chlorose, l'anémie, les leucorrhées, les gastralgies et les gastrites chroniques, les catarrhes bronchiques et pulmonaires, les affections hystériques et hypochondriaques, enfin les maladies de la peau et les rhumatismes.

La lecture, la promenade et la chasse sont les seules distractions que Barbotan fournisse aux baigneurs.

Bibliographie. — RAULIN : Traité des eaux minérales de Verduzan, 1772 ; — CAPURON et BAZIN : Notice sur les eaux minérales de Castéra-Verduzan, 1830 ; — MATTET : les Eaux de Castéra, 1867.

CAUTERETS

(HAUTES-PYRÉNÉES.)

Itinéraire de Paris à Cauterets. — Départ : gare d'Orléans. — Chemin de fer de Paris à Bordeaux. — Distance : 585 kil. — Durée du trajet : 11 h. 30, par l'express ; 16 h., par l'omnibus. — Prix : 1re cl., 72 fr. 05 ; 2e cl., 54 fr. 05 ; 3e cl., 36 fr. 65. — II. Chemin de fer de Bordeaux à Toulouse, par Tarbes et Montrejeau, jusqu'à la station de Pierrefitte. — Distance : 268 kil. — Durée du trajet : 9 h. 15. — Prix : 1re cl., 33 fr. 25 ; 2e cl., 25 fr. ; 3e cl., 18 fr. 15. — III. Voitures de Pierrefitte à Cauterets. — Distance : 10 kil. — Prix : 2 fr. 50.

CAUTERETS est une jolie petite ville de 1300 habitants, située dans la vallée de Lavedan, que domine une double chaîne de montagnes. D'un accès très-difficile autrefois, on y arrive aujourd'hui par la belle route de Pau, qui offre, dans son parcours, les perspectives ravissantes de la vallée d'Orgelès.

Les eaux de Cauterets, qui appartiennent à la classe des eaux sulfurées sodiques, étaient connues dès la plus haute antiquité. On prétend même que le bain actuel de *César* est précisément celui que cet empereur romain avait fait construire pour ses soldats.

Les sources sont très-nombreuses et offrent des températures variables entre 60° et 25°. Le tableau suivant donne leurs noms et leur proportion de monosulfure de sodium par litre. Il est dû à MM. Filhol, François et Buron :

SOURCES.	SULFURE DE SODIUM.
César vieux, près de la source	0,0267
César nouveau, sous la galerie	0,0280
— dans un bain	0,0099
Espagnols, près de la source	0,0254
— dans un bain	0,0123
Pauze vieux, à la douche	0,0245
— bain à 34°	0,0151
Pauze nouveau, à la buvette, source moderne	0,0283
— bain à 38°	0,0147
La Raillière, à la source	0,0192
— à la buvette	0,0186
— au bain, près de la source	0,0148
— — la plus éloignée	0,0124
Petit Saint-Sauveur	0,0099
— chauffée	0,0149
Bain du Pré	0,0223
— buvette	0,0224
Bains du Bois, ancienne source	0,0161
— nouvelle source	0,0099
Mahourat, buvette	0,0154
Source des Yeux	0,0179
Source aux Œufs	0,0192
Bruzaud	0,0130

Toutes ces sources sont répandues autour de la ville et pour la plupart situées à une grande distance les unes des autres. Elles donnent ensemble plus de 12000 hectolitres d'eau par jour, et alimentent plusieurs établissements plus ou moins importants.

Le plus important est sans contredit celui dont la construction vient de se terminer récemment : on peut dire qu'il est un des plus beaux de France. Il renferme toutes les ressources de l'art hydrothérapique thermal et est alimenté par la source dite des *Œufs*, qui provient de la réunion de six à sept griffons, et dont le débit est de 6000 hectolitres par jour. On y remarque surtout un splendide bassin de natation de 20 mètres de longueur sur 8 mètres de largeur, à eau minérale courante, établi dans un jardin central.

Le *grand établissement*, construit en 1844 sur les plans d'Artigala, est tout entier en marbre gris. Il est alimenté par deux sources et possède 150 baignoires en marbre poli, plus un certain nombre de douches de formes et de températures variées.

L'établissement de la *Raillière* emprunte son nom à la source de la *Raillière* qui l'alimente. Les vertus de cette eau auraient été indiquées à des bergers, dit la légende, par une vache étique, qu'ils auraient vue aller instinctivement boire à cette source, alors ignorée, et reprendre en peu de jours embonpoint et santé. Que cette histoire soit réelle ou fausse, il n'en est pas moins vrai que de nos jours les médecins-vétérinaires envoient boire à la *Raillière* les chevaux étalons, abîmés par la monte, devenus poussifs et catarrheux, et qu'ils les voient en peu de jours reprendre forces et embonpoint, et rentrer dans les haras exercer leurs fonctions reproductrices avec une nouvelle vigueur. La source de la *Raillière* est la plus fréquentée.

Viennent ensuite les établissements moins importants dont les noms suivent : le *Mahourat*, le *Bois*, le *Pauze-Vieux*, le *Pré*, le *Petit-Saint-Sauveur* et le *Rocher*.

Les eaux de Cauterets sont limpides, elles ne blanchissent pas comme les eaux de Luchon ; elles ont une odeur et une saveur hépatiques dont l'intensité varie suivant les sources. D'après M. Filhol, elles laissent dégager moins d'acide sulfhydrique que celles de Luchon et ne déposent pas de soufre dans les conduits. Plusieurs, au contact de l'air, déposent de la barégine ; toutes sont très-peu fixes et s'altèrent rapidement, sauf la *Raillière* et *César*, qui sont transportées sans altération, grâce à un mode spécial d'embouteillage dû à M. Broca, par lequel on arrive à avoir mis l'eau en bouteille, l'ayant privée de tout contact avec l'air.

Il est regrettable que nous ne possédions pas une analyse complète de chacune des sources de Cauterets. Nous ne connaissons que celle de la *Raillière*, que nous donnons ici :

ANALYSE CHIMIQUE.

SOURCE DE LA RAILLIÈRE.	EAU : UN LITRE.
	Lit.
Azote	0,004
	Gram.
Chaux	0,004487
Magnésie	0,000445
Soude caustique	0,003396
Sulfure de sodium	0,019400
Sulfate de soude	0,044317
Chlorure de sodium	0,049576

Silice.	0,061097
Barégine, potasse caustique, ammoniaque.	traces
	0.182718

(LONGCHAMP.)

Les eaux de Cauterets s'administrent en boisson, bains, douches, vapeurs, inhalations et pulvérisation. La pharyngite, les laryngites granulées ou autres, la bronchite, la bronchorrhée, l'asthme, l'emphysème, l'épanchement pleural, la phthisie, et généralement toutes les maladies chroniques de la cavité thoracique, les gastrites, les gastralgies, les entéralgies, les hémorrhoïdes, les affections utérines, la scrofule et la syphilis : telle est l'énumération des maladies qui sont heureusement traitées à cette station thermale.

Voici, d'après MM. Gigot-Suard et Commendré, qui exercent depuis longtemps à Cauterets, les indications des sources spéciales à chacune des affections que nous venons d'énumérer. Ces médecins recommandent l'eau de *César* dans les maladies chroniques des organes respiratoires, lorsque ces maladies existent chez des individus à tempérament sanguin, ou qu'elles se rattachent à la diathèse herpétique ou arthritique : telles sont la susceptibilité catarrhale de la muqueuse aérienne, le coryza, la bronchite, et surtout l'asthme et l'emphysème pulmonaire. La même source convient encore pour les angines de nature dartreuse, la pharyngite granulée, par exemple, qui est une manifestation de la diathèse herpétique. Enfin, l'eau de *César* doit aussi être préférée aux autres dans les affections dartreuses de la face et du cuir chevelu, ainsi que dans les maladies chroniques des paupières et de la surface du globe de l'œil. Enfin, elle est très utile dans la syphilis constitutionnelle.

L'eau de la *Raillière* doit être préférée à celle de *César* toutes les fois qu'une affection chronique de la muqueuse aérienne coïncide avec la chlorose, l'anémie, le lymphatisme ou la scrofule. MM. Commendré et Gigot-Suard l'ont aussi employée avec succès contre les affections cutanées de nature scrofuleuse, contre les écoulements anciens de l'urèthre, les flueurs blanches, les hémorrhagies passives de l'utérus et les pertes séminales involontaires.

L'eau de *Mahourat* porte surtout son action élective sur les organes digestifs. Elle est un vrai type de puissance curative des maladies chroniques de ces organes. « Combien de dyspeptiques, dit M. Gigot-Suard, et de gastralgiques, dont l'état avait été aggravé par les eaux de Vichy, de Vals, de Condillac, etc., qui se sont bien trouvés de celle de *Mahourat !* »

Le séjour de Cauterets n'est pas des plus agréables. Des maisons beaucoup trop élevées interceptent le peu de lumière et de soleil que les montagnes laissent descendre. Les distractions y sont très-rares. Cependant les environs sont très-pittoresques et les baigneurs visiteront avec plaisir le *Pont-d'Espagne* et ses ravissantes cascades, le mont *Monné*, le lac d'*Estom*, le lac de *Gaube*, où ils ne manqueront pas de pêcher une truite saumonnée, le pic de *Vignemale*, etc.

Bibliographie. — Bonie : la Recherche des eaux minérales de Cauterets, 1714; — Camus : Opuscule sur Cauterets et ses eaux minérales, 1818; — Le même : Réflexions sur les eaux minérales de Cauterets, 1838; — Fontan : Recherches sur les eaux minérales des Pyrénées, 1853; — Drouhet : des Eaux thermales sulfureuses de Cauterets, 1858; — Reveil : Analyse sulfurométrique des sources thermales de Cauterets, 1860; — Commendré : Études sur les eaux minérales de Cauterets, 1868; — Gigot-Suard : Précis théorique et pratique sur les eaux minérales de Cauterets, 1860; — Le même : Etudes médicales et scientifiques sur les eaux minérales de Cauterets, 1865; — Le même : les Eaux sulfureuses thermales de Cauterets transportées, 1867; — Le même : de l'Herpétisme, 1872.

CAUVALAT-LÈS-LE-VIGAN

(GARD.)

Itinéraire de Paris à Cauvalat. — Départ : gare de Lyon. — I. Chemin de fer de Paris à Moulins, Saint-Germain-des-Fossés, Clermont et Nîmes. — Distance : 725 kil. — Durée du trajet : 20 h. 40, par l'express; 24 h. 30, par l'omnibus. — Prix : 1re cl., 89 fr. 55; 2e cl., 67 fr. 95; 3e cl., 49 fr. 05. — II. Voitures de Nîmes à Cauvalat. — Distance : 72 kil. — Durée du trajet : 6 h.

Cauvalat est un petit hameau, situé à 1 kilomètre de le Vigan, sous-préfecture du département du Gard, dans une gorge pittoresque, au milieu d'un pays qui réunit toutes les beautés des Pyrénées et de la Suisse. Ses eaux minérales furent découvertes en 1841 par le docteur Verdier. Ce médecin, après avoir fait analyser ces eaux par l'Académie, obtint l'autorisation de les exploiter, et il fit aussitôt construire un magnifique établissement thermal sur le lieu même d'émergence des sources. Cet établissement est très-confortable et présente toutes les ressources de l'hydrothérapie contemporaine.

Les eaux de Cauvalat sont sulfurées calciques. Leur température est de 15°. Elles peuvent être toutefois portées à 70° sans éprouver d'altération. On les emploie en bains, en douches et en boisson.

ANALYSE CHIMIQUE.

	EAU : UN LITRE.
Acide carbonique libre. . . .	1/6 du volume.
— sulfhydrique libre. . .	0gr,014
Azote.	inapprécié.

	Gram.
Bicarbonate de soude.	0,080
— de chaux. . . . } — de magnésie. . }	0,400
Sulfate de chaux.	0,760
— de soude. . . . . . } — de magnésie. . . . . }	0,120
Sulfure de calcium.	0,019
Chlorure de sodium.	0,060
Silicate alcalin.	0,200
Matière organique brune. . .	0,100
	1,799

(O. Henry.)

Les maladies que l'on rencontre le plus souvent à Cauvalat sont : les rhumatismes nerveux et musculaire, les arthrites chroniques douloureuses, les catarrhes bronchiques, les affections chroniques de l'estomac, la chlorose, la leucorrhée, la dysménorrhée, les engorgements utérins et ovariques. M. le docteur Verdier, qui exerce depuis de longues années à Cauvalat, affirme, sans crainte d'être contredit, que « le climat et les eaux de Cauvalat sont en outre une panacée contre les fièvres intermittentes et les dysentéries qu'enfantent les côtes françaises de la Méditerranée, l'Algérie et les colonies. » Ce médecin les recommande aussi très-fortement contre les maladies de peau et particulièrement contre les variétés dartreuses.

Les eaux de Cauvalat peuvent être transportées sans altération.

Le séjour à Cauvalat est des plus agréables. Il n'est pas un coin de ce pittoresque pays qui n'offre des curiosités aux baigneurs. Le *Vigan*, les grottes des *Demoiselles*, d'*Anjau*, d'*Esparon*, de *Montéran*; les gorges d'*Arphy*; la carrière d'*Aulas*; les décorades des calcaires de *Mollières*; les prés des *Cévennes*, d'où l'œil, sans aucun secours, découvre les Pyrénées et les Alpes !

Bibliographie. — Verdier : Mémoire sur les eaux thermales de Cauvalat-lès-le-Vigan, 1853 ; — X... : Eaux minérales hydrosulfureuses de Cauvalat, 1856 ; — Verdier : Quelques mots sur Cauvalat, ses environs, ses eaux, son établissement, etc., 1868.

CELLES

(Ardèche.)

Itinéraire de Paris à Celles. — Départ : gare de Lyon. — I. Chemin de fer de Paris à Lyon et Marseille, jusqu'à Livron, et embranchement de Livron à Privas, jusqu'à Lavoulte-sur-Rhône. — Distance : 662 kil. — Durée du trajet : 15 h., par l'express ; 22 h., par l'omnibus. — Prix : 1re cl., 81 fr. 40 ; 2e cl.,

61 fr. 10 ; 3ᵉ cl., 44 fr. 80. — II. Voitures de Lavoulte à Celles. — Trajet en quelques minutes.

Celles est un tout petit hameau, situé à quelques minutes de la Voulte. Ses eaux minérales sourdent dans une vallée qui se trouve sur la rive droite du Rhône. Ses eaux proviennent de huit sources : quatre d'entre elles sont bicarbonatées calciques : *Puits artésien*, *Fontaine Ventadour*, *Bonne-Fontaine*, *Fontaine des Cèdres*. Les quatre autres sont ferrugineuses : *Fontaine des Yeux*, *Fontaine Lévy*, *Fontaine Élisabeth*, *Source des Roches-bleues*.

Parmi les sources bicarbonatées calciques, celle de *Bonne-Fontaine* est la plus importante. Son eau limpide, fraîche, coule avec une abondance de 14 litres par minute. Sa surface est couverte d'une pellicule nacrée irisée, tandis que le fond du bassin est tapissé d'un épais sédiment rouge ocracé. Vient ensuite la source du *Puits artésien*, qui, autrefois continue, est devenue intermittente. Elle fournit par jour 100 mètres cubes d'eau à 25° et plus de 40 mètres cubes de gaz acide carbonique pur, que l'on recueille dans un gazomètre.

ANALYSE CHIMIQUE.

EAU UN LITRE.	PUITS ARTÉSIENS.	BONNE FONTAINE.
Acide carbonique	1lit.208	0lit.571
Azote	»	0 024
	Grammes.	Grammes.
Carbonate de soude	0.531	0.215
— de potasse	0.106	0.061
— de chaux	»	0.718
— de magnésie	0.061	0.054
Carbonate de chaux mêlé à des traces de carbonate de strontiane	0.905	»
Sulfate de soude	0.037	0.086
Chlorure de sodium	0.208	0.147
Oxyde de fer	0.004	0.010
Silice	0.035	0.007
Phosphate de chaux et d'alumine	traces	»
Fluate de chaux	quant. indét.	»
(Balard.)	1.887	1.296

Toutes ces sources sont aménagées dans un établissement très-confortable qui compte des baignoires, des douches à vapeur, d'autres à eau ascendante ou descendante, enfin un vaporarium.

Les eaux de Celles sont administrées : en boisson, pures ou coupées avec du lait, à jeun, ou mélangées au vin pendant les repas; en bains, en douches, et en vapeur. On emploie aussi le gaz acide carbonique naturel qui se dégage des sources minérales en inhalations.

Les lignes suivantes, extraites de la *Notice médicale* du docteur Frochon sur les eaux de Celles, nous donneront la liste des maladies qui sont heureusement traitées dans cette station : « Toutes les maladies qu'engendrent un lymphatisme exagéré et le vice scrofuleux, ou qui en dérivent, soit qu'elles siégent dans les glandes sur le trajet des vaisseaux blancs, ou dans les autres tissus qui forment l'enveloppe charnue de la charpente osseuse, soit enfin dans ce tissu osseux lui-même : adénites ganglionnaires ulcérées ou non, ulcères proprement dits, empâtements celluleux ou organiques, carie tuberculeuse, le mal vertébral de Pott en particulier, tumeurs blanches articulaires, coxalgies, luxations spontanées, ostéomalacie, rachitisme, faiblesse musculaire, cet état de débilité générale qui frappe l'enfance au moment de son développement, et des révolutions humorales surtout. — Les engorgements des glandes mammaires, les mammites, suites de nourrissages malheureux ; les indurations qui précèdent toujours et conduisent souvent aux dégénérescences organiques squirrheuses et autres ; dégénérescence que peut toujours prévenir à Celles un traitement convenable, qu'ont guérie souvent nos méthodes particulières. — Les maladies du poumon, dues ou non à la présence des tubercules; les engorgements consécutifs des fluxions de poitrine, les laryngites et autres affections des voies respiratoires, les pleurésies, les pleurodynies rebelles. Nous avons la conviction de guérir à Celles la phthisie au premier degré, de pouvoir l'enrayer indéfiniment à ses autres périodes, de la soulager toujours même à ses périodes extrêmes. — Les maladies de l'utérus et de ses annexes caractérisées par des engorgements plus ou moins chroniques et indurés, soit dans le corps de l'organe, soit dans le col, avec granulations ou altérations, offrant cet état fongueux qui fait redouter une dégénérescence organique. »

Les maladies cancéreuses, scrofuleuses, pulmoniques, telles sont en résumé les affections que M. Frochon prétend guérir à Celles. M. Saint-Ange-Barbier, dans un travail récent, confirme le dire de M. Frochon et apporte à l'appui des observations. Ces observations portent surtout sur des cancers. Étaient-ce bien des cancers que M. Barbier a soignés? N'y a-t-il pas eu erreur de diagnostic? telles sont les deux questions que Velpeau adressait à M. Barbier. Nous ferons comme notre regretté maître.

D'après l'énumération des affections traitées à Celles, on peut voir que ces eaux ne sont fréquentées que par de vrais malades. Celles est donc plutôt une maison de santé qu'une station thermale.

Bibliographie. — Barbier : Mémoire sur les eaux de Celles; 1843; — Frochon : Notice médicale sur les eaux de Celles, 1860 : Saint-Ange Barbièr : Cancer, scrofule, phthisie : Notice médicale sur l'établissement thermal de Celles-les-Bains, 1869.

Chaldette (La) (Lozère). — Eaux bicarbonatées sodiques thermales.

CHALLES

(SAVOIE.)

Itinéraire de Paris à Challes. — Départ : gare de Lyon. — I. Chemin de fer de Paris à Turin par Mâcon et Culoz, jusqu'à la station de Chambéry. — Distance : 598 kil. — Durée du trajet : 13 h. 20, par l'express ; 20 h. 30, par l'omnibus. — Prix : 1re cl., 73 fr. 95 ; 2e cl., 55 fr. 50 ; 3e cl., 40 fr. 65. — Voitures de Chambéry à Challes. — Distance : 4 kil.

Challes est une simple propriété, située sur le territoire de la commune de Triviers, à une demi-heure de Chambéry, qui a donné son nom aux eaux minérales qui y furent découvertes en 1841, par le docteur Domenget dans les circonstances suivantes : ce médecin, c'est lui-même qui le raconte, se promenait avec sa famille, lorsqu'il fut frappé d'une odeur sulfureuse qui éveilla son attention. Il chercha autour de lui et ne tarda pas à découvrir un petit filet d'une eau blanchâtre, qui ne ressemblait en rien à l'eau du ruisseau dans lequel elle se dirigeait. De légères parcelles de soufre étaient déposées sur quelques petits cailloux, et lui démontrèrent que ces eaux étaient évidemment sulfureuses. Des fouilles furent faites, et la source fut déblayée et captée. D'après l'analyse qui en a été faite, elle appartient à la classe des eaux sulfurées sodiques.

ANALYSE CHIMIQUE.

	EAU : UN LITRE.
Azote	traces légères
	Gram.
Chlorure de magnésium	0,0100
— de sodium	0,0814
Bromure de sodium évalué	0,0100

Iodure de potassium	0,0039
Sulfure de sodium	0,2950
— de fer et de manganèse	0,0015
Carbonate de soude	0,1377
Sulfate de soude / — de chaux, peu	0,0730
Silicate de soude	0,0410
Bicarbonate de chaux	0,0130
— de magnésie	0,0300
— de strontiane	0,0010
Phosphate d'alumine et de chaux. / Silicate d'alumine ou de chaux	0,0380
Glairine rudimentaire	0,0221
Matière organique azotée, soude libre ?	sensible.
Perte	0,0325
	0,461

(O. Henry, 1842.)

Comme on le voit, les eaux de Challes renferment une quantité considérable de sulfures, et de notables proportions d'iodure et de bromure de potassium. Or l'iode et le brome sont des spécifiques de la scrofule, et le soufre, outre son action dynamique excitante générale, a une action élective sur la peau. Aussi M. Bazin recommande fortement ces eaux dans les cas de scrofulides, même les plus rebelles. Elles sont en outre très-utiles dans le goître, les engorgements ganglionnaires, les ulcères anciens avec carie des os, les syphilides tertiaires, le rhumatisme chronique, la goutte atonique et en général contre toutes les phlegmasies chroniques. M. Domenget leur a reconnu enfin une efficacité réelle dans les fièvres intermittentes.

Les eaux de Challes se prennent en boisson et en bains. Ces derniers, qui se prenaient à Chambéry, se prennent aujourd'hui à Challes même où a été construit un établissement : ils sont composés d'eau ordinaire additionnée de 6 à 8 litres d'eau minérale. On peut les boire à domicile, l'Académie ayant reconnu qu'elles ne subissaient aucune altération par le transport.

Les environs de Challes seront pour les baigneurs l'objet de plusieurs excursions intéressantes, entre autres : le château de *Cognin*, les *Charmettes*, immortalisées par J.-J. Rousseau et madame de Warens ; le *Bout-du-Monde*, ravin pittoresque terminé par une muraille de rochers escarpés, d'où tombe une cascade, etc.

Bibliographie.—Bonjean : Recherches chimiques, physiologiques et médicales sur les eaux de Challes, 1843 ; — Domenget : Considérations sur les eaux minérales de Challes, 1853 ; — Le même : Recueil de documents sur les eaux de Challes, 1854 ; — Le même : Notice sur les eaux de Challes, 1856 ; — Bertherand : Nouvelles études sur les eaux de Challes, 1860. — Domenget : Nouveau recueil des faits et observations sur les eaux de Challes, 1865.

Chalonnes (Maine-et-Loire). — Eaux ferrugineuses froides.

Chamalières (Puy-de-Dôme).—Eaux bicarbonatées sodiques thermales. Voyez : Royat.

Chamouny (Savoie). — Eaux sulfurées calciques froides.

Chambon (Le) (Puy-de-Dôme). — Eaux bicarbonatées calciques froides.

Champoléon (Hautes-Alpes). — Eaux sulfurées calciques froides.

Chapelle-Godefroy (La) (Aube). — Eaux ferrugineuses froides.

Chapelle-sur-Erdre (Loire-Inférieure). — Eaux ferrugineuses froides.

Chapronière (La) (Maine-et-Loire). — Eaux ferrugineuses froides.

CHARBONNIÈRES

(RHONE.)

Itinéraire de Paris à Charbonnières. — Départ : Gare de Lyon. — I. Chemin de fer de Paris à Lyon. — Distance : 507 kil. — Durée du trajet : 11 h. par l'express; 17 h. par l'omnibus. — Prix : 1re cl., 62 fr. 45; 2e cl., 46 fr. 85; 3e cl., 34 fr. 35. — II. Voitures de Lyon à Charbonnières. — Distance : 7 kil.

Charbonnières est une commune des environs de Lyon qui possède des eaux ferrugineuses froides provenant de deux sources connues sous les noms de *source Nouvelle* et source *Chotat*. La première est utilisée aux bains, tandis que la seconde sert aux bains et à la boisson.

ANALYSE CHIMIQUE.

	EAU : UN LITRE.
	Lit.
Acide carbonique	0,054
— sulfhydrique	traces
Azote	0,024
Oxygène	0,001
	Gram.
Bicarbonate de protoxyde de fer	0,041
— de soude	0,017
— de chaux	0,050
— de magnésie	0,006
Sulfate de chaux	traces
Chlorure de sodium	0,008
Silice	0,009
Alumine	0,022
Matières organique	quantité notable
	0,153

(Glénard.)

L'établissement thermal, qui est assez bien installé, est très-fréquenté par les Lyonnais. On y rencontre des malades atteints de dyspepsies, de chlorose, d'anémie, et d'affections de nature strumeuse.

Bibliographie. — COLRAT : Essai sur les eaux de Charbonnières, 1852.

CHATEAU-GONTHIER

(MAYENNE.)

Itinéraire de Paris à Château-Gonthier. — Départ : Gare Montparnasse. — I. Chemin de fer de Paris à Nantes par Chartres, le Mans et Angers, jusqu'à la station de Sablé. — Distance : 259 kil. — Durée du trajet : 5 h. 50 par l'express, 7 h. 50 par l'omnibus. — Prix : 1re cl., 31 fr. 90; 2e cl., 23 fr. 90; 3e cl.; 17 fr. 50. — II. Voitures de Sablé à Château-Gonthier. — Distance : 33 kil. — Prix : 3 fr.

CHATEAU-GONTHIER est une sous-préfecture du département de la Mayenne, qui possède une source bicarbonatée calcique et sulfatée, magnésique ferrugineuse froide, appelée *source Rouillée.* Cette source alimente un établissement thermal hydrothérapique très-important, qui se compose d'un assez grand nombre de baignoires, de plusieurs espèces de douches et de bains de vapeur.

ANALYSE CHIMIQUE.

	EAU : UN LITRE.
Acide carbonique libre	1/8 du vol.
	Gram.
Bicarbonate de chaux	0,4556
— de magnésie	traces
Crénate, apocrénate et carbonate de fer	0,1040
Manganèse	traces
Sulfate de soude — de chaux	0,1000
— de magnésie	0,5200
Azotate	indices
Chlorure de sodium (dominant) — de magnésium	0,2004
Silice et alumine	0,0170
Principe arsenical recherché dans le dépôt ocracé	traces
	1,3970

(O. HENRY.)

Les eaux de Château-Gonthier conviennent aux personnes dont les digestions sont lentes et laborieuses; aux femmes atteintes de chlorose, d'aménorrhée et de dysménorrhée. M. Mahier dit les avoir ordonnées avec succès contre le catarrhe de la vessie et contre la gravelle.

Bibliographie. — BAYARD : Notice sur les eaux de Château-Gonthier, 1852; — E. MAHIER : de l'Emploi médical des eaux de Château-Gonthier, 1855.

CHATEAUNEUF

(PUY-DE-DOME.)

Itinéraire de Paris à Châteauneuf. — Départ : Gare de Lyon. — I. Chemin de fer de Paris à Lyon jusqu'à Saint-Germain-des-Fossés, et embranchement de Saint-Germain-des-Fossés à Clermont, jusqu'à Riom. — Distance : 407 kil. — Durée du trajet : 9 h. 15 par l'express; 12 h. 15 par l'omnibus. — Prix : 1re cl., 50 fr. 35; 2e cl., 37 fr. 75; 3e cl., 27 fr. 50. — II. Voitures de Riom à Châteauneuf. — Distance : 28 kil.

Chateauneuf est une petite ville de 1200 habitants environ, bâtie sur les deux rives de la Sioule, au milieu des montagnes si pittoresques de l'Auvergne. Ses eaux minérales proviennent d'un assez grand nombre de sources (quatorze) qui semblent toutes avoir une origine commune. Elles sont bicarbonatées sodiques et ferrugineuses. Leur température varie de 15°,75 à 35°, et leur minéralisation par litre de 3gr,487 à 6gr,756.

ANALYSE CHIMIQUE.

SOURCE DU PAVILLON.	EAU : UN LITRE.
	Gram.
Acide carbonique.	1,986
Acide sulfhydrique libre.	»
Bicarbonate de soude.	1,620
— de potasse	1,089
— de chaux.	0,750
— de magnésie	0,435
— de protoxyde de fer.	0,016
Sulfate de soude.	0,391
Chlorure de sodium.	0,377
Arséniate de soude.	traces
Crénate de fer.	indices
Silice.	0,092
Alumine.	traces
Lithine.	traces
Matière organique..	indices
	6,756

(Lefort, 1855.)

Les sources de Châteauneuf sont réparties entre quatre établissements contenant des buvettes, des piscines, des cabinets de bains et de douches. Ces établissements, qui appartiennent à des particuliers, sont connus sous les noms suivants : *Grand bain chaud*, *bain de César*, *bain de Mossier*, *bain de la Rotonde*.

Malgré leur grande richesse de minéralisation, les eaux de Châteauneuf n'ont pas la vogue qui s'est attachée à d'autres sources de même nature et moins riches qu'elles en principes médicamenteux. Cela tient à ce que ces eaux, qui sourdent sur les bords de la Sioule, sont exposées à des inondations qui les privent de leurs vertus durant une partie de la saison.

Comme toutes les eaux bicarbonatées sodiques, les eaux de Châteauneuf sont excitantes, diurétiques et sédatives. Elles agissent dans les affections de la peau de nature arthritique, et sont principalement utiles dans les eczémas bien circonscrits, à forme lichénoïde, qui, pour M. Bazin, sont une manifestation de l'arthritis. Elles sont aussi très-efficaces contre les rhumatismes chroniques, les dyspepsies, les affections de l'appareil urinaire et surtout la gravelle.

Les environs de Châteauneuf sont très-pittoresques, et les baigneurs peuvent y faire plusieurs excursions. C'est ainsi qu'ils visiteront la montagne volcanique du *Puy-Chalard*, le lac de *Tazana*, les carrières de schiste de *Menat*, la forêt des *Mérites*, etc.

Bibliographie. — J. Lefort : Etudes chimiques sur les eaux minérales de Châteauneuf, 1855.

CHATELDON

(PUY-DE-DOME.)

Itinéraire de Paris à Châteldon. — Départ : Gare de Lyon. — I. Chemin de fer de Paris à Vichy. — Distance : 365 kil. — Durée du trajet ; 8 h. par l'express ; 11 h. 20 par l'omnibus. — Prix : 1re cl., 45 fr. 20 ; 2e cl., 33 fr. 80 ; 3e cl., 24 f. 65. — II. Voitures de Vichy à Châteldon. — Distance : 12 kil.

Chateldon est une petite ville située non loin de Vichy, dans une vallée entourée de collines escarpées et rocheuses. Ses eaux minérales, qui sont bicarbonatées calciques, proviennent de cinq sources dont la température varie entre 9° et 13°,6. Leur minéralisation est identique, mais pas égale ; elle varie entre 3gr,424 et 3gr,128.

ANALYSE CHIMIQUE.

SOURCE DU PUITS-ROND.	EAU : UN LITRE.
	Gram.
Acide carbonique libre dissous.	2,308
Bicarbonate de soude.	0,629
— de potasse.	0,092
— de magnésie.	0,367
— de strontiane.	?
— de chaux.	1,427
— de protoxyde de fer.	0,037
— de protoxyde de manganèse. .	?

Sulfate de soude.	0,035
Phosphate de soude.	0,117
Arséniate de soude.	traces.
Borate de soude.	?
Chlorure de sodium.	0,016
Silice.	0,100
Matière organique.	traces
	5,128

(Bouquet, 1854.)

L'établissement thermal est assez bien tenu, quoique très-petit. Il est disposé de façon à pouvoir loger les baigneurs. Mais ceux-ci sont en très-petit nombre. Les eaux de Châteldon sont surtout exportées.

Les maladies dans lesquelles elles produisent de bons effets sont : les affections des voies urinaires, néphrite calculeuse, gravelle, catarrhe vésical, dysurie, rétention d'urine; les dyspepsies ; les anorexies, avec bouche amère, langue saburrale et tout le cortége obligé d'accidents qui sont liés aux digestions pénibles. MM. O. Henry et Gonod les conseillent dans les maladies cutanées qui coïncident souvent avec une inflammation lente des voies digestives : urticaire, couperose, impétigo, etc. M. Desbrest, enfin, déclare les avoir employées avec succès, dans le cours des fièvres intermittentes, comme succédanées des fièvres intermittentes.

Châteldon est loin d'avoir l'aspect riant de Vichy, sa voisine : « C'est, dit Piesse, un vrai type d'ancienne ville auvergnate; ses maisons accusent dans leurs détails l'architecture des treizième, quatorzième et quinzième siècle, mais avec de vieux escaliers vermoulus faisant saillie au dehors, mais avec des toitures plates aux tuiles recroquevillées, rougeâtres et moussues ; ajoutez à cela des rues étroites, anguleuses, que côtoie le Vaugiron, offrant l'imprévu à chaque détour. Bref, Châteldon a la physionomie d'une ville féodale, elle a oublié de faire sa toilette depuis trois cents ans ! » Les environs offrent à visiter le village de *Puy-Guillaume*, avec les ruines de son château féodal et de son abbaye, le château de *Manselmont*, etc.

Bibliographie. — Desbrets : Traité des eaux minérales de Châteldon, 1778; — X*** : les Nymphes de Châteldon et de Vichy, 1785; — A. M*** : Châteldon et ses environs, 1855; — Piessé : Vichy et ses environs, 1857; — Desbrets : Nouvelles recherches sur les eaux de Châteldon, 1857; — O. Henry et Gonod : Etudes chimiques et médicales sur les eaux minérales de Châteldon, 1858.

CHATELGUYON

(PUY-DE-DOME.)

Itinéraire de Paris à Châtelguyon. — Départ : gare de Lyon. — I. Chemin de fer de Paris à Lyon, jusqu'à Saint-Germain-des-Fossés, et embranchement à Saint-Germain-des-Fossés, à Clermont, jusqu'à Riom. — Distance : 407 kil. — Durée du trajet : 9 h. 15, par l'express ; 12 h. 15 par l'omnibus. — Prix : 1re cl., 50 fr. 35 ; 2e cl., 37 fr. 75 ; 3e cl., 27 fr. 50. — II. Voitures de Riom à Châtelguyon. — Distance : 4 kil.

Chatelguyon est un village des environs de Riom, bâti au milieu d'un des sites les plus admirables de l'Auvergne. Ses eaux minérales proviennent de plusieurs sources situées sur les deux rives du ruisseau le Sardour. Leur température varie entre 16° et 35°. Leur débit par jour est d'environ 4,000 hectolitres : mais elles ne sont pas toutes utilisées.

Les eaux de Châtelguyon ont été classées par les auteurs de l'Annuaire parmi les eaux chlorurées. MM. Durand-Fardel et Roubaud, se basant sur l'analyse de M. Barse, les ont rangées dans la classe des eaux sulfatées sodiques. En 1865, M. Lefort a entrepris une nouvelle analyse de ces eaux, que nous donnons plus bas ; et d'après cette analyse, le savant hydrologue les classe parmi les eaux bicarbonatées mixtes.

ANALYSE CHIMIQUE.

SOURCE DEVAL.

	EAU : UN LITRE.
	Gram.
Acide carbonique libre et combiné. . . .	2,442
— chlorhydrique.	2,153
— sulfurique.	0,295
— silicique.	0,126
— arsénique.	indices
Potasse.	0,112
Soude.	1,287
Chaux.	0,990
Magnésie.	0,670
Strontiane et lithine.	indices
Alumine.	0,008
Oxyde de fer.	0,024
Matière organique bitumineuse.	indices
	8,085

Châtelguyon possède deux établissements thermaux. Le plus ancien, ou *établissement Barse*, ne comprend que quelques baignoires et deux piscines placées dans les conditions les moins favorables. L'autre, ou *établissement Brosson*, de construction récente, réunit la plupart des avantages qu'on est en droit d'attendre d'une station de cette importance. Il ne comprend pas moins de 22 baignoires, avec deux vastes piscines, dans lesquelles l'eau se renouvelle sans cesse, 16 cabinets de bains comprenant tous les appareils de douches possibles, et enfin, 2 cabinets spéciaux pour douches ascendantes, et un cabinet pour douches vaginales.

Excitantes, apéritives, toniques et reconstituantes, légèrement purgatives, les eaux de Châtelguyon sont conseillées dans les inflammations chroniques des organes digestifs et les obstructions viscérales du ventre, dans les rhumatismes articulaires chroniques, les engorgements lymphatiques des articulations, la chlorose, l'anémie, la scrofule et les affections de l'utérus.

Bibliographie. — Aguilhan : Note sur l'action thérapeutique des eaux de Châtelguyon, 1849 ; — O. Chevallier : Notice sur les eaux minérales de Châtelguyon, 1859 ; — Lefort : Mémoire sur les propriétés physiques et la composition chimique des eaux de Châtelguyon, 1865.

CHATENOIS

(BAS-RHIN.)

Itinéraire de Paris à Chatenois. — Départ : gare de l'Est. — Chemin de fer de Paris à Strasbourg. — Distance : 503 kil. — Durée du trajet : 11 h. 40, par l'express ; 17 h., par l'omnibus. — Prix : 1re cl., 61 fr. 25 ; 2e cl., 44 fr. 95 ; 3e cl., 31 fr. 75. — II. Chemin de fer de Paris à Bâle, jusqu'à la station de Chatenois. — Distance : 47 kil. — Durée du trajet : 1 h. 45, par l'express ; 2 h., par l'omnibus. — Prix : 1re cl., 5 fr. ; 2e cl., 3 fr.

Chatenois est une petite ville de 4,000 habitants située à 6 kilomètres de Schlestadt, à l'entrée de la vallée de Villé, l'une des plus intéressantes des montagnes des Vosges. Comme ses sœurs Niederbronn, Soultzmatt, Soultzbach et Wattwiller, cette station thermale alsacienne est aujourd'hui prussienne de par le droit du plus fort ; mais comme elle redeviendra française au jour tant désiré de la revanche, nous nous faisons un devoir de lui conserver sa place parmi les stations thermales françaises.

Ses eaux minérales, qui sont chlorurées sodiques froides, proviennent de deux sources : la source de *Béninger* et la source *Buckel*.

ANALYSE CHIMIQUE.

EAU UN LITRE.	SOURCE BINNINGER.	SOURCE BUCKEL.
Acide carbonique libre.	Traces indétermin.	Traces indétermin.
Acide hydro-sulfurique.	Traces sensibles.	Traces moins sensibles.
	Grammes.	Grammes.
Chlorure de sodium..	3.200	3.263
— de magnésium..	0.078	0.066
— de potassium.	0.010	0.010
Sulfate de soude (anhydres.).	0.086	0.088
— de magnésie —	0.050	0.070
— de chaux —	0 020	0.024
Silicate de soude.	0.050	0.050
Bicarbonate de soude.	»	»
— de chaux.	0.410	0.320
— de magnésie.	0.270	0.198
— de fer et de manganèse..	0.020	0.021
Bromures alcalins.	Traces fort sensibl.	Traces fort sensibl.
Iodure —	»	»
Matière organ. unie à un peu de fer.	0.020	0.021
Silice et alumine (silicate).	»	»
(O. Henry.)	4.214	4.151

Il y a à Chatenois deux établissements thermaux très-convenables et peuvant donner plus de deux cents bains par jour.

Les eaux de Chatenois sont excitantes, altérantes et légèrement purgatives. Elles sont ordinairement employées dans la chlorose et tous les phénomènes morbides qui l'accompagnent, dans toutes les affections dépendant d'une atonie générale des tissus, leucorrhées, pertes séminales, etc., dans les engorgements chroniques du foie et de la rate. « Mais, d'après M. Wilher, les altérations pathologiques dans lesquelles on obtient les résultats les plus prompts et les plus heureux sont sans contredit celles qui ont leur siége dans le système blanc ou lymphatique, comme, par exemple, dans les affections rhumatismales et scrofuleuses, la carie des os, les engorgements strumeux des glandes, les ulcères dartreux de la peau, les tumeurs blanches des articulations, le commencement de la coxalgie, etc... » Elles sont contre-indiquées dans tous les cas des pléthore sanguine pulmonaire ou cérébrale, d'affections organique du cœur et des gros vaisseaux, et d'inflammations aiguës de l'appareil digestif.

Les baigneurs pourront se distraire en visitant les châteaux de *Kientzheim*, de *Haut-Kœnigsbourg*, d'*Ortenberg*, de *Ranisteim;* la *tour des Sorcières*, etc.

Bibliographie. — Mistler : Notice médicale sur les eaux minérales de Chatenois, 1844 ; — Robert : Guide du médecin et du touriste aux bains de la vallée du Rhin, de la forêt Noire et des Vosges, 2e édit., 1869.

CHAUDESAIGUES

(CANTAL.)

Itinéraire de Paris à Chaudesaigues. — Départ : gare de Lyon. — I. Chemin de fer de Paris à Nîmes, par Nevers, Saint-Germain-des-Fossés, et Clermont jusqu'à Arvant, et embranchement de Arvant à Capdenac, jusqu'à la station de Neussargues. — Distance : 529 kil. — Durée du trajet : 14 h. 35, par l'express; 18 h. 15, par l'omnibus. — Prix : 1re cl., 65 fr. 45; 2e cl., 49 fr. 05; 3e cl., 35 fr. 75.— II. Voitures de Neussargues à Chaudesaigues. — Distance : 31 kil. — Durée du trajet : 8 h. — Prix : 8 fr.

Chaudesaigues est un gros village de l'arrondissement de Saint-Flour, situé dans une gorge sauvage, aux pieds des montagnes qui séparent l'Auvergne du Gévaudan. Ses eaux minérales sont les plus chaudes que l'on connaisse. Leur température varie de 57° à 81°,5. Elles proviennent d'un assez grand nombre de sources, dont les principales sont : les sources du *Par*, de l'*Ostende*, du *Moulin-du-Ban*, de *Felgère*, de *Reinontalou* et de *la Condamine*.

ANALYSE CHIMIQUE.

SOURCE DU PAR. Tre : 81°,5.

	EAU : UN LITRE. Gram.
Carbonate de soude.	0,471
— de chaux. . . .	0,050
— de magnésie. . .	0,010
Oxyde de fer.	0,001
Sulfate de soude.	0,045
— de chaux.	0,015
— de magnésie. . . .	0,006
Sulfure d'arsenic.	traces
— de fer.	traces
Chlorure de sodium. . . .	0,065
— de magnésium. .	0,007
Bromure de sodium. . . .	0,020
Iodure de sodium.	0,018

Silicate de soude.	0,082
Silice.	0,013
Alumine.	0,001
Matière organique.	0,010
	0,811

(Blondeau.)

Les sources réunies de Chaudesaigues fournissent par jour 10,000 hectolitres d'une eau limpide, incolore, inodore, onctueuse au toucher, un peu fade au goût, se couvrant au contact de l'air d'une pellicule irisée, et dégageant de nombreuses bulles de gaz dans les sources. Cette eau est utilisée en boissons, en douches, en bains et en étuves dans des établissements particuliers qui n'ont malheureusement pas tout le développement et le confortable nécessaires.

Les rhumatismes chroniques musculaires, les névralgies, les affections scrofuleuses, certaines maladies des articulations et du système osseux, telles que les suites d'entorses et de fractures, la carie, les tumeurs blanches ; la dyspepsie et les dermatoses, telles sont les maladies qui sont heureusement modifiées et guéries par les eaux de Chaudesaigues. M. Dufresse de Chassaigne a obtenu plusieurs guérisons d'endocardite rhumatismale. Il est regrettable que cette station ne soit pas plus fréquentée.

Les habitants du pays utilisent les eaux pendant l'hiver pour des usages domestiques, et surtout pour le chauffage de leurs maisons, au moyen de petits canaux pratiqués dans les rez-de-chaussée.

Bibliographie. — Teillard : Recherches sur les propriétés médicales des eaux minérales de Chaudesaigues, 1842 ; — Dufresse de Chassaigne : Mémoire sur les eaux thermales de Chaudesaigues, 1849 ; — Le même : Nouveau mémoire sur les eaux thermales de Chaudesaigues, 1852 ; — Le même : Mémoire sur le traitement et la guérison de l'endocardite rhumatismale par les eaux thermales de Chaudesaigues, 1855.

Chaumont (Maine-et-Loire). — Eaux bicarbonatées mixtes froides.

Chemillé (Maine-et-Loire). — Eaux ferrugineuses bicarbonatées froides.

Choranche (Isère). — Eaux sulfurées calciques froides.

CLERMONT

(PUY-DE-DOME.)

Itinéraire de Paris à Clermont. — Départ : gare de Lyon. — Chemin de fer de Paris à Clermont. — Distance : 420 kil. — Durée du trajet : 9 h. 15, par l'express ; 14 h. 10 par l'omnibus. — Prix : 1re cl., 52 fr. ; 2e cl., 38 fr. 95 ; 3e cl., 28 fr. 40.

Clermont, chef-lieu du Puy-de-Dôme, possède dans son centre et dans ses faubourgs plusieurs sources d'eaux minérales. Ces sources ont été divisées en trois groupes : 1° *sources de Jaude ;* 2° *sources de Sainte-Claire ;* 3° *sources de Saint-Allyre.* Elles appartiennent à la classe des eaux bicarbonatées calciques thermales.

ANALYSE CHIMIQUE.

EAU UN LITRE.	JAUDE.	SAINT-ALLYRE.	SAINTE-CLAIRE
Air atmosphérique	indéterm.	indéterm.	indéterm.
Acide carbonique libre	1.752	1.651	0.751
	Grammes.	Grammes.	Grammes.
Bicarbonate de chaux	0.9[illegible]	1.575	1.557
— de magnésie	0.460	0.668	0.656
— de soude	0.360	0.765	0.622
— de potasse	0.031	0.034	0.625
— de protoxyde de fer	0.051	0.035	0.028
Sulfate de potasse	0.077	0.100	0.105
— de strontiane	0.002	0.004	0.004
Chlorure de sodium	0.674	1.051	1.147
Iodure de potassium	traces	traces	traces
Arséniate de soude	»	»	»
Phosphate de soude	0.002	0.002	0.002
Silice	0.096	0.109	0.088
Alumine	0.004	0.004	0.005
Matière organique	indiquée	indiquée	indiquée
(Lefort, 1859.)	4.453	5.456	4.784

Les sources de Clermont ne sont presque pas utilisées en médecine. Seule parmi le groupe de Saint-Allyre, la source des Bains, qui débite plus de 200,000 litres d'eau par jour, alimente un établissement de bains fréquenté seulement par les habitants de Clermont.

Ce qui a fait la renommée des sources de Clermont, et de celles de Saint-Allyre en particulier, c'est leur propriété pétrifiante. Ces eaux renferment une assez grande quantité de carbonate de chaux qui, par suite de l'évaporation d'un excès d'acide carbonique, se précipite et forme de brillants cristaux composés de carbonate de chaux légèrement colorés par un peu de fer hydroxyde. Cette vertu pétrifiante est exploitée par le propriétaire qui vend aux touristes une foule d'objets pétrifiés, tels que fruits, fleurs, nids, animaux, etc

Cocherey (Moselle). — Eaux chlorurées sodiques froides.

COISE

(SAVOIE.)

Itinéraire de Paris à Coise. — Départ : gare de Lyon. — I. Chemin de fer de Paris à Turin, par Mâcon et Culoz jusqu'à Chambéry. — Distance : 598 kil. — Durée du trajet : 13 h. 20, par l'express ; 20 h. 20, par l'omnibus. — Prix des places : 1re cl., 73 fr. 95 ; 2e cl., 55 fr. 50 ; 3e cl., 40 fr. 65. — II. Voitures de Chambéry à Coise. — Distance : 19 kil. — Durée du trajet : 1 h. 45.

COISE ou COEZE est un gros village de 1,700 habitants, qui possède des eaux bicarbonatées sodiques, provenant d'une seule source. Cette source, dite *fontaine de la Saula,* coule sur la rive gauche de l'Isère, dans un terrain marécageux, et débite par jour 100 hectolitres environ d'eau limpide, incolore, acidule et dégageant par intervalles une assez grande quantité de petites bulles qui viennent crever à sa surface. Sa température est de 12° seulement.

ANALYSE CHIMIQUE.

	EAU : UN LITRE.		
	Cent. cub.		Pouc. cub.
Acide carbonique	4,80	=	0,0095
Oxygène	4,40	=	0,0063
Hydrogène protocarboné	14,75	=	0,0171
Azote	20,65	=	0,0262
	44,60	=	0,0591

	Gram.
Bicarbonate de soude	0,8136
— de potasse	0,0045
— d'ammoniaque	0,0151
— de magnésie	0,0191
— de chaux	0,0115
Sulfate de magnésie	0,0035
Phosphate de chaux	traces
Silicate d'alumine	0,0162
Iodure de magnésium	0,0077
Bromure de magnésium	0,0015
Chlorure	0,0034
— de sodium	0,0041
Crénate de fer	0,0020
	0,9020

(P. MORIN, 1851.)

Les eaux de Coise sont excitantes, toniques et reconstituantes. Elles modifient activement l'hématose et agissent comme résolutives. Depuis longtemps elles ont la réputation d'être anti-goîtreuses. La présence de l'iodure et du bromure de magnésium expliquent assez cette propriété, qui est réelle, car les habitants du pays qui boivent journellement les eaux de cette source, sont les seuls qui n'offrent ni goîtreux ni crétins.

Coise ne possède aucun établissement thermal.

Bibliographie. — DUBOULOZ : Notice sur les eaux de Coise, 1852.

COLLIOURE (Pyrénées-Orientales). — Eaux ferrugineuses bicarbonatées.

CONDILLAC

(DROME.)

Itinéraire de Paris à Condillac. — Départ : gare de Lyon. — I. Chemin d fer de Paris à Marseille, jusqu'à Montélimar. — Distance : 662 kil. — Durée du trajet : 14 h. 50, par l'express ; 18 h., par l'omnibus. — Prix : 1re cl., 81 fr. 55 ; 2e cl., 61 fr. 15 ; 3e cl. ,44 fr. 85. — II. Voitures de Montélimar à Condillac. — Distance : 3 kil.

CONDILLAC est un village des environs de Montélimar, dont les eaux ont acquis une assez grande célébrité dans ces dernières années. M. Tampier croient qu'elles furent connues des Romains, puis oubliées et retrouvées en 1845, sous les éboulements séculaires du mont Givode.

Les eaux de Condillac proviennent de deux sources baptisées par Mathieu, de la Drôme, l'ancien et éloquent représentant de 1848, dont les almanachs sont devenus si populaires, du nom de ses deux filles : *Anastasie* et *Lise*. Elles sont bicarbonatées calciques et ne sont guère employées sur place. Elles se boivent surtout transportées.

ANALYSE CHIMIQUE.

EAU UN LITRE.	ANASTASIE.	LISE.
Acide carbonique libre	0^{lit}.548	0^{lit}.530
Acide sulfhydrique	»	sensible à la source
	Grammes.	Grammes.
Bicarbonate de chaux	1.359	0.954
— de magnésie	0.035	tzaces
— de soude	0.166	0.156
Sulfate de soude	0.175	0.090
— de chaux	0.053	»
Chlorure de sodium	0.130	0.170
— de calcium	»	»
Sel de potasse	traces	traces
Azotate	»	»
Iodure	»	»
Silicate de chaux et d'alumine	0.245	0.715
Carbonate et crénate de fer	0.010	0.031
Matière organique	traces	traces
(O. HENRY.)	2.193	2.115

Ces deux sources, dont la plus importante est la source Anastasie, débitent par jour plus de 300 hectolitres d'une eau limpide, incolore, inodore, à saveur piquante, pétillant dans le verre, et dégageant, surtout au griffon, des bulles nombreuses de gaz.

Les eaux de Condillac que l'on boit surtout à table comme les eaux de Seltz et de Saint-Galmier, ont été fortement préconisées par Dupasquier au déclin des fièvres typhoïdes. Ce médecin a reconnu qu'elles abrégeaient considérablement la durée des convalescences et écartaient presque tout danger de rechute. Elles sont excellentes contre les dyspepsies, les gastralgies, les gastrites anciennes, les flatuosités, etc. M. Foucard dit les avoir administrées avec succès dans les vomissements incoercibles de la grossesse. Enfin leur efficacité a été constatée dans la chlorose et l'anémie.

Bibliographie. — Tampier : Eaux minérales de Condillac, 1859 ; — Le même Eaux minérales alcalines gazeuses de Condillac, 1866.

CONTREXÉVILLE

(VOSGES).

Itinéraire de Paris à Contrexéville. — Départ : gare de l'Est. — I. Chemin de fer de Paris à Neufchâteau, par Chaumont. — Distance : 325 kil. — Durée du trajet : 8 h. 30, par l'express ; 13 h. 15 par l'omnibus. — Prix : 1re cl., 40 fr. ; 2e cl., 30 fr. ; 3e cl., 22 fr. — II. Voitures de Neufchâteau à Contrexéville. — Trajet en 3 h.

Contrexéville est un village de sept cents habitants situé dans un vallon en forme d'entonnoir qui va du sud au nord, et qu'arrose la petite rivière de Vaix. Il doit sa renommée à ses eaux minérales, qui furent découvertes en 1759 par le docteur Bagard. L'établissement thermal, tel qu'il existe aujourd'hui, fut fondé quelques années plus tard par Thouvenel, médecin de Louis XVI.

Les sources, au nombre de trois, sont connues sous les noms de *source du Pavillon*, *source du Prince* ou *des Bains*, et *source du Quai*. La première, qui ne débite pas moins de 600 hectolitres par vingt-quatre heures, est exclusivement employée en boisson ; les deux autres sont réservées pour le service des bains et des douches. Toutes trois appartiennent à la classe des eaux sulfatées calciques froides.

ANALYSE CHIMIQUE.

EAU : UN LITRE.		S. DU PAVILLON.
Acide carbonique libre.		0,080
Bicarbonates.	de chaux. . .	0,402
	de magnésie. .	0,035
	de fer.	0,007
	de lithine. . .	0,004
Sulfates.	de chaux. . . .	1,165
	de magnésie. .	0,236
	de soude. . .	0,030
Silice.		0,015
Chlorure.	de potassium.	0,006
	de sodium. . .	0,004
Fluorure de calcium.		traces
Arsenic.		traces
		2,384

(DEBRAY, 1864.)

Les eaux de Contrexéville sont limpides, incolores; elles laissent déposer dans les bassins et les conduits un sédiment onctueux et ocracé, et au contact de l'air leur surface se recouvre d'une pellicule irisée. Leur saveur fraîche, acidule et un peu atramentaire, laisse un arrière-goût styptique. Administrées à l'intérieur, elles sont très-rapidement absorbées. Leur présence dans le système vasculaire se traduit par l'accélération du pouls, la fréquence de la respiration et l'activité plus grande de toutes les sécrétions, spécialement des urines et des selles. Elles sont éminemment diarrhétiques ; quelques heures suffisent, après leur ingestion, pour qu'elles soient élaborées par les reins et expulsées au dehors.

Presque tous les malades qu'on rencontre à Contrexéville sont atteints de maladies des voies urinaires ou de goutte. Cela ressort d'une statistique publiée en 1866 par le docteur Legrand du Saulle. Sur 1652 malades auxquels il a été appelé à donner des soins pendant ses huit années de séjour à Contrexéville comme médecin-consultant, notre savant maître et ami a compté 715 gravelles ; 221 gouttes ; 138 néphrites aiguës ou chroniques ; 348 affections de la vessie, dont 235 catarrhes ; 73 calculeux ; 42 maladies de la prostate, 27 maladies de l'urèthre, 28 maladies du foie, 21 maladies de l'estomac et des intestins, 10 maladies du système nerveux, 33 maladies de femmes, et 6 maladies diverses. Il est bon à noter en passant que les malades venus à Contrexéville pendant plusieurs années de suite n'ont été compris qu'une fois dans cette statistique.

Comme on le voit, les malades qui dominent à Contrexéville sont ceux qui sont atteints de gravelle. C'est qu'en effet ces eaux sont pour ainsi dire souveraines contre toutes les variétés de cette affection : gravelle *urique*, gravelle d'*oxyde cystique*, gravelle *phosphatique*, gravelle d'*oxalate de chaux* et gravelle d'*oxyde xanthique*. D'accord avec tous nos confrères qui, comme nous, s'occupent d'une manière spéciale des maladies des voies urinaires, nous les préférons de beaucoup à celles de Pougues et de Vichy pour le traitement de la gravelle. Elles agissent, ainsi que l'a fort bien dit notre éminent collègue de la Société de thérapeutique expérimentale de France, M. Millet, de Tours, non pas en désagrégeant les calculs, comme Petit l'a prétendu pour les eaux de Vichy, mais elles agissent par une sorte de lixiviation en entraînant les graviers, en déblayant, en lavant les reins, les uretères et la vessie.

La goutte est aussi très-fréquente à Contrexéville. Cela se comprend, car la goutte étant « la sœur de la gravelle, » ainsi que l'a dit avec raison Érasme, comme cette dernière elle y est heureusement modifiée.

Après la gravelle et la goutte, les maladies que l'on rencontre le plus souvent à Contrexéville sont les catarrhes de la vessie, les atonies, inerties et paralysies de cet organe, les rétentions et les incontinences d'urine. A cette série d'affections pour lesquelles les eaux de cette station sont très-salutaires, nous ajouterons l'engorgement de la prostate et les cystites chroniques.

Enfin nous insisterons sur les bons effets que retireront de ces eaux les malades qui viennent de subir l'opération de la lithotritie.

Les baigneurs n'oublieront pas que les eaux ne sont rien sans le régime en général, et sans le régime alimentaire en particulier. Ils se conformeront donc scrupuleusement, non pas à leurs goûts et à leurs appétits, mais aux prescriptions de leur médecin. Ces observations s'adressent surtout aux malades atteints de gravelle et de goutte, deux affections qui réclament un régime sévère et tout spécial.

Le séjour de Contrexéville est loin d'être gai ; la lecture, le jeu et la promenade sont les seules distractions qu'on y rencontre. En revanche, les malades y recouvrent la santé, ce qui est bien une compensation suffisante !

Bibliographie. — BAGARD : Mémoire sur les eaux de Contrexéville, 1760 ; — X... : un Mot sur les eaux minérales de Contrexéville, 1837 ; — MAMELET : Notice sur les propriétés physiques, chimiques et médicales des eaux de Contrexéville, 1851 ; — BAUD : Etude sur les eaux minérales de Contrexéville, 1857 ; — LEGRAND DU SAULLE : Etudes historiques sur les eaux de Contrexéville, 1860 ; — MILLET : une Saison à Contrexéville, 1862 ; — LEGRAND DE SAULLE : Huit années de pratique médicale à Contrexéville, 1866 ; — DEBOUT : des Eaux minérales de

Contrexéville et de leur emploi dans le traitement de la goutte, de la gravelle et du catarrhe vésical, 1870.

CORDÉAC (Isère). — Eaux sulfurées calciques froides.

CORRENC (Isère). — Eaux sulfurées calciques thermales.

CORRE (Haute-Saône). — Eaux sulfatées sodiques froides.

COURPIÈRE (Puy-de-Dôme). — Eaux bicarbonatées sodiques froides.

COURRIÈRE (Maine-et-Loire). — Eaux ferrugineuses froides.

COURS (Gironde). — Eaux ferrugineuses froides.

COUZAN

(LOIRE.)

Itinéraire de Paris à Couzan. — Départ : gare de Lyon. — I. Chemin de fer de Paris à Saint-Étienne, jusqu'à la station de Montrond. — Distance : 474 kil. — Durée du trajet : 11 h. 50 par l'express ; 15 h. 25 par l'omnibus. — Prix : 1re cl., 58 fr. 55 ; 2e cl. 43 fr. 70 ; 3e cl., 32 fr. — II. Voitures en correspondance avec le chemin de fer de Montrond à Couzan.

COUZAN, ou *Sail-sous-Couzan* est un village de l'arrondissement de Montbrison, situé au pied d'une montagne en forme de cône que couronnent les vastes et imposantes ruines du château de Couzan.

Il y a quelques années encore, Couzan n'était nullement connu comme station thermale ; il n'y avait qu'une seule source, débitant seulement 300 litres d'eau par heure, et parfaitement insuffisante pour alimenter un établissement de bains. Actuellement, Couzan possède deux sources ; l'une, la plus ancienne dont nous venons de parler, est depuis fort longtemps connue dans le pays sous le nom de *source Fontfort* ; l'autre, découverte en 1863 et captée en 1865, a reçu le nom de *source Rimaud*, en vue de perpétuer le souvenir d'un médecin qui, depuis longtemps, a toujours montré un bienveillant intérêt au pays. Ces deux sources, distantes seulement de 50 mètres, sont situées, la première sur la rive gauche, et la seconde sur la rive droite du Chagnon.

La *source Fontfort* donne environ 16,000 litres d'eau par jour, et la *source Rimaud* en fournit 28,000 dans le même temps. Ces deux sources alimentent un établissement récemment construit qui renferme 26 baignoires, munies chacune d'un tube à aspiration d'acide carbonique, des douches de toutes sortes, des bains de vapeur, en un mot tout le matériel de l'hydrothérapie moderne.

Les eaux de Couzan sont bicarbonatées sodiques, acidules, aigrelettes et assez agréables au goût ; elles pétillent et moussent vivement comme le vin de Champagne qu'on agite en l'air. Elles laissent sur le sol un dépôt notable d'oxyde de fer hydraté, et se troublent progressivement lorsqu'on les laisse exposées à l'air.

ANALYSE CHIMIQUE.

EAU UN LITRE.	RIMAUD. Gram
Acide carbonique libre	0,4317
Bicarbonate de soude	1,9509
— de potasse	0,3034
— de chaux	0,3870
— de magnésie	0,3436
— de protoxyde de fer	0,0177
— de protoxyde de manganèse. — de lithine	indices
Chlorure de sodium	0,0876
Iodure de sodium Arséniate de soude	indices
Sulfate de chaux	0,0465
Alumine	indices
Silice	0,0410
Matière organique	indices
	3,6094

(LEFORT, 1866.)

Excitation, réaction et reconstitution, tels sont les principaux effets produits par les eaux de Couzan. M. Goin, l'inspecteur actuel, les recommande en boissons, bains tempérés et douches froides, contre les dyspepsies déjà anciennes qu'on observe chez les anémiques, chez les convalescents; contre les dyspepsies qui surviennent dans les diverses cachexies et qu'on rencontre si fréquemment dans les affections utérines. Quant aux formes de la dyspepsie, qu'elle soit atonique, flatulente, bilieuse, qu'elle soit accompagnée d'acidité ou de méricisme, les eaux de Couzan réussissent bien. La dyspepsie liée à la diathèse arthritique réclame aussi les eaux de Couzan: mais les eaux chlorurées ou sulfureuses seront préférables pour la dyspepsie liée à la diathèse strumeuse ou herpétique. Les eaux de Couzan produisent de bons effets dans la chlorose, l'anémie, les affections chroniques de l'utérus, telles que métrite, leucorrhée, aménorrhée, etc. Enfin M. Rimaud les considère, pour ainsi dire, comme le spécifique de la gravelle, et il cite plusieurs observations de cures obtenues par les eaux de Couzan chez des malades qui n'avaient pu guérir ni à Vichy ni à Contrexéville.

Nous ne terminerons pas cet article sur Couzan sans parler de l'emploi thérapeutique de l'acide carbonique, qui est mis en usage dans cette station depuis plusieurs années par le docteur Goin et par son confrère M. Rimaud. Ces messieurs l'emploient surtout avec succès dans l'asthme nerveux, dans les angines chroniques et dans les plaies et les ulcères qui sont difficiles à cicatriser. Enfin M. Goin, grâce à l'acide carbonique, a pu guérir plusieurs conjonctivites et blépharites strumeuses.

Les environs de Couzan offrent aux baigneurs des buts de promenade aussi nombreux que variés : les ruines du château de *Couzan*, l'abbaye de *Leigneux*, la cascade de *Gourmé*, la grotte des *Fayettes*, le mont de *Pierre-sur-autre*, élevé de 1640 mètres, etc.

Bibliographie. — De Viry : Notice sur les eaux de Sail-sous-Couzan, 1805; — Henry : Analyse des eaux de Couzan, 1846 ; — Rimaud : Etude sur les eaux minérales du département de la Loire, 1860 ; — Lefort : Etude sur les propriétés physiques et chimiques des eaux minérales de Couzan, 1866 ; — Goin : Notice sur les eaux minérales de Couzan, 1867.

CRANSAC

(AVEYRON.)

Itinéraire de Paris à Cransac. — Départ : gare d'Orléans. — Chemin de fer de Paris à Rodez, par Périgueux et Capdenac, jusqu'à Cransac. — Distance : 589 kil. — Durée du trajet : 18 h. 25, par l'express; 23 h. 50, par l'omnibus. — Prix : 1re cl., 73 fr. 95 ; 2e cl., 55 fr. 35 ; 3e cl., 40 fr. 35.

Cransac est un village d'environ 1000 habitants, situé à 300 mètres au-dessus du niveau de la mer, dans une jolie vallée qu'arrose un affluent du Lot.

Les eaux minérales qu'on y trouve sont connues depuis huit siècles au moins, comme l'attestent plusieurs momuments authentiques. Elles sourdent des flancs d'une montagne formée de bancs de houille et d'un schiste pyriteux, mêlé de fer carbonaté. Cette montagne, nommée le *Montet*, est en combustion depuis des siècles et présente de larges crevasses par lesquelles se dégagent de la vapeur d'eau et des fumées acides.

Les sources, au nombre de cinq, sont connues sous les noms suivants : Source *Haute* ou *Forte-Richard*, source *Basse* ou *Douce-Richard*, source *Basse-Bezelgues* et les deux *Sources-à-laver*. Les deux premières seules sont utilisées par la médecine. Elles sont sulfatées calciques ferrugineuses, et donnent par jour 500 litres d'eau à 10°.

ANALYSE CHIMIQUE.

EAU UN LITRE.	HAUTE-RICHARD.	BASSE-RICHARD.
	Grammes.	Grammes.
Sulfate de potasse.	0.012	0.021
— de soude.	0.006	0.011
— de chaux.	0.863	2.413
— de magnésie.	0.936	2.291
— d'alumine.	2.325	2.079
— de peroxyde de fer.	0.012	»
— de manganèse.	traces	»
Sulfure d'arsenic.	0.00025	traces
Chlorhydrate d'ammoniaque.	0.014	0.012
Iodhydrate d'ammoniaque.	0.011	0.009
Acide silicique.	0.003	0.003
(BLONDEAU, 1848.)	4.18225	6.841

Les eaux de Cransac sont limpides, incolores, inodores, d'une saveur acide et styptique, nullement gazeuses et laissent déposer des flocons ocracés. L'eau de la *Source-Basse* est excitante de l'estomac, diurétique et laxative ; prise à la dose de cinq ou six verres, elle purge assez fortement et détermine parfois des vomissements. La *Source-Haute*, au contraire, est constipante ; elle est de plus tonique et reconstituante.

Pendant longtemps les eaux de Cransac n'ont été prises qu'en boisson. Depuis quelques années, on les prend en bains et en douches. Depuis quelques années aussi, on prend à Cransac des bains d'*étuves sulfureuses naturelles*. Ces étuves, d'un genre exceptionnel, ont été creusées au bas des cavernes qui se trouvent dans le sein de la montagne même ; elles sont munies chacune d'une boîte fumigatoire dans laquelle on fait asseoir le malade. Leur température peut varier de 32° à 48°, grâce à une soupape.

Les eaux de la *Source-Basse* sont recommandées dans les obstructions, l'ictère, l'embarras gastrique, les dyspepsies, les gastralgies chroniques, la constipation, les engorgements du foie et de la rate. M. Bras vante encore l'efficacité de cette source « contre les fièvres intermittentes rebelles, mal traitées dès le début, ou qui ont résisté au quinquina, ainsi que contre les engorgements chroniques des viscères abdominaux, suite de ces fièvres. » M. Bras appuie cette assertion sur plusieurs observations de militaires venus d'Afrique, guéris par ces eaux des énormes engorgements de la rate et du foie dont ils étaient porteurs.

M. Auzouy a ordonné avec succès les eaux de la *Source-Haute* contre les gonorrhées persistantes, les diarrhées séreuses ou anémiques et les cachexies muqueuses en général. Il leur attribue une véritable puissance prophylactique quand règnent les épidémies de dysenterie, de fièvres bilieuses et putrides.

M. le docteur Ducoux, ancien représentant du peuple et préfet de police, aujourd'hui directeur de l'administration des Petites-Voitures, a employé les *étuves sulfureuses* avec succès dans le rhumatisme, les affections cutanées rebelles et les tumeurs blanches, surtout celles de nature scrofuleuse.

Le nombre des baigneurs qui se rendent chaque année à Cransac est assez grand : il dépasse le chiffre de 3000.

Bibliographie. — Murat : Traité sur la nature des eaux minérales et étuves de Cransac, 1843 ; — Bras : Notice sur les eaux minérales de Cransac, 1846 ; — Ducoux : Notice sur les eaux minérales de Cransac, 1847 ; — Gendrin : Lettre à M. Ducoux sur les propriétés des eaux minérales de Cransac, 1847 ; — Blondeau : Analyse des eaux minérales de Cransac, 1850 ; — Henry : Note sur les eaux minérales naturelles ferro-manganésiennes de Cransac, 1850 ; — Auzouy : Aperçu médical et pittoresque sur les eaux de Cransac, 1854.

Crèches (Saône-et-Loire). — Eaux ferrugineuses froides.

Crédo (Gironde). — Eaux ferrugineuses froides.

Crémieu (Isère). — Eaux ferrugineuses froides.

Crol (Le) (Aveyron). — Eaux sulfatées calciques froides, voisines de Cransac.

Cusset (Allier). — Eaux bicarbonatées sodiques thermales. (Voyez Vichy.)

DAX

(LANDES.)

Itinéraire de Paris à Dax. — Départ : gare d'Orléans. — Chemin de fer de Paris à Dax, par Bordeaux. — Distance : 733 kil. — Durée du trajet : 14 h. 30, par l'express ; 20 h. 35 par l'omnibus. — Prix : 1re cl., 90 fr. 30 ; 2e cl., 67 fr. 70 ; 3e cl., 46 fr. 65.

Dax est un chef-lieu d'arrondissement du département des Landes, situé sur la rive gauche de l'Adour. Ses eaux minérales, qui sont sulfatées calciques, proviennent de sources nombreuses, dont la température varie de 31° à 61°. Les plus connues sont : La *Fontaine-Chaude*, la *Source-des-Fossés-de-la-ville*, la *Source-des-Baignots* et la *Source-Adourienne*. Seule, la *Fontaine-Chaude* a été analysée.

ANALYSE CHIMIQUE.

EAU UN LITRE.	FONTAINE CHAUDE Gram.
Carbonate de magnésie.	0,027
Sulfate de soude.	0,151
— de chaux.	0,170
Chlorure de sodium.	0,032
— de magnésium.	0,096
	0,475

(THORE ET MEYRAC.)

Dans une nouvelle analyse, M. Meyrac a constaté dans les conferves de cette source des traces d'iodures et de bromures alcalins.

Connues du temps des Romains, sous le nom d'*Aquæ Tarbellicæ*, les eaux de Dax sont réparties dans plusieurs établissements particuliers plus ou moins bien agencés, dont le plus important est sans contredit le *Bain-Coquet*.

Comme les eaux de Néris, les eaux de Dax causent d'abord une excitation légère qui fait bientôt place à la sédation ; elles agissent surtout sur le système nerveux et sur le tissu fibreux. On les utilise en boisson, en bains, en douches et en boues, dans le traitement des éruptions chroniques de la peau, contre les rhumatismes musculaires, contre les maux topiques et contre les suites d'entorses et de fractures.

On vit à Dax à très-bon marché, et les bains s'y payent un prix modique : aussi cette station doit-elle être surtout recommandée aux baigneurs peu aisés.

DESAIGUES (Ardèche). — Eaux bicarbonatées sodiques froides.

DIEU-LE-FIT (Drôme). — Eaux bicarbonatées calciques froides.

DIGNE (Basses-Alpes). — Eaux sulfurées sodiques thermales, d'après l'analyse qui en fut faite par Laurent en 1812. Depuis, M. Henry a entrepris sur ces eaux des recherches dont le résultat n'a pas démontré le caractère sulfureux que leur avait attribué Laurent. Cette station, dont l'établissement est dans un état déplorable, reçoit à peine quelques malades de la ville et des environs.

DINAN (Côtes-du-Nord). — Eaux ferrugineuses froides.

DOMÈNE (Isère). — Eaux chlorurées sodiques thermales.

DOMERAY (Maine-et-Loire). — Eaux ferrugineuses froides.

DORRES (Pyrénées-Orientales). — Eaux sulfurées sodiques thermales.

DURTAL (Maine-et-Loire). — Eaux ferrugineuses froides.

EAUX-BONNES

(BASSES-PYRÉNÉES.)

Itinéraire de Paris aux Eaux-Bonnes. — Départ : gare d'Orléans. — I. Chemin de fer de Paris à Pau, par Bordeaux et Dax. — Distance : 818 kil. — Durée du trajet : 19 h. 30, par l'express ; 27 h., par l'omnibus. — Prix : 1re cl., 100 fr. 75 ; — 2e cl., 73 fr. 55 ; — 3e cl., 52 fr. 40. — II. Voitures de Pau aux Eaux-Bonnes. — Distance : 43 kil. — Durée du trajet : 4 h. 20. — Prix 6 fr. et 8 fr.

Le village des EAUX-BONNES est situé à 750 mètres au-dessus du niveau de la mer, au fond de la vallée d'Ossau, entouré de tous côtés de hautes montagnes aux cimes dénudées, et aux flancs peuplés de noirs sapins. Il se compose d'une rue unique, bordée par des maisons à plusieurs étages, dont le style s'harmonise peu avec les splendides paysages qui l'environnent.

Cette station thermale, une des plus fréquentées des Pyrénées, aurait été connue des Romains, s'il faut en croire M. Morau. Toujours est-il que, lorsque Gaston Phœbus y vint en 1336, elle jouissait depuis longtemps d'une vogue considérable. Parmi les principaux personnages qui, à diverses époques, visitèrent les Eaux-Bonnes, nous citerons Henri II, roi de Navarre ; Marguerite d'Anjou, que sa galanterie avait proclamée la quatrième grâce et la dixième muse ; Marguerite de Valois, fille de Henri II ; Michel Montaigne, qui s'est si bien moqué de la médecine et des médecins ; Henri IV, le Vert-galant ; l'illustre médecin Bordeu, qui les appliqua le premier au traitement des maladies de poitrine ; le roi de Hollande, et, de nos jours, une bande de princes prussiens, espagnols et français plus ou moins prétendants à divers trônes.

Il y a aux Eaux-Bonnes sept sources sulfurées sodiques : la *Source-Vieille*, la *Source-Nouvelle*, la *Source-d'en-bas*, la *Source-d'Ortech*, la *Source-Froide*. Les derniers travaux d'exploration ont mis à découvert les deux autres qui proviennent, comme les cinq précédentes, de la même nappe d'eau ; elles sont exclusivement affectées au service des bains et des pédiluves. Les trois premières coulent dans le grand établissement. La quatrième va sourdre au pied du versant septentrional de la montagne qui borde la rive gauche du Valentin ; enfin, la dernière jaillit à l'entrée de la gorge de la Soule. La *Source-Vieille*, la plus anciennement connue et la plus en renom, est exclusivement réservée pour la boisson ; son débit est de sept litres par minute. La *Source-d'en-bas* et la *Nouvelle* alimentent les baignoires. La *Source-Froide*, comme la *Source-Vieille*, est employée en boisson.

La température des sources varie entre 33° et 12°.

Prise au griffon, l'eau est limpide, incolore et onctueuse au toucher; elle dégage de petites bulles de gaz azoté qui viennent crever à sa surface, et charrie en grande abondance une substance filamenteuse, blanchâtre et tomenteuse, qu'Anglada et Fontan appellent *sulfuraire*. D'une odeur qui est plutôt celle des œufs durcis au feu que celle des œufs couvés, elle a une saveur légèrement amère et hépatique, qui, d'après Bordeu, rappelle assez le goût du petit-lait.

ANALYSE CHIMIQUE.

EAU : UN LITRE.	SOURCE-VIEILLE.
	Gram.
Sulfure de sodium	0,0210
— de calcium	traces
Sulfate de chaux	0,1750
— de potasse	
— de soude	traces
— de magnésie	
Chlorure de sodium	0,2640
Silicate de soude	0,0310
Silice	0,0320
Borate de soude	
Iode	traces
Fer (probablement à l'état de sulfure)	
Matière organique	0,0480
	0,5710

(FILHOL, 1859.)

L'établissement thermal, récemment agrandi et pourvu d'annexes indispensables, est d'un style simple et de bon goût. Onze cabinets de bains pourvus de baignoires en marbre, une vaste salle pour les douches pulvérisées de la gorge, et deux pièces pour les pédiluves, dont l'usage s'est généralisé d'une manière étonnante, dans ces derniers temps; tel est l'aménagement hydrothérapique de l'établissement sans compter, bien entendu, la buvette qui se trouve adossée à la paroi du rocher nommé *Butte-du-Trésor*.

Nous ne saurions mieux faire pour donner une juste idée de l'action physiologique des Eaux-Bonnes que de citer le passage suivant, emprunté à un travail déjà ancien du docteur Andrieux, empreint à chaque page d'une expérience et d'un talent vraiment remarquables. « Les forces générales sont augmentées, l'agilité est plus grande, le sommeil est agité, l'intelligence est plus active. Les battements du cœur deviennent plus nombreux et plus forts; le pouls est plus ample, plus fréquent et plus dur ; les règles et le flux hémorrhoïdal coulent plus abondamment, se manifestent pour la première fois ou se rétablissent s'ils ont été précédemment supprimés. Le mouvement hémorrhagique se dirige du centre vers les surfaces, le sang s'échappe par les fosses nasales, par les bronches, etc.; l'appétit devient énergique, le plan musculaire intestinal se réveille de sa torpeur ou exagère sa puissance contractile. Deux grands systèmes continus de l'économie, ceux en qui se concentre plus spécialement la vie, le système nerveux et le système circulatoire, ont évidemment subi, dans les forces qui les animent, une modification qui se manifeste par une exagération de leur activité normale. Les sécrétions sont à leur tour profondément modifiées; l'exhalation cutanée augmente; il en est de même de l'excrétion urinaire. Les muqueuses se fluxionnent et rougissent; les flueurs blanches, les catarrhes nasal, laryngé, bronchique prennent momentanément une intensité nouvelle; l'expectoration devient plus abondante, des sécrétions pathologiques de la peau se créent, se rétablissent ou s'exagèrent, puis enfin tout se régularise, et il ne reste plus qu'un sentiment plus prononcé de bien-être. »

Parmi les maladies qui ont fait la réputation thérapeutique des Eaux-Bonnes, il faut placer en première ligne celles de l'appareil respiratoire. L'action de ces eaux sur la muqueuse respiratoire semble être une véritable action élective, qui fut signalée pour la première fois par Bordeu, et que tous ses successeurs ont confirmée. D'après M. Briau, l'éminent bibliothécaire de l'Académie de médecine, qui, depuis au moins vingt ans, exerce aux Eaux-Bonnes pendant la saison, cette action se fait sentir principalement de deux manières : 1° en dissolvant et en faisant disparaître les engorgements, indurations et engouements qui se produisent, soit spontanément, soit à la suite de maladies antérieures des bronches, du tissu pulmonaire ou des plèvres; 2° en agissant comme médication substitutive sur les inflammations apyrétiques subaiguës ou chroniques des mêmes organes, ainsi que sur celles du larynx et du pharynx, et en produisant dans ces parties une irritation spéciale, facilement appréciable dans un grand nombre de cas, laquelle change le mode morbide et fait en définitive disparaître les affections chroniquement établies dans un ou plusieurs points de l'appareil respiratoire.

On enverra donc aux Eaux-Bonnes les malades atteints de laryngites et de pharyngites chroniques simples ou granuleuses; de catarrhes bronchiques récents ou invétérés; d'asthme bronchique, vulgairement appelé *asthme humide;* de pleurésie chronique avec hydrothorax, etc.

Après les affections que nous venons d'énumérer, il en est encore une contre laquelle on a fortement préconisé les Eaux-Bonnes; nous avons nommé la phthisie pulmonaire. Mais ici quelques explications sont nécessaires, nous dirons même indispensables. Sans entrer dans les discussions théoriques sur la nature, les causes et la pathogénie de la tuberculose, auxquelles se sont livrés plusieurs médecins dans ces dernières années, nous rapporterons les conclusions auxquelles dix-sept ans de pratique aux Eaux-Bonnes ont conduit le docteur Cazenave de la Roche : « 1° Administrées dans certains états morbides des organes respiratoires mal définis dans leur expression symptomatique, sur la nature desquels le médecin éprouve des difficultés à asseoir un diagnostic précis, particulièrement dans le cas où le tubercule, encore à l'état de granulation, échappe à l'auscultation. les Eaux-Bonnes peuvent, à l'aide de leur propriété révélatrice, démasquer le néoplasme, en agissant à la façon d'une pierre de touche. 2° Prises au premier degré de la phthisie pulmonaire, torpide, c'est-à-dire dans les cas où le tubercule, à l'état de crudité ou de granulation miliaire, se trouve greffé sur une constitution lymphatique ou scrofuleuse, les Eaux-Bonnes font préalablement disparaître la congestion épigénétique concomitante, et par leur action élective sur les organes respiratoires, déterminent la transformation de l'élément anatomique de la maladie, tout en combattant la diathèse par leur action reconstitutive générale. 3° Impuissantes, quand elles ne sont pas dangereuses aux autres périodes de la phthisie torpide, les Eaux-Bonnes sont formellement contre-indiquées toutes les fois que la tuberculose revêt la forme éréthique, quelle que puisse être d'ailleurs la période à laquelle se trouve déjà parvenue la tuberculose. »

C'est une erreur généralement accréditée parmi les praticiens, que les Eaux-Bonnes provoquent dans la plupart des cas des hémoptisies. Messieurs les docteurs Pidoux, Cazenave, Briau, Pietra-Santa, et en général tous les médecins qui exercent dans cette station affirment par expérience le contraire, et déclarent que si l'on observe assez fréquemment des hémoptisies chez les malades qu'on leur envoie, c'est qu'elles existaient déjà avant leur arrivée aux Eaux-Bonnes, et que, par conséquent, il y avait une contre-indication formelle.

On ne saurait affirmer une durée exacte et fixe à la cure thermale.

Elle dépend d'une foule de circonstances que le médecin seul peut apprécier à leur juste valeur.

Il est d'usage aux Eaux-Bonnes, qu'après leur saison thermale, les baigneurs doivent se rendre sur une plage quelconque de l'Océan, pour s'y soumettre soit à l'action des bains de mer, soit à l'influence modificatrice de l'atmosphère maritime. Nous ne nous expliquons pas trop les motifs qui ont amené cet usage. Nous comprendrions plutôt l'installation aux Eaux-Bonnes d'une cure au petit-lait, comme il en existe à Allevard et à Uriage. Cette installation serait d'autant plus facile qu'il existe dans les environs de nombreuses fromageries.

Comme l'exercice est un très-bon adjuvant des eaux, nous conseillons aux baigneurs de visiter les promenades *Horizontale*, *Gramont*, *Jacqueminot*, *Eynard*, ainsi que celles du *Jardin anglais* et du *Kiosque;* les grottes des *Eaux-chaudes*, d'*Espalungue*, et les cascades de *Valentin*, d'*Iscoo*, du *Gros-Hêtre*, du *Serpent* et du *Larressec*. A ceux qui aiment les excursions lointaines, nous recommandons le lac d'*Aule*, le lac d'*Artouste*, le pic du *Gers*, et le pic du *Midi-d'Ossau*.

Bibliographie. — Bordeu : Lettres sur les eaux minérales du Béarn, 1746; — Andrieux : Essai sur les Eaux-Bonnes, 1847; — Cazenave : Recherches cliniques sur les Eaux-Bonnes, 1854; — Tondut : Traité historique, clinique et médical des Eaux-Bonnes, 1857; — Cazenave : De l'action thérapeutique des Eaux-Bonnes dans la phthisie; — Pietra-Santa : Les Eaux-Bonnes, 1862; — Pidoux : Traitement de la phthisie par les eaux sulfureuses, 1864; — Schnepp : De l'action électrique des eaux minérales sulfureuses de Bonnes, 1865; — Cazenave : Dix-sept années de pratique aux Eaux-Bonnes, 1867 — Garrigou : Étude comparative des sources thermales des Pyrénées au triple point de vue géologique, chimique et médical, 1867; — Leudet : Des effets immédiats et éloignés des Eaux-Bonnes, 1868.

EAUX-CHAUDES

(BASSES-PYRÉNÉES.)

Itinéraire de Paris aux Eaux-Chaudes. — Départ : Gare d'Orléans. — I. Chemin de fer de Paris à Pau, par Bordeaux et Dax. — Distance : 818 kil. — Durée du trajet : 19 h. 30 par l'express ; 27 h. par l'omnibus. — Prix : 1re cl., 100 fr. 75; — 2e cl., 75 fr. 55; — 3e cl., 52 fr. 40. — II. Voitures de Pau aux Eaux-Chaudes. — Distance : 42 kil. — Durée du trajet : 4 h. 20. — Prix : 6 et 8 fr.

La station des Eaux-Chaudes, voisine des Eaux-Bonnes, dont elle n'est séparée que par 6 kilomètres, est située à l'extrémité de la vallée d'Ossau, à 680 mètres au-dessus du niveau de la mer. Ses eaux minérales, qui sont sulfurées sodiques, proviennent de sept sources régulièrement captées, dont voici les noms : Source du *Clot*, source de l'*Esquirette-chaude*, source de l'*Esquirette tempérée*, source du *Rey*, source *Baudot*, source de *Larressec*, source de *Minvielle*.

Les sources *Clot*, *Esquirette-chaude* et *Tempérée* et la source du *Rey*, qui ne fournissent pas moins de 1400 hectolitres par jour, alimentent l'établissement thermal qui est un des plus beaux de la chaîne des Pyrénées. Cet édifice, situé au pied ouest de la montagne de Gourzy et sur la rive droite du gave d'Ossau, se compose d'un corps de bâtiment carré avec cour au milieu, tout entier en marbre blanc, destiné à loger les baigneurs, et de trois hémicycles utilisés pour les cabinets de bains et de douches.

Les sources *Baudot*, *Larressec* et *Minvielle* alimentent trois buvettes qui se trouvent placées sur les points d'émergence même des sources.

MM. Mialhe et Lefort, qui ont fait en 1866 une étude physique et chimique de ces eaux, ont noté la température et la quantité de soufre et de sulfure de sodium de chaque source au griffon. Voici les chiffres qu'ils ont obtenus :

EAU : UN LITRE.	TEMPÉRATURE.	SOUFRE.	SULFURE DE SODIUM.
	Degrés.	Grammes.	Grammes.
Source du *Clot*.	35.25	0.003625	0.00882
— de l'*Esquirette*.	55.00	0.003753	0.00913
— du *Roy*.	33.50	0.003563	0.00868
— *Baudot*.	25.50	0.003565	0.00868
— *Larressec*.	24.35	0.003565	0.00868
— *Minvielle*	10.60	0.001607	0.00391

Il est à remarquer d'après ce tableau que, sauf les sources du *Clot* et de l'*Esquirette* dont la sulfuration n'a pas été trouvée tout à fait en rapport avec la température, toutes les autres sources, au contraire, ont accusé d'autant plus de sulfure de sodium qu'elles sont à une température plus élevée.

Les Eaux-Chaudes sont limpides, à odeur sulfureuse, à saveur hépatique plus ou moins prononcée suivant les sources, et laissent déposer dans les réservoirs une quantité de barégine qui varie avec le degré de sulfuration des sources.

ANALYSE CHIMIQUE.

EAU UN LITRE.	CLOT.	ESQUIRETTE.
	Grammes.	Grammes.
Soufre	0.003625	0.003753
Acide chlorhydrique	0.0561	0.0556
— sulfurique	0.0841	0.0807
— silicique	0.0550	0.0546
— carbonique	0.0048	0.0048
— iodhydrique	traces	traces
— borique	?	?
Potasse	0.0079	0.0071
Soude	0.0922	0.0920
Chaux	0.0284	0.0280
Ammoniaque et lithine	indices	indices
Magnésie et alumine	»	»
Oxyde de fer	»	»
Matière organique	indiquée	indiquée
(Mialhe et Lefort, 1866.)	0.329125	0.326553

Les Eaux-Chaudes sont excitantes à différents degrés. Leur action se manifeste principalement sur la peau et sur les muqueuses. D'ordinaire elles causent, dès les premiers jours de la cure, une diurèse abondante ou des sueurs, et quelquefois même elles déterminent la poussée. Elles sont aussi sédatives comme celles de Saint-Sauveur.

Leurs applications thérapeutiques sont naturellement celles des eaux sulfureuses. C'est ainsi qu'elles sont très-favorables à la cure des rhumatismes musculaires et articulaires, même dans les cas où ils seraient légèrement aigus. M. Astrié les a ordonnées souvent avec succès dans les rhumatismes nerveux et dans les sciatiques. M. Bazin les déclare très-utiles dans les métrites catarrhales et les catarrhes vaginaux, mais il se tait sur leur efficacité dans la scrofule et la syphilis constitutionnelle, vantée par M. Izarié. Enfin, on a beaucoup vanté la source *Baudot* dans le traitement des affections de l'appareil respiratoire, telles que bronchites, catarrhe pulmonaire et même phthisie commençante. Mais les malades atteints de ces sortes d'affections prennent de préférence la route des Eaux-Bonnes.

Les baigneurs visiteront les promenades du *Château* et d'*Argout;* le *Pont-d'Enfer*, situé sur la route des Eaux-Chaudes aux Eaux-

Bonnes, taillée sur le roc dans la gorge effroyable du *Hourat;* la fameuse grotte des *Eaux-Chaudes* remarquable par sa profondeur, par les stalactites aux formes bizarres et fantastiques, et par la présence d'un torrent qui s'échappe des anfractuosités du rocher en bruyante cascade; le lac d'*Aule;* la pittoresque vallée de *Bious-Artigues;* le pic du *Midi-d'Ossau*, etc.

Bibliographie. — Labaig : Parallèle des Eaux-Bonnes, des Eaux-Chaudes, des eaux de Cauterets et de celles de Baréges, 1750; — Fontan : Recherches sur les eaux minérales des Pyrénées, 1833 ; — Gintrac : Observations sur les principales eaux sulfureuses des Pyrénées, 1841 ; — Laforre : Notice historique et médicale sur l'établissement thermal des Eaux-Chaudes, 1849 ; — Izarié : Aperçu historique, topographique et médical sur Eaux-Chaudes, 1852; — Lemonnier : Spécialité thérapeutique de l'établissement thermal des Eaux-Chaudes, 1865; — Mialhe et Lefort : Étude chimique et physique sur les Eaux-Chaudes, 1867.

Édaupain (Loire-Inférieure). — Eaux ferrugineuses froides.

Échaillon (Isère). — Eaux sulfurées calciques thermales.

Ecquevilley (Haute-Saône). — Eaux chlorurées sodiques froides.

Écuillé (Maine-et-Loire). — Eaux ferrugineuses froides.

ENCAUSSE

(HAUTE-GARONNE.)

Itinéraire de Paris à Encausse. — Départ : Gare d'Orléans. — I. Chemin de fer de Paris à Saint-Gaudens, par Périgueux, Agen et Toulouse. — Distance: 863 kil. — Durée du trajet: 19 h. 10 par l'express; 25 h. 55 par l'omnibus. — Prix : 1re cl., 105 fr. 25; — 2e cl., 79 fr. 05; — 3e cl., 57 fr. — II. Voitures de Saint-Gaudens à Encausse. — Distance : 10 kil. — Durée du trajet : 1 h. — Prix : 1 fr. 25.

Encausse est un village de 700 habitants, situé dans l'arrondissement de Saint-Gaudens, à l'entrée de la vallée de Cabanac, que dominent les montagnes de Sauveterre et de Kagire. Ses eaux minérales, très-fréquentées sous Henri IV et Louis XIV, tombèrent pendant longtemps dans l'oubli, pour n'en sortir, qu'il y a quelques années, grâce au zèle et au dévouement du docteur Dargut.

Les eaux d'Encausse sont sulfatées calciques thermales. Elles présentent trois griffons désignés sous le nom de *Grande-Source, Petite-Source*, appartenant à la commune, et *Source-Dargut*, du nom de son propriétaire. Ces trois sources, dont la température est de 22°, s'élèvent à peu prés d'un mètre au-dessus de l'étiage du Jops, ruisseau qui coule dans la vallée, et donnent par jour 800 hectolitres environ d'une eau limpide, incolore, inodore, à saveur légèrement amère et laissant dégager de nombreuses bulles de gaz qui viennent crever à la surface.

ANALYSE CHIMIQUE.

EAU UN LITRE.	GRANDE ET PETITE SOURCE.	SOURCE D'ARGENT.
Azote et oxygène	0lit.005	0lit.005
Acide carbonique	»	»
	Grammes.	Grammes.
Carbonate de chaux	0.0270	0.0258
— de magnésie	0.0155	0.0150
Sulfate de potasse	traces	traces
— de soude	0.0204	0.0189
— de chaux	2.1590	2.1130
— de magnésie	0.5420	0.4610
Chlorure de sodium	0.3202	0.3225
Silicate de soude	traces	»
Acide silicique	0.0100	0.0120
Iode	»	traces
Oxyde de fer	traces	»
Arsenic	»	»
Matières organiques	»	»
(FILHOL.)	3.0741	2.9682

Les eaux d'Encausse se prennent en boissons, en bains et en douches. Elles agissent spécialement sur les muqueuses gastro-intestinales et génito-urinaires, sur le foie et sur le système vasculaire en général. Comme certaines eaux d'Allemagne, elles sont à la fois laxatives, diurétiques, sudorifiques et agissent en même temps comme toniques et reconstituantes, et comme médicament altérant.

Parmi les maladies contre lesquelles les eaux d'Encausse semblent avoir le plus d'efficacité, nous citerons les fièvres intermittentes, ainsi que cela résulte des nombreuses observations recueillies et publiées par M. Comparan. Les affections utérines, accompagnées d'excitabilité nerveuse et inflammatoire de l'utérus, l'hystérie, la chlorose, les engorgements du foie, de la rate et des viscères abdominaux sont aussi heureusement modifiés par les eaux. Nous en dirons de même des rhumatismes et des dartres.

Parmi les nombreuses excursions que devront faire les baigneurs, nous citerons : *Montréjeau*, *Saint-Bertrand-de-Comminges*, *Aspet*, *Luchon*, les marbreries de *Saint-Béat*, *Ganties*, etc.

Bibliographie. — Gassen : Discours sur les vertus et les propriétés des eaux d'Encausse, 1601 ; — Save : Analyse des eaux minérales d'Encausse, 1809 ; — Filhol : Eaux minérales des Pyrénées, 1853 ; — Compaран : Étude chimique et thérapeutique sur les eaux d'Encausse, 1858 ; — Gimet : Vingt-quatre pages sur Encausse, 1863.

ENGHIEN

SEINE-ET-OISE

Itinéraire de Paris à Enghien. — Départ : Gare du Nord. — Chemin de fer de Paris à Enghien. — Distance : 12 kil. — Durée du trajet : 25 minutes. — Prix : 1re cl., 1 fr. 45 ; — 2e cl., 1 fr. 10 ; — 3e cl., 0 fr. 80.

Enghien est une petite ville toute moderne, située aux portes de Paris. « Un site délicieux, un lac proportionné au paysage, des maisons élégantes et variées dans leur construction, des jardins admirablement dessinés ; partout des fleurs, des arbres, des promenades, de l'ombre, de beaux effets de lumière, quelque chose qui rappelle le pays le plus heureux, le climat le plus favorisé. » Telle est la description que faisait, il y a longues années, de cette station thermale un de nos meilleurs écrivains médicaux, le docteur Réveillé-Parize. Que les innombrables Parisiens qui ont visité Enghien disent si elle est exagérée. Pour moi, j'avoue que je la trouve au-dessous de la réalité.

Ses eaux minérales furent découvertes dans le dix-huitième siècle par M. Cotte, curé de Montmorency, et ne furent livrées au public qu'en 1820, grâce à la libéralité de Péligot, alors administrateur des hôpitaux, qui consacra sa fortune à l'érection d'un établissement thermal. Cet établissement a été entièrement détruit, il y a quelques années, sauf la tour qui renfermait la machine à vapeur et les cuves, et qu'on a tenu à conserver en souvenir de son fondateur.

Aujourd'hui Enghien compte deux établissements.

Le premier, ou *grand établissement*, a été construit, il y a quelques années, d'après les plans de MM. Bouillon et Müller, à peu près sur l'emplacement de l'ancien. Il a la forme d'un parallélogramme rectangle dont les deux grands côtés sont occupés : le rez-de-chaussée, par les douches ; le premier étage, par les cabinets de bains. Ces deux côtés laissent entre eux un grand intervalle relié par une galerie vitrée de 28 mètres de long sur 14 de large, servant de salle d'attente et de promenoir aux baigneurs. Les deux petits côtés de ce rectangle sont également composés d'un rez-de-chaussée et d'un étage destinés, l'un aux cabinets de grandes douches et à la salle d'inhalation, l'autre au service hydrothérapique et aux cabinets pour douches locales. Plus de cent baignoires, munies chacune de trois robinets, l'un d'eau froide sulfureuse, l'autre d'eau froide ordinaire, et le troisième d'eau chaude ordinaire, de manière à pouvoir graduer à volonté la sulfuration du bain; trente cabinets de douches, munis de tous les appareils hydrothérapiques les plus récents et les plus perfectionnés ; des cabinets de bains russes, etc., tous précédés d'un vestiaire servant également de cabinet de toilette : telle est, en peu de mots, l'installation balnéaire de cet établissement, un des plus remarquables de France.

Le second, ou *petit établissement*, situé à quelques centaines de mètres du premier, est encore de construction plus récente. La découverte, faite en 1865, de trois nouvelles sources, détermina l'administration à le bâtir. Son installation balnéaire est à peu près la même que celle du grand établissement, mais dans des proportions plus modestes, ce qui le rend accessible aux personnes dont la petite bourse ne pourrait supporter les tarifs du grand établissement.

Ces deux établissements sont alimentés par plusieurs sources qui appartiennent à la classe des sources sulfurées calciques. Les principales sont les sources *Cotte*, *Deyeux*, *Péligot*, *Bouland*, de la *Pêcherie*, du *Lac*, des *Roses* et du *Nord*. Elles fournissent toutes une eau limpide, incolore, à odeur et à saveur hépatique plus ou moins intense, suivant les sources, et laissent déposer un sédiment jaunâtre sur les parois du bassin. Leur composition chimique, à peu près identique, ne varie que par les proportions, ainsi que cela résulte des analyses faites à différentes époques par MM. O. Henry, de Puisaye, Leconte et Réveil.

Le tableau suivant contient l'analyse de la source *Cotte*, faite en 1852 par MM. de Puisaye et Leconte, et celle de la source des *Roses*, faite en 1865 par Reveil.

ANALYSE CHIMIQUE.

EAU UN LITRE.	COTTE.	ROSES.
	Grammes.	Grammes.
Matière azotée	indéterm.	0.1052
Azote	0.019560	indéterm.
Acide carbonique libre	0.119580	0.1387
— sulfhydrique libre	0.025541	0.04885
Sulfate de potasse	0.008903	0.013309
— de soude	0.050310	0.004809
— d'alumine	0.039045	0.014350
— de chaux	0.319093	0.313874
— de magnésie	0.090514	0.072900
Chlorures alcalins	»	traces
Chlorure de sodium	0.039237	»
Acide silicique	0.028782	»
Silicate de magnésie	»	0.023200
Silicate de chaux	»	0.052086
Carbonate de potasse	»	»
— de soude	»	»
— de chaux	0.217850	0.260644
— de magnésie	0.016766	0.010500
Iodure de sodium	»	traces
Oxyde de fer	traces	»
	0.975201	0.765674

Les eaux d'Enghien ont une action analogue à celle des eaux sulfurées sodiques des Pyrénées; c'est dire qu'elles sont excitantes, toniques et reconstituantes. Leur action stimulante s'exerce principalement sur la peau et sur les muqueuses des voies aériennes. Elles se prennent sous toutes les formes, mais principalement en bains, en boisson, en inhalation et en pulvérisation. En bains, elles déterminent la *poussée*, et celle-ci est parfois si énergique qu'il faut mitiger l'eau sulfureuse avec de l'eau ordinaire. En boisson, elles occasionnent de la pesanteur à l'estomac chez certaines personnes; et, dans ces cas, elles doivent être coupées avec un peu de lait. A cet effet, la buvette est toujours fournie de lait d'ânesse, de vache et de chèvre. Enfin les eaux d'Enghien, prises en inhalation ou en pulvérisation, ont une action directe sur la muqueuse des voies aériennes, dont elles excitent ou modifient la sécrétion. De plus, ainsi que l'a démontré le médecin inspecteur, M. de Puisaye, elles exercent une action sédative sur la circulation. Elles ralentissent les battements du cœur à un tel point, que notre éminent confrère a constaté chez certains individus un état de syncope qui eût été complète si la séance d'inhalation et de pulvérisation se fût prolongée davantage. Enfin, elles peuvent déterminer des céphalalgies intenses et même des phénomènes d'intoxication, dus sans doute à l'hydrogène sulfuré.

Les maladies que l'on rencontre le plus à Enghien sont celles de l'appareil respiratoire et les maladies de la peau.

Les maladies de l'appareil respiratoire, modifiées ou guéries par l'emploi des eaux d'Enghien sous forme de boisson, d'inhalation ou de pulvérisation, sont, d'après M. de Puisaye, par ordre de fréquence : les bronchites; les pharyngites catarrhales, celles qui sont compliquées d'herpétisme, et celles qui coïncident avec un état rhumatismal; l'asthme; les laryngites catarrhales et compliquées d'herpétisme; enfin la phthisie au premier et au second degré, greffée sur un tempérament, soit scrofuleux, soit lymphatique.

Les maladies de la peau contre lesquelles les eaux d'Enghien présentent une médication réellement légitime et efficace, sont celles qui se rattachent à la diathèse herpétique.

Outre ces maladies, on rencontre encore à Enghien des rhumatismes, des engorgements articulaires chroniques, des rétentions tendineuses, quelques catarrhes utérins et quelques syphilis constitutionnelles. Mais nous devons dire que les eaux de cette station ne présentent pas dans le traitement de ces affections une efficacité prédominante.

On rencontre à Enghien un grand nombre d'artistes, d'avocats, de professeurs, qui, par leurs professions, sont exposés aux affections des organes respiratoires, et qui sont bien aises d'avoir aux portes de Paris une station thermale si précieuse, où ils peuvent suivre un traitement régulier sans rien interrompre de leurs occupations journalières.

Le séjour d'Enghien est des plus agréables, à la condition toutefois d'avoir une bourse bien garnie. Régates sur le lac, musique, concerts, casino, bals, promenades au *bois Jacques*, à *Montmorency*, à *Saint-Gratien*, à *Sannois*, à l'*Ermitage*, etc. : telles sont les nombreuses distractions que les baigneurs trouveront pendant la durée de leur cure.

Bibliographie. — Fourcroy : Analyse des eaux d'Enghien, 1788; — Damen : Aperçu topographique et médical sur Enghien, 1821 ; — Longchamp : Analyse de l'eau minérale d'Enghien, 1826; — O. Henry : Examen critique d'une nouvelle analyse de l'eau d'Enghien par Lonchamp, 1826; — Le même : De l'eau d'Enghien, 1837; — Perrochet : Essai sur la thérapeutique des eaux d'Enghien, 1839; — Bouland : Études sur les propriétés physiques, chimiques et médicales des eaux minérales d'Enghien, 1850; — Salles-Girons : Étude médicale et historique sur les eaux d'Enghien, 1851; — De Puysaye et Leconte : Des eaux d'Enghien au point de vue chimique et médical, 1853; — Chevallier : Lettre sur les eaux d'Enghien, 1856; — De Puisaye : Traitement de la phthisie par les eaux sulfureuses d'Enghien, 1857; — O. Reveil : Analyse des sources du Lac, du Nord, et des Roses, à Enghien, 1865; — De Puisaye : De l'inhalation sulfureuse et de la pulvérisation dans le traitement des maladies des voies respiratoires, 1867.

ESCALDAS

(PYRÉNÉES-ORIENTALES.)

Itinéraire de Paris à Escaldas. — Départ : Gare d'Orléans. — I. Chemin de fer de Paris à Prades, par Agen, Toulouse, Narbonne et Perpignan, jusqu'à la station de Bouleternère. — Distance : 1,012 kil. — Durée du trajet : 23 h. 35 par l'express; 32 h. 10 par l'omnibus. — Prix : 1re cl., 124 fr. 50 ; — 2e cl., 83 fr. 50; — 3e cl., 68 fr. 60. — II. Voitures de Bouleternère à Escaldas. — Distance: 70 kil.

Escaldas est un hameau de la commune de Villeneuve, situé sur un plateau qui domine tout le bassin de la Cerdagne. Ses eaux minérales qui sont sulfurées sodiques proviennent de trois sources dont la principale, appelée *Grande-Source*, donne, par jour, près de 8000 hectolitres d'une eau limpide, onctueuse au toucher, à odeur de soufre et à saveur légèrement hépatique, qui n'a pas moins de 46°. Les deux autres sources sont la *Source-Merlat* et la *Source-Tartère*.

ANALYSE CHIMIQUE.

EAU UN LITRE.	GRANDE SOURCE.	S. MERLAT.
	Grammes.	Grammes.
Sulfure de sodium	0.0335	indétermin.
Carbonate de soude	0.0274	0.0479
— de potasse	0.0117	»
— de chaux	0.0003	0.0064
— de magnésie	0.0005	»
Chlorure de sodium	0.0064	0.0218
Sulfate de soude	0.0181	0.0945
Sulfate de chaux	0.0003	»
Silice	0.0390	0.0261
Glairine	0.0075	0.0261
Perte	»	0.0070
(Anglada.)	0.1445	0.2298

Les établissements sont au nombre de deux et sont assez bien organisés pour recevoir les malades, qui sont ceux que l'on rencontre d'ordinaire dans les stations d'eaux sulfureuses.

EUGÉNIE-LES-BAINS

(LANDES.)

Itinéraire de Paris à Eugénie-les-Bains. — Départ : Gare d'Orléans. — I. Chemin de fer de Paris à Tarbes, par Bordeaux, Morcens et Mont-de-Marsan, jusqu'à la station de Grenade-sur-l'Adour. — Distance : 747 kil. — Durée du trajet : 15 h. 30 par l'express; 21 h. par l'omnibus. — Prix : 1re cl., 92 fr.; — 2e cl., 67 fr.; — 3e cl., 47 fr. 65. — II. Voitures de Grenade à Eugénie-les-Bains. — Durée du trajet : 1 h.

Eugénie-les-Bains, connu autrefois sous le nom de Saint-Loubouer, est un village du département des Landes, dont les eaux minérales sont fréquentées depuis Henri IV, qui y fit construire un établissement thermal.

Cette station thermale possède aujourd'hui trois établissements : *Saint-Loubouer*, le *Bois* et *Nicolas*. Le premier est de beaucoup le plus important; sa construction, qui remonte à 1860, a été dirigée avec une intelligence et un goût qui ont attiré l'admiration des hydrologues et de toutes les personnes compétentes qui l'ont visité. Bains, douches, appareils à pulvérisation et à inhalations, etc., en un mot, toutes les ressources de l'hydrologie moderne s'y trouvent réunies, grâce à la savante direction de notre excellent ami le docteur Jules Douat.

Les eaux, qui sont sulfurées calciques, proviennent de plusieurs sources dont la principale est la *Source-Saint-Loubouer*. Elles sont limpides, incolores, exhalant une légère odeur d'œufs couvés, due à l'acide sulfhydrique, et ayant un goût légèrement sulfureux. Leur température ne dépasse pas 19°; aussi est-on obligé de les chauffer à l'aide d'appareils spéciaux.

ANALYSE CHIMIQUE.

EAU : UN LITRE.	S. SAINT-LOUBOUER.
	Gram.
Sulfure de calcium.	0,005222
— de fer.	traces
Hyposulfite de chaux.	0,002711
Chlorure de sodium.	0,035860
— de potassium.	traces
Sulfate de chaux.	0,017527
Silicate de soude.	0,064000

Iodure de sodium.	traces
Fluorure de calcium.	
Carbonate de soude.	0,063700
— ammoniaque.	0,000824
Bicarbonate de chaux.	0,061137
— de magnésie.	0,046880
Carbonate de lithine.	traces
Borate de soude.	
Phosphate de chaux.	traces
— de magnésie.	
Arséniate de soude.	
Matière organique.	0,037500
	0,305361

(O. Reveil.)

Excitantes, diurétiques, ces eaux agissent sur l'appareil digestif, sur le rein et sur la peau. Elles ont été administrées avec succès par les docteurs Jules Douat et Balous, dans les dyspepsies idiopathiques ou sympathiques; dans la phthisie que les auteurs ont désignée sous le nom de *phthisie dyspeptique ;* dans les rhumatismes chroniques musculaires, articulaires ou nerveux; dans les affections de l'utérus, telles que métrites, engorgements, ulcérations du col, leucorrhées, dysménorrhée, etc. Enfin, les eaux d'Eugénie-les-Bains ont une efficacité puissante contre les maladies de peau de nature herpétique. Cette efficacité n'a rien qui doive surprendre, si l'on songe que ces eaux contiennent des principes que l'on emploie tous les jours dans la pratique, pour combattre les dermatoses. Elles renferment en effet du soufre, des traces d'arséniate de soude et une proportion de barégine égale à celle que l'on trouve dans les eaux de Cauterets.

Bibliographie. — Lafaille : Notice sur les eaux de Saint-Loubouer, 1758; — Marrast : Analyse des sources minérales de Saint-Loubouer, 1843; — Bergeron et Alexandre : Etude clinique sur les eaux des sources (*Bois* et *Nicolas*) de Saint-Loubouer, 1843; — O. Henry : Analyse des eaux minérales de Saint-Loubouer, 1858; — O. Reveil : Analyse des eaux minérales d'Eugénie-les-Bains, 1864; — J. Douat : Étude sur les maladies traitées aux eaux minérales d'Eugénie-les-Bains, 1871.

EUZET

(Gard.)

Itinéraire de Paris à Euzet. — Départ : gare de Lyon. — I. Chemin de fer de Paris à Nîmes, par Moulins, Saint-Germain-des-Fossés, Clermont et Brioude, jusqu'à Alais. — Distance : 675 kil. — Durée du trajet : 15 h. 30, par l'express; 18 h., par l'omnibus. — Prix : 1e cl., 83 fr. 40; — 2e cl., 63 fr. 30; — 3e cl., 45 fr. 65. — II. Voitures d'Alais à Euzet. — Durée du trajet : 1 h. 30.

Euzet est un village situé entre Uzès et Alais, qui possède quatre sources d'eaux minérales : la *Marquise*, la *Comtesse*, la source *Lavallette*, et la source de *Saint-Jean-de-Ceyrargues*, située à 1 kilomètre environ des trois premières. Ces quatre sources alimentent deux établissements, dont le plus récent, construit en 1858, est fourni de tous les appareils nécessaires à l'hydrothérapie minérale moderne.

Les eaux d'Euzet sont d'une limpidité et d'une transparence remarquables; elles laissent échapper, par intervalles, quelques grosses bulles de gaz que l'on a reconnu être de l'acide carbonique. Après avoir séjourné quelque temps dans les réservoirs, elles laissent déposer, par filaments plus ou moins longs, une substance blanchâtre, floconneuse et comme glaireuse, tandis qu'on remarque à leur surface une teinte irisée que M. Auphand attribue au bitume minéral qui se sépare des eaux et surnage. Leur odeur, d'abord sulfureuse, est ensuite manifestement bitumineuse; il en est de même de leur saveur, qui, hépatique d'abord, est vite remplacée par un goût d'asphalte assez persistant. Leur température varie de 15° à 19°.

ANALYSE CHIMIQUE.

EAU UN LITRE.	SOURCE LAVALETTE.	SOURCE DE LA MARQUISE.
Acide sulfhydrique libre.	0lit.0047	traces
	Grammes.	Grammes.
Bicarbonate de chaux. . . . . — de magnésie.	0.753	0.776
Sulfate de chaux.	1.660	1.933
— de magnésie. . . . . — de soude.	0.491	0.466
Chlorure de sodium. . . . . — de magnésium.	0.080	0.030
Silice, oxyde de fer, phosphate, matière organique, bitume, *sensible* et perte.	0.166	0.133
(O. Henry.)	3.150	3.340

D'après cette analyse, on voit que les eaux d'Euzet sont sulfurées calciques. Légères et faciles à digérer, elles sont sédatives et tempérantes, en même temps que toniques et reconstitutives.

Voici, selon le docteur Auphand, qui a longtemps été inspecteur des eaux d'Euzet, et par ordre de curabilité, les états pathologiques et diathésiques qui paraissent le mieux convenir à leur emploi : les maladies des organes digestifs : dyspepsies, gastro-entérites chroniques, constipation, obstructions abdominales, engorgements du foie, hépatites subaiguës et chroniques ; les maladies papuleuses et squammeuses de la peau : prurigo, lichen, psoriasis, etc.; les maladies des organes pulmonaires : angines, catarrhe chronique, asthme, phthisie tuberculeuse au premier et deuxième degré ; le rhumatisme chronique à forme nerveuse inflammatoire ; le carreau et les formes dartreuses de la maladie scrofuleuse ; certaines affections variqueuses ; enfin les maladies catarrhales et hémorrhagiques de la vessie et de l'utérus.

Bibliographie. — Auphand : Considérations médicales sur les eaux sulfuro-bitumineuses d'Euzet-les-Bains, 1858.

ÉVAUX

(CREUSE.)

Itinéraire de Paris à Évaux. — Départ : gare d'Orléans. — I. Chemin de fer de Paris à Moulins, par Orléans et Bourges, jusqu'à Montluçon. — Distance : 326 kil. — Durée du trajet : 9 h. 25, par l'express ; 11 h. 20, par l'omnibus. — Prix : 1re cl., 40 fr. 15 ; — 2e cl., 30 fr. 10 ; — 3e cl., 22 fr. 10. — II. Voitures de Montluçon à Évaux. — Distance : 25 kil. — Durée du trajet : 2 h. 30. — Prix : 3 fr.

Évaux est un village de l'arrondissement d'Aubusson qui ne possède pas moins de dix-huit sources d'eaux minérales appartenant à la classe des eaux sulfatées sodiques. Voici les noms des principales, avec l'indication de leur température : source de *César*, 55° ; source *Nouvelle*, 47° ; source de l'*Escalier*, 46°,5 ; source du *Petit-Cornet*, 51° ; source du *Bain-du-Milieu*, 45°,5 ; source de la *Douche-de-Vapeur*, 51°,5 ; source du *Bain-Carré*, 48° ; source de la *Piscine-Ronde*, 26°.

Les eaux d'Évaux sourdent à un demi-kilomètre du village et alimentent trois établissements, dont un seul mérite réellement ce nom. Elles sont limpides, incolores, inodores, sauf les sources *César* et *Petit-Cornet*, dont l'odeur a quelque chose de sulfureux, et qui déposent sur les parois de leurs bassins et de leurs conduits des conferves employées en fomentations et en frictions.

ANALYSE CHIMIQUE.

EAU UN LITRE.	CÉSAR.	PETIT-CORNET.
	Grammes.	Grammes.
Sulfate de soude supposé anhydre. .	0.71700	0.70790
— de potasse.	0.00500	0.00500
Chlorure de sodium.	0.16740	0.17620
— de potassium.	0.00600	0.00800
Silicate de soude (bisilicate).	0.11700	0.13000
Sulfhydrate de soude.	indices	0.00789
Bicarbonate de soude (anhydre). . .	0.05000	0.05500
— de chaux.	0.15200	0.25800
— de magnésie..	0.04500	0.10200
— de strontiane.	0.00400	0.00350
— de fer et mangan. évalué.	0.00050	0.00050
Silicate (de lithine).	0.00130	0.00110
Phosphate soluble..	traces	traces
Sulfate de chaux.	0.02000	0.02000
Silice, alumine (silicates).	0.07000	0.06400
Matière organique azotée..	sensible	sensible
Bromure, iodure, alcalins.	»	»
(O. Henry.)	1.35520	1.53969

Les maladies que l'on rencontre le plus ordinairement à cette station sont les rhumatismes musculaires et articulaires chroniques, les névralgies intestinales et gastriques, les ankyloses, les tumeurs blanches et les dermatoses de nature dartreuse.

Dans ces dernières années, M. Rotureau a signalé à Évaux les sources ferrugineuses thermales qui trouveront leur indication dans tous les cas où le fer est prescrit d'ordinaire.

ÉVIAN

(SAVOIE.)

Itinéraire de Paris à Évian. — Départ : gare de Lyon. — I. Chemin de fer de Paris à Genève, par Dijon et Mâcon. — Distance : 626 kil. — Durée du trajet : 14 h. 10, par l'express ; 22 h., par l'omnibus. — Prix : 1re cl., 77 fr. 10 ; — 2e cl., 57 fr. 85 ; — 3e cl., 42 fr. 35. — II. Voitures de Genève à Évian. — Durée du trajet : 5 h. — *N. B.* Nous conseillons plutôt aux baigneurs de prendre le bateau à vapeur qui traverse le lac, jusqu'à Évian, en 2 h. 30.

Évian est une petite ville de 2,435 habitants, située dans le pays le plus délicieux et le plus enchanteur que l'on puisse imaginer : elle est coquettement assise au bord du lac Léman, en face de Lausanne, qu'on aperçoit sur la rive opposée.

Ses eaux minérales, qui sont bicarbonatées sodiques, alimentent deux établissements : l'établissement *Cachat*, qui, fondé en 1824, a subi une restauration complète dans ces dernières années, et l'établissement de *Bonnevie*, construit en 1859 et approprié à toutes les exigences de l'hydrothérapie moderne. Elles proviennent de six sources, dont les deux principales sont la source *Cachat* et la source *Bonnevie*.

ANALYSE CHIMIQUE.

EAU : UN LITRE.	SOURCE BONNEVIE.
Bicarbonate de chaux. . . .	0,2210
— de magnésie. . .	0,0150
— de soude. . . .	0,0200
— de potasse. . .	0,0070
Phosphate de soude.	0,0017
Chlorures alcalins.	traces
Gaz acide carbonique. . . .	0,0970
	0,3617

(ÉCOLE DES MINES.)

Comme on le voit, les eaux d'Évian sont très-faiblement minéralisées, et rien dans leur composition ne dénote leur valeur thérapeutique. Mais ne sait-on pas aujourd'hui que ce ne sont pas toujours les sources les plus minéralisées qui produisent les plus salutaires effets? Je rapporterai à ce sujet l'opinion d'un savant enlevé prématurément à la science, O. Reveil : « Une erreur généralement répandue dans le public et même parmi les médecins, est celle qui consiste à considérer les eaux minérales comme étant d'autant plus actives qu'elles renferment plus de principes en dissolution. Il est bien établi aujourd'hui qu'il n'existe, en général, aucun rapport entre le degré de minéralisation d'une eau et ses propriétés curatives. » C'est justement le cas pour les eaux d'Évian.

Les eaux d'Évian se prennent en boisson, en bains et en douches. Plusieurs auteurs les ont considérées comme diurétiques, comme stimulant la muqueuse de l'appareil digestif. Selon M. Duprat, elles agiraient sur l'hématose à la manière des eaux alcalines et présenteraient une certaine analogie, au point de vue thérapeutique, avec les eaux de Vichy. M. Durand-Fardel s'est inscrit en faux contre cette proposition.

Les affections chroniques du tube digestif, telles que la gastralgie, la dyspepsie accompagnée d'éructations acides, le pyrosis, et ce qu'on entend par irritation chronique de l'intestin, sont heureusement traitées à Évian. Il en est de même des catarrhes vésicaux, de l'endolorissement de la vessie provoqué par la présence d'un calcul et par les opérations de lithotritie. Enfin, on a vu des malades atteints de cette sorte d'éréthisme qui accompagne la plupart des névroses chroniques en être débarrassés après quelques jours de l'usage de ces eaux.

Parmi les promenades que les baigneurs devront faire dans les environs, nous citerons : le château de *Neucelles* et son châtaignier, dont le tronc creux, qui a plus de 14 mètres de circonférence, peut loger plusieurs personnes ; les ruines du château de *Maxilly* ; la grotte de Jean-Jacques Rousseau à *Meillerie*; l'*abbaye de Ripaille*, où se retira Amédée VIII, duc de Savoie, après son abdication, et où « lui et ses gens se faisaient servir au lieu de racines et d'eau de fontaine, du meilleur vin et des meilleures viandes qu'on pourrait rencontrer, » comme le raconte Monstrelet, chroniqueur du temps (de là est venu le mot *faire ripaille*). Enfin les baigneurs parcourront tous les villages qui bordent le lac Léman, et s'ils aiment la pêche, ils pêcheront les *truites* qui y abondent, quoique un évêque d'Avranche ait soutenu qu'elles ont dû diminuer de moitié « ensuite de la malédiction dont Dieu frappa le lac après la réforme du seizième siècle. »

Bibliographie. — Rioux : Notice sur les eaux d'Évian, 1837. — Davet de Beaurepaire : Histoire et description des eaux minérales de la Savoie, 1856 ; — Dessaix : La Savoie historique, 1860 ; — Dupraz : Notice sur les eaux minérales d'Évian, 1860 ; — Dessaix : Évian-les-Bains, guide du baigneur et du touriste, 1868.

Ferrière (la) (Isère). — Eaux sulfurées calciques froides.

Florins-Saint-André (Hautes-Alpes). — Eaux sulfurées calciques froides.

FONCAUDE

(HÉRAULT.)

Itinéraire de Paris à Foncaude. — Départ : gare de Lyon. — I. Chemin de fer de Paris à Tarascon, Nîmes et Montpellier, jusqu'à cette dernière station. — Distance : 841 kil. — Durée du trajet : 19 h., par l'express ; 23 h. 15, par le train direct. — Prix des places : 1re cl., 104 fr. ; — 2e cl., 77 fr. 65 ; — 3e cl., 56 fr. 95. — II. Voitures de Montpellier à Foncaude. — Distance : 5 kil.

Foncaude est un village des environs de Montpellier, agréablement situé dans un joli vallon arrosé par le Mossou. Ses eaux minérales, connues fort anciennement, ne sont régulièrement exploitées que depuis une trentaine d'années. Elles proviennent d'une seule source qui fournit près de 1,300 hectolitres par jour d'une eau bicarbonatée calcique à 25°, et alimente un établissement assez vaste et assez bien fourni de bains, douches et piscines.

Limpide, incolore, inodore, d'une saveur fade, onctueuse au toucher, l'eau de Foncaude dégage des bulles de gaz et se recouvre au contact de l'air d'une pellicule irisée.

ANALYSE CHIMIQUE.

	EAU : UN LITRE.
	Gram.
Carbonate de chaux.	0,1880
— de magnésie.	0,0165
Alumine et carbonate de fer.	0,0067
Chlorure de magnésium.	0,0589
— de sodium.	0,0162
Sulfate de chaux.	quantité minime
Substance organique analogue à la barégine.	indéterminée.
	0,2861

(BÉRARD, 1846.)

Peu utilisée en boisson, l'eau de Foncaude est surtout employée en bains et en douches. Elle excite assez fortement la peau, dont elle modifie profondément les fonctions, et agit comme sédatif du système nerveux et de la circulation, d'après le docteur Bertin. Ce médecin les emploie avec succès dans les maladies nerveuses et dans certaines maladies subaiguës de la peau, telles que le psoriasis et l'eczéma.

FONCIRGUE (Ariége). — Eaux carbonatées calciques thermales.

FONSANCHES (Gard). — Eaux bicarbonatées calciques thermales

FONTAINE-BONNELEAU (Oise). — Eaux ferrugineuses froides.

FONTANES (Cantal). — Eaux ferrugineuses froides.

FONTANEYRE (Cantal). — Eaux ferrugineuses froides.

FONTENELLE (Vienne). — Eaux sulfurées calciques froides.

FORBACH (Moselle). — Eaux chlorurées sodiques froides.

FO[illegible]VAL (Pyrénées-Orientales). — Eaux ferrugineuses froides.

FORGES-LES-EAUX

(SEINE-INFÉRIEURE.)

Itinéraire de Paris à Forges. — Départ : gare de l'Ouest. — Chemin de fer de Paris à Rouen et Amiens, jusqu'à la station de Forges-les-Eaux. — Distance : 200 kil. — Durée du trajet : 5 h. 45, par l'express ; 7 h. 40, par l'omnibus. — Prix : 1re cl., 22 fr. 25 ; — 2e cl., 16 fr. 70 ; — 3e cl., 12 fr. 75.

Forges est un bourg de 1,600 habitants construit sur le versant d'une colline qui domine la riante et fertile vallée de Bray. Ses eaux minérales, qui étaient connues dès le quatorzième siècle, ont dû leur célébrité à la visite qu'y firent en 1632, Louis XIII, Anne d'Autriche et le cardinal de Richelieu. Le cardinal de Richelieu s'y rétablit d'une gravelle, dont le caractère était devenu si alarmant qu'on avait cru sa mort prochaine, lors d'un voyage qu'il fit à Bordeaux. Le roi retrouva la santé, et on peut lire dans la gazette de Théophraste Renaudot, l'inventeur du journalisme, à la date du 23 juin 1633 : « Le roi se porte si bien de ses eaux qu'il continue, qu'elles seront en crédit pour longtemps. » Enfin le 16 septembre 1638, Anne d'Autriche mit au monde, après vingt-trois ans de stérilité, un enfant qui fut plus tard Louis XIV, le roi du *droit divin*. En 1772, la duchesse de Chartres, plus tard duchesse d'Orléans, mariée depuis trois ans et qui n'avait pas encore d'enfant, vint aussi prendre les eaux de Forges, et le 6 octobre de l'année suivante, elle mit au monde un fils qui fut Louis-Philippe, le roi de la *Révolution !* — On conçoit que les républicains n'ont pas à se féliciter beaucoup des eaux de Forges.

Aujourd'hui, Forges est loin d'avoir la vogue qu'il eut au dix-septième siècle. Cependant le nombre des baigneurs qui s'y rendent augmente tous les ans, grâce aux efforts intelligents de la nouvelle administration, qui a remplacé l'ancien établissement par une construction nouvelle, en harmonie avec sa destination, et renfermant salles de réception, de bal, de concerts, de billard, riche bibliothèque, etc.

Les eaux de Forges sont ferrugineuses. Elles proviennent de trois sources appelées : la *Reinette*, la *Royale* et la *Cardinale*, qui, d'abord reçues dans trois bassins séparés, se confondent ensuite dans un vaste bassin en grès, et vont enfin au moyen d'un canal voûté, alimenter l'établissement thermal, dans lequel on trouve tous les appareils de l'hydrothérapie scientifique.

ANALYSE CHIMIQUE.

EAU UN LITRE.	SOURCE CARDINALE.	SOURCE ROYALE.	SOURCE REINETTE.
Acide carbonique libre.	0^{lit}.225	0^{lit}.250	0^{lit}.166
Azote avec oxygène..	traces	traces	traces
	Gramm.	Gramm.	Gramm.
Bicarbonate de magnésie.	0.0761	0.0934	0.1005
Carbonate de chaux.	»	»	»
— de fer.	»	»	»
Protoxyde de fer (crénaté).	0.0980	0.0670	0.0220
— de manganèse.	traces	traces	traces
Sulfate de chaux..	0.0400	0.0240	0.0100
— de soude.	0.0060	0.0100	0.0060
— de magnésie.	»	»	»
Chlorure de sodium.	0.0120	0.0170	0.0540
— de magnésium.	0.0030	0.0080	0.0300
— de calcium.	»	»	»
Azotate de magnésie.	»	indices	»
Crénate alcalin (potasse).	0.0020	0.0020	traces
Acide silicique..	»	»	»
Alumine..	0.0330	0.0340	0.0380
Sel ammoniacal (carbonate). . . .	traces	traces	traces
Matière organique, bitume.	»	»	»
(GIRARDIN et MORIN.)	0.2701	0.2554	0.2605

Les eaux de ces trois sources, dont le débit est de 37,000 litres par jour, sont sans odeur et d'une limpidité parfaite, sauf cependant celles de la source Reinette qui se trouvent parfois troublées. La saveur n'est pas la même dans les trois sources : ferrugineuse dans la Reinette et surtout dans la Royale, elle est atramentaire dans la Cardinale.

A Forges, on prend les eaux en boissons, en bains et en douches. M. Caulet, l'inspecteur actuel, recommande aux baigneurs de les boire toujours le matin, à jeun et immédiatement après leur lever, à la dose de 3 à 12 verres, en commençant par la Reinette, pour passer ensuite à la Royale et terminer par la Cardinale.

Essentiellement toniques et reconstituantes, les eaux de Forges réunissent au plus haut degré les vertus analeptiques et hématopoiétiques aux vertus névrosthéniques. Elles sont employées avec succès dans la débilité profonde des voies digestives produite par de longues fièvres, continues ou intermittentes, alors que les symptômes d'irritation intestinale ont cessé, et qu'il ne reste plus qu'une faiblesse organique avec pâleur des tissus ; dans les gastralgies, les entéralgies, les névralgies, les vomissements nerveux. On les recommande aussi en lotions, irrigations et douches, contre les ulcères atoniques scrofuleux et scorbutiques, et dans les trajets fistuleux. Mais les maladies qui sont traitées avec le plus de succès à Forges sont assurément la chlorose, l'anémie et les différentes maladies de femmes, telles qu'aménorrhée, dysménorrhée, métrorrhagie, affections utérines nerveuses inflammatoires et catarrhales.

Le séjour de Forges est des plus calmes et convient aux personnes qui viennent plutôt pour se soigner que pour se distraire.

Bibliographie. — Couzinot : Discours au roi touchant la nature, les vertus, effets et usages des eaux de Forges, 1632 ; — La Rouvière : Nouveau système des eaux minérales de Forges, 1699 ; — Marteau : Analyse des eaux de Forges, 1756 ; — Robert : Analyse des eaux de Forges, 1814 ; — Cisseville : Notice sur les eaux minérales de Forges, 1845 ; — Henry : Analyse de l'eau minérale de Forges, 1845 ; — Decorde : Essai historique et archéologique sur le canton de Forges-les-Eaux, 1856 ; — Caulet : Notice sur les sources ferrugineuses et l'établissement thermal de Forges-les-Eaux, 1867.

Forges (Loire-Inférieure). — Eaux ferrugineuses froides.

Forges-les-Bains (Seine-et-Oise). — Eaux ferrugineuses froides.

Gabian (Hérault). — Eaux bicarbonatées calciques froides.

Gadinière (la) (Ain). — Eaux sulfatées calciques froides.

Gamarde (Landes). — Eaux sulfurées calciques thermales.

Garris (Basses-Pyrénées). — Eaux sulfurées calciques froides.

Gazost (Hautes-Pyrénées). — Eaux sulfatées sodiques froides.

Ginoles (Aude). — Eaux sulfatées magnésiques thermales.

Gohier (Maine-et-Loire). — Eaux ferrugineuses froides.

Gournay (Seine-Inférieure). — Eaux ferrugineuses froides.

Grandrif (Puy-de-Dôme). — Eaux bicarbonatées calciques froides.

Grasville-l'Heure (Seine-Inférieure). — Eaux ferrugineuses froides.

GRÉOULX

(BASSES-ALPES.)

Itinéraire de Paris à Gréoulx. — Départ : gare de Lyon. — I. Chemin de fer de Paris à Lyon et à Marseille, jusqu'à la station de Rognac, et embranchement de Rognac à Aix. — Distance : 859 kil. — Durée du trajet : 20 h. 50, par l'express; 27 h. 35, par l'omnibus. — Prix : 1re cl., 93 fr. 80; — 2e cl., 71 fr. 75; — 3e cl., 52 fr. 60. — II. Voitures d'Aix à Gréoulx. — Distance : 51 kil. — Durée du trajet : 4 h.

GRÉOULX est un petit village des Basses-Alpes, bâti à 350 mètres au-dessus du niveau de la mer, sur le penchant d'une colline au pied de laquelle coule le Verdon, un des plus forts et des plus redoutables affluents de la Durance.

Ses eaux minérales, connues du temps des Romains, furent abandonnées à la chute de Rome, pour reparaître au douzième siècle, grâce aux Templiers qui retrouvèrent les sources. Au commencement du quinzième siècle, un établissement thermal fut construit, et depuis cette époque elles ont été fréquentées régulièrement par les malades.

Gréoulx possède aujourd'hui deux sources qui sont sulfurées calciques : la *source Ancienne* ou *Gravier*, dont la température s'élève à 38°, et la source *Nouvelle* qui n'atteint que 23°. Ces deux sources donnent par minute 1,200 litres d'une eau limpide, ayant un aspect légèrement blanchâtre quand elle est réunie en grande masse, onctueuse au toucher, d'une saveur fade et légèrement salée, et rappelant par son odeur l'hydrogène sulfuré. La source du Gravier dépose une matière glairiforme dans le bassin.

ANALYSE CHIMIQUE.

EAU, UN LITRE :	SOURCE ANCIENNE.
	Gram.
Carbonate de chaux.	0,155
— de magnésie. . . .	0,059
Sulfure de calcium.	0,050
Sulfate de soude.	0,150
— de chaux.	0,156
Chlorure de sodium.	1,541
— de magnésium. . .	0,195
Iodure et bromure.	0,064
Acide silicique.	0,120
Alumine	0,049
Matière organique.	0,029
	2,629

(GRANGE, 1852.)

On emploie les eaux de Gréoulx en boisson, en inhalations, en douches et en bains. Ces derniers présentent même cette particularité remarquable que l'eau coule constamment dans les baignoires, et que, comme la température naturelle du liquide est à peu près celle des bains ordinaires, les malades peuvent séjourner longtemps dans l'eau qui, sans cesse renouvelée, est toujours saturée pour ainsi dire de principes minéralisateurs. M. Jaubert a utilisé aussi la barégine, qu'il emploie comme topique incorporée à un cérat spécial, qu'il a formulé de la manière suivante : huile, 400 gr. ; barégine, 375 gr. ; cire, 125 gr. ; axonge, 100 gr.

Les maladies que l'on rencontre le plus souvent à Gréoulx sont : les rhumatismes, les maladies de peau, surtout celles qui se rattachent à la scrofule et à la syphilis, certaines, névralgies, les catarrhes bronchiques et pulmonaires, les fractures, les luxations et les entorses anciennes, les ulcères atoniques, etc.

Les environs offrent aux baigneurs plusieurs sujets de promenades, entre autres : l'antique château des *Templiers*, la maison de campagne de *Laval*, où l'on conserve un portrait de Bonaparte, premier consul, très-remarquable ; le vieux château féodal de *Cadarrache*, le pèlerinage de *Notre-Dame-des-Œufs*, etc.

Bibliographie. — Fontanus : Discours sur les bains de Gréoulx, 1619 ; — Esparron : Traité des eaux minérales de Gréoulx, 1753 ; — Darluc : Nouveau traité des eaux minérales de Gréoulx, 1777 : — Robert : Histoire médicale et chimique des eaux de Gréoulx, 1807 ; — Laurens : Traité des eaux de Gréoulx, 1821 ; — Dauvergne : Eaux minérales sulfureuses thermales de Gréoulx, 1833 ; — Doux : Eaux sulfureuses thermales de Gréoulx, 1847 ; — Grange : Notice sur les eaux minérales de Gréoulx, 1852 ; — Jaubert : Guide aux eaux de Gréoulx, 1859 ; — Le même : Rapport sur les eaux minérales de Gréoulx, 1869.

Guiberts (les) (Hautes-Alpes). — Eaux sulfurées calciques froides.

GUAGNO

(corse.)

Guagno, connu aussi sous le nom de *Sant' Antonio di Guagno*, est un village de 900 habitants, situé à 60 kilomètres d'Ajaccio, dans une vallée arrosée par le Grosso et entourée de hautes montagnes, couvertes de forêts grandioses, dont l'aspect sauvage impressionne vivement le voyageur qui arrive dans *cette terre classique des bandits*.

Ses eaux minérales, sont très-fréquentées par les habitants de l'île qui a donné le jour à la race à jamais maudite des *Buonaparte*. Elles appartiennent à la classe des eaux chlorurées sodiques, et proviennent de plusieurs sources dont les plus connues sont : la *grande source* ou *Caldone*, et la *petite source* ou *source Sant'Antonio*, donnant ensemble et par jour près de 1,000 hectolitres d'une eau limpide, incolore, onctueuse au toucher, à odeur sulfhydrique, à saveur doucâtre et salée, et laissant déposer dans les réservoirs des flocons blancs de glairine. La température de la grande source est de 52° ; celle de la petite source de 37°, et celle de l'eau des deux sources réunies dans un même réservoir de 41°

ANALYSE CHIMIQUE.

EAU UN LITRE.	GRANDE SOURCE. Litre.
Acide carbonique.	0,033
	Gram.
Carbonate de soude.	0,087
— de chaux.	0,043
— de magnésie. . .	0,033
Sulfure de sodium.	0,106
Sulfate de soude.	0,115
— de chaux.	0,148
— d'alumine.	0,023
Azotate de potasse.	0,019
Chlorure de sodium. . . .	0,242
Silice.	0,048
Glairine.	0,072
Perte.	0,027
	0,961

(POGGIALE.)

Guagno possède trois établissements thermaux. « L'établissement thermal, dit M. Della Rocca dans son livre sur *la Corse et son avenir*, se compose de trois corps de bâtiments qui réunis entre eux à angle droit, circonscrivent une vaste cour par laquelle on entre. — L'aile gauche est occupée par des piscines destinées aux militaires envoyés de France et d'Afrique aux frais du gouvernement, par des cabinets de bains et par des douches pour les officiers. — L'aile droite est réservée aux malades civils.— Le bâtiment du milieu se compose de deux grands réservoirs alimentés par la source principale. Deux cent vingt personnes peuvent se baigner à la fois dans des piscines. Cet établissement compte 32 cabinets à baignoires, 25 piscines à 4 places, 4 à 10 et 2 à 20 places. — Guagno possède aussi un hôpital militaire qui peut loger 300 malades.

Les eaux de Guagno s'administrent en boisson, en bains et en douches. Elles sont excitantes d'abord, puis révulsives et résolutives, et agissent sur la peau, sur la circulation et sur l'appareil digestif et urinaire.

Parmi les affections que l'on rencontre le plus à Guagno, il faut placer les maladies de peau, et en particulier l'eczéma et ses différentes formes. Viennent ensuite les accidents consécutifs aux plaies par armes à feu, telles que cicatrices vicieuses et adhérentes, rétractions tendineuses, fausses ankyloses, trajets fistuleux entretenus par des fragments osseux, etc. On trouve enfin à Guagno des rhumatismes, des catarrhes bronchiques et des syphilis constitutionnelles.

GUILLON

(DOUBS.)

Itinéraire de Paris à Guillon. — Départ : gare de Lyon. — I. Chemin de fer de Paris à Belfort, par Dijon et Besançon, jusqu'à la station de Beaume-les-Dames. — Distance : 439 kil. — Durée du trajet : 10 h., par l'express; 14 h. 30, par l'omnibus. — Prix : 1re cl., 53 fr. 85 ; — 2e cl., 40 fr. 45 ; — 3e cl., 29 fr. 70. — II. Voiture de Beaume-les-Dames à Guillon. — Distance : 6 kil. — Durée du trajet : 30 minutes.

Guillon est un village situé dans la vallée de Cusenieu, l'une des plus pittoresques de la Franche-Comté. Ses eaux minérales, qui sont sulfurées calciques, proviennent d'une source qui alimente un établissement thermal assez important dans lequel sont emménagés bains ordinaires, bains russes, bains de vapeur, douches de toutes sortes, salles d'inhalations, etc.

ANALYSE CHIMIQUE.

	EAU : UN LITRE.
	Cent. cub.
Acide sulfhydrique.	20,252
— carbonique.	21,320
Azote.	1,500
	Gram.
Chlorure de sodium. . . .	0,312
Carbonate de chaux. . . .	0,126
— de magnésie. .	0,055
Sulfate de soude.	0,020
— de chaux.	0,005
Matière organique.	indét.
	0,518

(Desfosses, Thénard et Pouillet.)

On ordonne les eaux de Guillon dans les affections catarrhales de bronches, dans les rhumatismes et les roideurs articulaires, dans les maladies cutanées de nature dartreuse et dans les aménorrhées. Elles conviennent aussi fort bien dans les syphilis constitutionnelles.

Guitera (Corse). — Eaux sulfurées sodiques thermales.

Hauterive (Allier). — Eaux bicarbonatées sodiques. (*Voy.* Vichy.)

Jalleyrac (Cantal). — Eaux ferrugineuses froides.

Jarrousset (Cantal). — Eaux ferrugineuses froides.

Jaude (Puy-de-Dôme). — Eaux bicarbonatées calciques thermales. (*Voy.* Clermont.)

Jenzat (Allier). — Eaux bicarbonatées sodiques thermales.

Jouhe (Jura). — Eaux chlorurées sodiques froides.

Juré (Loire). — Eaux bicarbonatées mixtes froides.

Labarthe-de-Neste (Hautes-Pyrénées). — Eaux sulfurées calciques froides

Labarthe-Rivière (Haute-Garonne). — Eaux sulfatées calciques thermales.

Labassère (Hautes-Pyrénées).— Eaux sulfurées sodiques froides. (*Voy.* Bagnères-de-Bigorre.)

Lacombe (Isère). — Eaux ferrugineuses froides.

Lac-Villers (Doubs). — Eaux ferrugineuses froides.

Laifour (Ardennes). — Eaux ferrugineuses froides.

LA MALOU

(HÉRAULT.)

Itinéraire de Paris à La Malou. — Départ : gare d'Orléans. — I. Chemin de fer de Paris à Béziers, par Agen et Toulouse. — Distance : 947 kil. — Durée du rajet : 22 h. 55, par l'express ; 28 h. 55, par l'omnibus. — Prix : 1re cl., 117 fr. 30 ; — 2e cl., 87 fr. 65 ; — 3e cl., 64 fr. 25. — II. Chemin de fer de Béziers à Graissessac, jusqu'à Bédarieux. — Distance : 40 kil. — Durée du trajet : 1 h. 20. — Prix : 1re cl., 5 fr. 15 ; — 2e cl., 3 fr. 75 ; — 3e cl., 2 fr. 80. — III. Voitures de édarieux à La Malou. — Distance : 7 kil.

La Malou est un petit hameau de la commune de Villecelle qui doit son existence aux sources minérales qui sourdent sur son territoire. Ces sources qui sont très-nombreuses et dont douze seulement sont utilisées, alimentent trois établissements connus sous le nom de *La Malou-le-Bas*, *La Malou-le-Centre* et *La Malou-le-Haut*. Le plus important et le mieux organisé est sans contredit celui de *la Malou-le-Centre* récemment reconstruit sur les plans du savant ingénieur M. François.

Les eaux de La Malou sont bicarbonatées sodiques. Elles sont limpides, dégagent une grande quantité de bulles gazeuses et déposent au fond des bassins un sédiment ocracé. Leur température varie de 16° à 36°. Leur odeur est légèrement sulfureuse, caractère commun à plusieurs sources bicarbonatées, et leur saveur acidule.

ANALYSE CHIMIQUE.

EAU UN LITRE.	LA MALOU-LE-BAS.
	Lit.
Acide carbonique.	0,8280
	Gram.
Bicarbonate de soude.	0,7711
— de potasse.	0,1242
Carbonate de chaux.	0,4528
— de manganèse.	0,1863
Peroxyde de fer.	0,0251
Sulfate de soude.	traces
Chlorure de sodium.	0,0187
Acide silicique.	0,0638
Alumine.	0,0302
Matière organique azotée.	quant. indét.
	1,6722

(BÉRARD.)

On utilise les eaux de La Malou en boissons, en bains, en douches et en inhalations. Les bains se prennent surtout dans des piscines à eau courante.

Toniques, reconstituantes et sédatives, les eaux de La Malou conviennent surtout aux personnes atteintes de rhumatismes, de paralysies nerveuses, de chlorose et d'anémie. Le docteur Privat, depuis longtemps inspecteur de ces eaux, signale parmi les contre-indications formelles les affections cutanées en général, la grossesse, et les diathèses tuberculeuse et scrofuleuse. M. Boissier, moins exclusif, n'admet pas la contre-indication tirée de la diathèse scrofuleuse.

Bibliographie. — BOISSIER : Étude sur le vallon thermal de la Malou, 1855; — PRIVAT : Notice statistique et médicale sur la Malou, 1858 ; — LE MÊME : Rapport sur les eaux minérales de la Malou, 1863 et 1867.

LAMOTTE

(ISÈRE).

Itinéraire de Paris à Lamotte. — Départ : gare de Lyon. — I. Chemin de fer de Paris à Grenoble. Distance : 628 kil. — Durée du trajet : 16 h. par l'express ; 22 h. par l'omnibus. — Prix : 1re cl., 67 fr. 35 ; 2e cl., 57 fr. 90 ; 3e cl., 42 fr. 50. — II. Voitures de Grenoble à Lamotte. — Distance : 30 kil.

LAMOTTE est un hameau du canton de la Mure situé sur la rive gauche du Drac, dans une des vallées les plus pittoresques du Dauphiné.

L'établissement thermal occupe l'ancien château féodal qui s'élève sur un mamelon escarpé. Il peut recevoir environ 500 baigneurs à la fois, et renferme une chapelle, un beau salon, des salles de lecture, de billard, une table d'hôte et plusieurs salons et cabinets particuliers, sans compter, bien entendu, les chambres et les appartements destinés à loger les baigneurs, et qui sont, ma foi, fort confortables. Devant la façade se trouve une vaste terrasse en demi-cercle, contenant un réservoir d'une capacité de 3,000 hectolitres. En avant, on a établi deux rangs de galeries en hémicycle, dans lesquelles se trouvent les baignoires, tous les appareils de douches, et un vaporarium.

Les eaux proviennent de deux sources : la *source du Puits* et la *source de la Dame*, qui jaillissent au fond d'un ravin où coule le torrent du Drac ; un espace de 2 kilomètres les sépare de l'établissement ; aussi est-on obligé de les conduire au moyen d'une machine hydraulique dans le réservoir construit sous la terrasse. Seulement pendant ce trajet les eaux qui, aux sources, ont une température de 60°, perdent de leur chaleur et n'accusent plus que 58° lorsqu'elles arrivent dans le réservoir ; ce qui oblige à les surchauffer lorsqu'on veut les administrer en douches ou en vapeur.

ANALYSE CHIMIQUE.

EAU UN LITRE.	S. DU PUITS.	S. DE LA DAME.
	Grammes.	Grammes.
Acide carbonique.	quant. indét.	quant. indét.
Carbonate de chaux et de magnésie. .	0.80	0.64
Crénate et carbonate de fer.	0.02	0.01
Traces de manganèse.	—	—
Sulfate de chaux.	1.65	1.40
— de magnésie.	0.12	0.10
— de soude.	0.77	0.67
Chlorure de sodium.	3.80	3.56
— de magnésium.	0.14	0.12
— de potassium.	0.06	0.05
Bromure alcalin.	0.02	traces
Silicate d'alumine.	0.06	0.05
(HENRY, 1842.)	7.44	6.60

Des analyses ultérieures faites par MM. Chevalier, Breton et Buissard, ont amené la découverte de traces d'iode et d'arsenic.

Les eaux de Lamotte ont une grande analogie dans leurs principes et dans leurs effets avec l'eau de mer et surtout avec les eaux alcalines. Elles sont excitantes, résolutives, toniques et reconstituantes; elles exercent une action purgative prononcée sur un certain nombre de malades.

Les affections que l'on rencontre le plus ordinairement à Lamotte sont les rhumatismes articulaires, les sciatiques, les engorgements scrofuleux, les tumeurs blanches et les coxalgies. Le docteur Buissard, inspecteur de ces eaux, dit en avoir obtenu d'excellents résultats dans les paraplégies accompagnées de douleurs spéciales, de contractures et de mouvements convulsifs et douloureux dans les membres paralysés. Ce médecin et son collègue M. d'Orgeval les recommandent enfin dans les affections utérines, telles qu'engorgements, ulcérations, érosions du col, etc.

Les environs de Lamotte sont très-pittoresques et offrent aux baigneurs de nombreuses promenades, parmi lesquelles : le *mont Sénèpe*, le *rocher inacessible* ou *mont Aiguille*, le château de *Marcieu*, les carrières d'anthracite d'*Aveillans*, etc.

Bibliographie. — BALLY : Eaux thermales de Lamotte, 1844 ; — D'ORGEVAL-DUBOUCHET : Guide des baigneurs aux eaux minérales de Lamotte, 1849 : — BUISSARD : Eaux thermales de Lamotte, études cliniques, 1854 ; — D'ORGEVAL-DUBOUCHET : Maladies de l'utérus et de ses annexes, observations recueillies à Lamotte, 1858 ; — BUISSARD : Rapports annuels sur les eaux de Lamotte.

LANGEAC (Haute-Loire). — Eaux bicarbonatées calciques froides.

LAROQUE (Pyrénées-Orientales). — Eaux ferrugineuses froides.

LAUNAY (Maine-et-Loire). — Eaux ferrugineuses froides.

LAUTARET (Hautes-Alpes). — Eaux sulfurées calciques thermales.

LAVAL (Isère). — Eaux sulfatées magnésiques thermales.

LAVARDENS (Gers). — Eaux bicarbonatées calciques thermales.

LLO-ET-QUEZ (Pyrénées-Orientales). — Eaux sulfurées sodiques thermales.

LICHE (LA) (Hautes-Alpes). — Eaux sulfurées calciques thermales.

LUXEUIL

(HAUTE-SAONE.)

Itinéraire de Paris à Luxeuil. — Départ : gare de l'Est. — I. Chemin de fer de Paris à Gray, par Nancy et Épinal, jusqu'à la station de Saint-Loup. — Distance : 476 kil. — Durée du trajet : 11 h. 35, par l'express ; 14 h., par l'omnibus. — Prix : 1re cl., 58 fr. 65 ; — 2e cl., 43 fr. 95 ; — 3e cl., 32 fr. 25. — II. Voitures de Saint-Loup à Luxeuil. — Distance : 10 kil. — Durée du trajet : 14 h. 15 Prix : 1 fr. 10.

LUXEUIL est une petite ville de 4,000 habitants, située à l'extrémité d'une plaine délicieuse, au pied de la chaîne des Vosges. Ses eaux minérales étaient connues des Romains. Ce fait résulte des fouilles faites en 1755 qui amenèrent la découverte d'anciens thermes, où l'on voyait quelques débris des étuves, l'emplacement de douze grandes salles, quelques restes de tuyaux, et enfin une inscription indiquant très-clairement que Labiénus répara les thermes de Luxeuil par ordre de Jules César, empereur.

L'établissement thermal est situé à l'extrémité nord de la ville, au milieu d'un vaste jardin. Il est conçu d'une façon grandiose et imposante, et est sans contredit un des plus beaux de France. Il possède trois grands bassins ou piscines à eau sans cesse renouvelée, dans lesquels 130 personnes peuvent se baigner en commun ; 70 cabinets particuliers, dont 10 cabinets doubles, et 40 cabinets où l'on peut recevoir la douche sans sortir de sa baignoire, tous parfaitement aménagés et munis de robinets d'eau chaude et froide. Il compte en outre un assortiment complet d'appareils de douches variés pour la force et la température ; douche en arrosoir, douche écossaise, douche ascendante, appareil à irrigation utérine, étuve, bains de vapeur généraux et locaux, etc.

Les eaux de Luxeuil sont : les unes chlorurées sodiques, les autres ferrugineuses.

Les eaux chlorurées sodiques proviennent de plusieurs sources. Ne pouvant les énumérer toutes et donner la composition chimique de chacune, nous nous contenterons de nommer les principales avec leur température et la quantité de chlorure de sodium qu'elles contiennent par litre : source centrale ou *sud des Bénédictins*, 42°,6; 0^{gr},72957 ; source latérale ou *nord des Bénédictins*, 37°,2; 0^{gr},71974; source du *bain des Dames*, 42°,4; 0^{gr},72333 ; source *est* ou *gélatineuse du bain des Fleurs*, 37°,6; 0^{gr},73042 ; source *ouest du bain des Fleurs*, 0^{gr},43031 ; source du *bain Gradué*, 40°,3, à 43°,2 ; 0^{gr},70552 ; source n° 1 *du bain Gradué*, moins chaude, 364; 0^{gr},34641 ; source du *grand Bain*, 51°,5; 0^{gr},66050 ; source des *Cuvettes*, 42°,5; 0^{gr},57168; source du *bain des Capucins*, 34°,6, 0^{gr},30750 ; source d'*Égérie*, 29°,8; 0^{gr},12185 ; source de *Labiénus*, 34°,6; 0^{gr},18721. Ces chiffres sont empruntés à l'analyse faite en 1862 par M. le docteur Lecomte, professeur agrégé à la Faculté de médecine.

Les eaux ferrugineuses proviennent de trois sources dont voici les noms, la température et le degré de minéralisation en sexquioxyde de fer pour un litre : source du *Temple*, 19°,6; 0^{gr},02500; source du *puits Romain*, 27°,9; 0^{gr}, 000939 ; source du *Pré-Martin*, 19°.

ANALYSE CHIMIQUE.

EAU UN LITRE.	SOURCE DU BAIN DES DAMES.	SOURCE DU TEMPLE.
Gaz oxygène	2cc.36	0cc.00
Gaz acide carbonique	7 54	25 95
Gaz azote	20 84	17 45
	Grammes.	Grammes.
Sesquicarbonate de potasse	0.04350	0.01551
Chlor. de potassium	0.02589	»
Sesquicarbonate de soude	»	»
Sulfate de soude	0.13716	0.10826
Chlorure de sodium	0.72333	0.11122
— de calcium	»	0.02470
— de magnésium	»	0.02230
Carbonate de chaux	0.03859	0.15489
Carbonate de magnésie	0.00215	0.02428
Fluorure de calcium	0.01385	0.00359
Alumine	—	0.00479
Oxyde rouge de manganèse	—	0.01220
Sesquioxyde de fer	—	0.02300
Acide silicique	0.09810	0.03120
Matières organiques	0.02589	0.00405
Iode	trac. très-faibles	trac. très-faibles.
Arsenic	—	—
(Lecomte, 1862.)	1.10846	0.54179

Il est aisé de comprendre tout ce que la thérapeutique peut retirer de la réunion dans une même station de sources chlorurées sodiques et de sources ferrugineuses. L'eau des sources chlorurées sodiques est très-modérément excitante et produit un effet secondaire de sédation ; elle augmente les sécrétions cutanées et celles des muqueuses urinaires et gastro-intestinales. L'eau des sources ferrugineuses exerce une influence sédative sur le système nerveux ; tandis qu'elle modifie puissamment l'hématose grâce aux propriétés toniques et reconstituantes du fer et du manganèse qu'elle renferme.

Les rhumatismes musculaires et fibreux, les contractures des muscles, les affections spasmodiques, les engorgements glanduleux, les maladies des os et des articulations, telles que tumeurs blanches, ankyloses, etc., les hépatites et les splénites chroniques, sont heureusement traités à Luxeuil par les bains tempérés d'eau chlorurée sodique. Les bains chauds ont donné au docteur Chapelin d'excellents résultats dans les affections chroniques tenaces, dans les engorgements des viscères, dans les paralysies d'une certaine ancienneté et dans quelques affections rhumatismales. Cependant ce médecin préfère les bains de piscine aux bains isolés, dans un assez grand nombre de cas : par exemple, dans tous ceux qui demandent des bains de longue durée, qui ne sont possibles que dans les piscines.

Les maladies qui surviennent chez les individus lymphatiques, à constitution molle, dont la circulation lente, la faiblesse, la décoloration de la peau et des muqueuses annoncent évidemment la chlorose et l'anémie, seront traitées par les eaux ferrugineuses. Nous avons nommé les pertes séminales, les blennorrhées, les leucorrhées, la dysménorrhée, l'aménorrhée et la trop grande abondance du flux menstruel tenant au défaut de ressort de l'utérus ou à la débilité générale, les engorgements et les déplacements de l'utérus, etc.

Enfin, comme bien d'autres stations thermales, Luxeuil réclame pour ses eaux le privilége de guérir la stérilité. Les divers auteurs qui ont écrit sur ces eaux ont consigné dans leurs livres plusieurs observations de dames qui ont eu des enfants après une saison passée à Luxeuil, alors que jusque-là elles n'avaient pu en avoir.

La vie à Luxeuil est très-agréable : cabinets de lecture, salons de conversation, salles de danse, de concert, de jeux, etc. ; promenades délicieuses dans les environs qui sont très-pittoresques, tels sont les plaisirs que le baigneur trouvera dans cette station de plus en plus fréquentée.

Bibliographie. — Morelle : Dissertation sur les eaux de Luxeuil, 1757 ; — Fabert : Essai historique sur les eaux de Luxeuil, 1775 ; — Michel : Dissertation sur l'emploi des eaux de Luxueil, 1825 ; — Uder : Sur les eaux de Luxueil, 1830 ; — Molin : Notice sur Luxeuil et ses eaux minérales, 1833 ; — Rainguel : Description historique et pittoresque de Luxeuil, 1837 ; — Révillout : Recherches sur les propriétés physiques, chimiques et médicales de Luxeuil, 1838 ; — Aliès : Notice sur les eaux de Luxeuil, 1850 ; — Chapelain : Luxeuil et ses bains, 1851 ; — Révillout : Notice sur les eaux minérales de Luxeuil, 1856 ; — Billout : Notice sur les eaux thermo-minérales de Luxeuil, 1857 ; Chatelain : Bains de Luxeuil, 1857 ; — Delacroix : Études sur les eaux de Luxeuil, 1857 ; — Leconte : Études chimiques et physiques sur les eaux thermales de Luxeuil, 1862 ; — Delacroix : Les sources ferrugineuses de Luxeuil, 1862 ; — Delaporte : Bains de Luxeuil, 1862 ; — X... : Une saison à Luxeuil, 1864 ; — Martin-Lauzer : Les eaux de Luxeuil, 1866 ; — Robert : Guide du médecin et du baigneur aux bains de la vallée du Rhin, de la Forêt-Noire et des Vosges, 1869. — Delacroix : Luxeuil et ses bains, 1869.

Lyon (Rhône). — Eaux ferrugineuses froides.

Macon (Saône-et-Loire). — Eaux ferrugineuses froides.

MAGNAC (Cantal). — Eaux ferrugineuses froides.

MALÉON (Ardèche). — Eaux bicarbonatées sodiques froides.

MARAT (Puy-de-Dôme). — Eaux bicarbonatées sodiques froides.

MARTIGNÉ-BRIANT (Maine-et-Loire). — Eaux ferrugineuses froides.

MARLIOZ

(SAVOIE.)

Itinéraire de Paris à Marlioz. — Départ : gare de Lyon. — Chemin de fer de Paris à Mâcon, Bourg, Culoz et Aix. — Distance : 583 kil. — Durée du trajet : 12 h. 52, par l'express ; 18 h. 53, par l'omnibus. — Prix : 1re cl., 66 fr. 15 ; — 2e cl., 49 fr. 30 ; — 3e cl., 36 fr. 15. — II. Voitures d'Aix à Marlioz, en 15 minutes.

MARLIOZ est un petit hameau situé à quelques minutes d'Aix-les-Bains, qui doit son existence à ses sources d'eaux minérales sulfurées sodiques. Ces sources, au nombre de trois, sont connues sous les noms de source d'*Esculape*, source *Adélaïde* et source *Bonjean*, et offrent sensiblement le même degré de minéralisation.

L'établissement thermal construit il y a une douzaine d'années sur les plans de l'ingénieur François, si connu des hydrologues, est exclusivement affecté à l'inhalation et la pulvérisation de l'eau sulfureuse, celle-ci étant spécialement administrée sous ces deux formes à Marlioz. Les bains y sont à peu près inconnus, et quelques personnes seulement prennent l'eau en boisson.

ANALYSE CHIMIQUE.

EAU UN LITRE.	S. D'ESCULAPE.
	C. C.
Acide sulfhydrique libre.	16,70
— carbonique libre et des bicarbonates.	4,64
Azote.	9,77
	Gram.
Silice..	0,006
Sulfure de sodium.	0,067
Carbonate de chaux.	0,186
— de magnésie.	0,012
de soude..	0,040
— de fer.	0,013
— de manganèse.	0,001
Sulfate de soude.	0,028
— de chaux.	0,002
— de magnésie.	0,018
— de fer.	0,007

Chlorure de magnésium.	0,014
— de sodium.	0,018
Iodure de potassium.	quant. ind.
Bromure de potassium.	
Glairine.	
Perte.	0,017
	0,429

(BONJEAN, 1857.)

Les eaux de Marlioz sont limpides, incolores, laissent dégager par intervalles des bulles de gaz, et déposent autour des bassins un sédiment limoneux assez abondant. Onctueuses au toucher, elles ont une odeur et une saveur fortement hépatiques. Le contact de l'air les trouble, et, phénomène curieux, lorsqu'on les laisse reposer dans un verre, elles se décomposent et on peut voir le soufre qu'elles contiennent se déposer au fond.

La disposition de l'établissement et la composition chimique des eaux de Marlioz indiquent assez leur action spécifique sur l'appareil respiratoire. Elles se rapprochent à ce point de vue des Eaux-Bonnes, de Saint-Honoré, etc., et conviennent aux mêmes affections.

La proximité d'Aix fait que les baigneurs habitent cette ville, et se rendent chaque jour à pied ou en omnibus à Marlioz pour faire leur seance d'inhalation ou de pulvérisation.

MARTIGNY

(VOSGES.)

Itinéraire de Paris à Martigny. — Départ : gare de l'Est. — I. Chemin de fer de Paris à Neufchâteau, par Troyes et Chaumont, jusqu'à la station de Bourmont. — Distance : 302 kil. — Durée du trajet : 7 h. 30, par l'express; 9 h. 50, par l'omnibus. — Prix : 1re cl., 35 fr. 10 ; — 2e cl., 26 fr. 35 ; — 3e cl., 19 fr. 25 — II. Voitures de Bourmont à Martigny. — Distance : 47 kil. — Durée du trajet : 4 h. 12. — Prix : 6 fr. 85.

MARTIGNY est un village du canton de Lamarche, situé sur la route de Bourbonne-les-Bains à Contrexéville, au centre d'un vallon arrosé par le Mousson et qu'entourent des collines couvertes de vignes et de forêts.

L'établissement thermal, de construction récente, puisque l'exploitation des eaux de Martigny n'a été autorisée qu'en 1859, est situé à l'extrémité du village au milieu d'un vaste parc. Il est alimenté par deux sources connues sous les noms de *source* 1 et *source*

2. Ces sources, qui sont sulfatées calciques, ont une très-gande analogie avec celles de Vittel et de Contrexéville, ainsi que l'ont montré les analyses de MM. O. Henry en 1858 et Jacquemin en 1862.

ANALYSE CHIMIQUE.

EAU : UN LITRE.		SOURCE.
Acide carbonique libre, traces.		
Bicarbonates calculés avec la formule C^2HMO^6	de soude	0,0168
	de magnésie	0,1980
	de chaux	0,1700
	de fer	0,0098
Silicate de soude		0,0532
— de chaux		0,0029
Phosphate de chaux		0,0028
Sulfates calculés à l'état anhydre	de soude	0,2299
	de magnésie	0,5300
	de chaux	1,4240
Chlorure de lithium		0,0300
— de sodium		0,0650
— de potassium		0,0090
Traces de fluor, de crénate de fer, d'arséniate de fer, alumine, matière organique		0,1156
		2,6570

(JACQUEMIN, 1862.)

Ce qui cependant différencie les eaux de Martigny de celles de Contrexéville, c'est la plus grande quantité de lithine. En effet, ici nous avons 3 centigrammes par litre de chlorure de lithium, tandis que 1 litre d'eau de Contrexéville contient à peine 4 milligrammes de bicarbonate de lithine. Or tous les médecins savent les expériences de Garrod sur la lithine. Le savant anglais, dans son remarquable ouvrage sur la goutte, traduit par M. Ollivier et annoté par M. Charcot, a démontré d'une façon péremptoire l'action éminemment dissolvante de cet oxyde alcalin, principalement sur l'acide urique et les urates qui forment la base des sédiments de la gravelle et des tophus des goutteux.

Les eaux de Martigny seront donc employées en première ligne dans la gravelle, et surtout dans la gravelle urique et dans les diverses manifestations de la diathèse goutteuse. Elles seront aussi recommandées dans les affections des voies urinaires, telles que : cystite chronique, catarrhe vésical, atonie vésicale, hématurie, écoulements rebelles, diabète et albuminurie ; dans les engorgements du foie, de la rate, de la prostate; dans les gastrites chroniques, les dyspepsies et les gastralgies; dans les affections rhumatismales et névralgiques; en un mot, dans toutes les affections où les eaux de Contrexéville sont indiquées.

Les eaux de Martigny se prennent surtout à l'intérieur, à la dose de deux à huit verres selon les cas. On les ordonne aussi quelquefois à l'extérieur en bains et en douches. Elles peuvent être transportées sans rien perdre de leurs propriétés essentielles, et par conséquent se boire à domicile.

Bibliographie. — O. Henry : Analyse des eaux de Martigny, 1858 ; — Robert : Notice sur les eaux minérales de Martigny, 1869 ; — Jacquemin : Analyse de l'eau minérale de Martigny, 1862; — X... ; Etablissement hydro-minéral de Martigny, 1870; — Buez : les Eaux lithinées de Martigny, 1869.

Martres-de-Veyre (Puy-de-Dôme). — Eaux bicarbonatées sodiques, dont la température varie de 22° à 25°,50.

Médague (Puy-de-Dôme). — Eaux bicarbonatées calciques froides.

Merens (Ariége). — Eaux sulfurées sodiques thermales.

Metz (Moselle). — Eaux ferrugineuses froides.

Mézières (Ardennes). — Eaux chlorurées sodiques froides.

MOLITG

(PYRÉNÉES-ORIENTALES.)

Itinéraire de Paris à Molitg. — Départ : gare d'Orléans. — I. Chemin de fer de Paris à Prades, par Agen, Toulouse, Narbonne et Perpignan jusqu'à la station de Bouleternere. — Distance : 1012 kil. — Durée du trajet : 23 h. 35, par l'express; 32 h., par l'omnibus. — Prix : 1re cl., 124 fr. 50; — 2e cl., 93 fr. 50; — 3e cl., 68 fr. 60 — II. Voiture de Bouleternerre à Molitg. — Distance : 29 kil.

Molitg est un village de 600 habitants, situé dans les Pyrénées, à 9 kilomètres du Vernet, sur la rive gauche de la Tet. Ses eaux minérales ne sont connues que depuis un siècle environ. Elles proviennent de dix sources qui sourdent à un quart de lieue du village au bord d'un ravin appelé *torrent de Riell*, presque à côté l'une de l'autre, et alimentent deux établissements fort bien entretenus, mais insuffisants pour le nombre des baigneurs. Les quatre premières, dont la température varie de 35°,2 à 37°,75, se rendent à l'établissement *Lhupia;* les six autres, dont la température varie entre 21° et 36°,15, sont la propriété de l'établissement *Massia*, appelé aussi *bains Mamet.*

Les eaux de Molitg, limpides au sortir de la source, deviennent louches au contact de l'air, et laissent dégager des bulles de gaz, oxygène, azote et acide carbonique ; elles sont onctueuses au toucher, ont une odeur légèrement sulfureuse, et une saveur sulfo-alcaline. Elles laissent déposer de la glairine dans les conduits et dans les réservoirs.

D'après les analyses faites par Roux, Anglada et Bouis, il résulte que les eaux de Molitg appartiennent à la classe des eaux sulfurées sodiques.

ANALYSE CHIMIQUE.

EAU UN LITRE.	S. MASSIA. Gram.
Sulfure de sodium.	0,0142
Carbonate de soude.	0,0048
Soude.	0,0410
Silice.	0,0470
Sulfate de soude.	0,0150
Chlorure de sodium.	0,0140
Chaux. . . . . }	
Magnésie. . . . . }	0,0030
Sulfate de chaux. . . . . . }	
Matière azotée.	0,0210
	0,1600

(Bouis, 1844.)

Les eaux de Molitg se donnent en boissons, en bouches et en bains; toutefois c'est ce dernier mode d'administration qui domine. Le docteur Picou, médecin-inspecteur, les recommande en première ligne contre les maladies de la peau et surtout contre celles qui sont de nature dartreuse ; et, sous ce rapport, M. Bazin, le savant dermatologiste de l'hôpital Saint-Louis, n'hésite pas à les placer parmi les sources les plus précieuses de la chaîne des Pyrénées. Viennent ensuite les rhumatismes chroniques, les engorgements douloureux des articulations, les catarrhes chroniques des bronches, et enfin certaines affections utérines liées à un affaiblissement général de l'organisme ou à la diathèse herpétique.

Monestier de Briançon (le) (Hautes-Alpes). — Eaux sulfatées calciques thermales.

Monestier-de-Clermont (le) (Isère). — Eaux bicarbonatées calciques froides.

Monrepos (Gironde). — Eaux bicarbonatées calciques froides.

Montbrison (Loire). — Eaux bicarbonatées sodiques froides.

Montbrun (Drôme). — Eaux sulfurées calciques froides.

Montcel (France). — Eaux bicarbonatées sodiques froides.

Montchanson (Cantal). — Eaux bicarbonatées sodiques froides.

MONT-DORE

(PUY-DE-DOME.)

Itinéraire de Paris au Mont-Dore. — Départ: gare de Lyon. — I. Chemin de fer de Paris à Clermont-Ferrand par Nevers, Moulins et Saint-Germain-des-Fossés. — Distance: 420 kil. — Durée du trajet: 9 h. 40, par l'express; 13 h., par l'omnibus. — Prix: 1re cl., 51 fr. 75; — 2e cl., 38 fr. 70; — 3e cl., 29 fr. — II. Voitures de Clermont au Mont-Dore. — Distance: 53 kil. — Trajet en 5 heures.

Le Mont-Dore est un village adossé aux flancs du mont de l'Angle, qui domine une petite vallée, l'une des plus curieuses et des plus pittoresques de l'ancienne Auvergne, et au fond de laquelle coule la Dordogne encore à l'état de petit ruisseau.

Cette station thermale fut connue des Romains, ainsi qu'on peut s'en assurer en parcourant la promenade de l'établissement décorée de débris de colonnes, de chapiteaux, de pierres sépulcrales, et de différents fragments de statues de lave porphyrique, dont le plus intéressant est une tête de Néron bien conservée et d'une expression tout à fait remarquable. Tous ces objets ont été retirés des ruines d'un temple et de thermes romains qui furent découverts en 1825, à la suite de fouilles entreprises sur l'ancienne place connue sous le nom de *Panthéon*.

Les eaux, qui sont bicarbonatées sodiques, proviennent de sept sources, dont une froide et six thermales. Elles alimentent deux établissements très-bien aménagés, et réservés, l'un aux bains et aux douches, l'autre aux inhalations et aux douches de vapeur.

La source froide, connue sous le nom de *fontaine Sainte-Marguerite*, débite par jour plus de 25,000 litres d'une eau un peu trouble, inodore, à saveur acidule et piquante avec arrière-goût amer, et dégageant beaucoup de gaz acide carbonique.

Les sources thermales, connues sous le nom de *source du grand bain*, *source César*, *source Caroline*, *source Ramond*, *source Rigny* et *source Berthrand*, offrent une température variable entre 38° et 48° centigrades. Elles donnent ensemble par jour plus de 3,500 hectolitres d'une eau limpide et incolore au griffon, mais se troublant au contact de l'air et se recouvrant de gouttes huileuses qui s'étendent peu à peu et forment bientôt une couche mince et irisée. Cette eau est inodore et d'une saveur acidule, puis salée, avec un arrière-goût lixiviel.

L'analyse chimique des eaux du Mont-Dore a été faite plusieurs fois par Bertherand père en 1810, et depuis par son fils, par MM. Thénard, Aubergier, Chevallier et Lefort. La plus récente est celle de M. Lefort; elle remonte à 1863.

ANALYSE CHIMIQUE.

SOURCE CÉSAR.	EAU : UN LITRE.
Oxygène	0,98
Azote	14,22
Acide carbonique libre	0,5967
Bicarbonate de soude	0,5361
— de potasse	0,0212
— de rubidium	indices
— d'oxyde de césium	indices
— de lithine	traces
— de chaux	0,3209
— de magnésie	0,1676
— de protoxyde de fer	0,0558
— de manganèse	traces
Chlorure de sodium	0,3587
Sulfate de soude	0,0756
Arséniate de soude	0,00096
Borate de soude } Iodure et fluorure de sodium }	traces
Acide silicique	0,1552
Alumine	0,0083
Matière organique bitumineuse	traces
	2,29706

(LEFORT, 1863.)

Les eaux du Mont-Dore ne sont pas excitantes, puisque leur action sur l'économie animale a pour principale manifestation la diminution de la fréquence du pouls. Elles ne deviennent excitantes que d'une manière artificielle, par l'emploi des moyens accessoires de la cure. Elles ne sont pas non plus débilitantes, malgré le ralentissement du pouls, car ce ralentissement coïncide ordinairement avec l'accomplissement plus normal des fonctions les plus utiles à la vie et avec l'augmentation des forces. Aussi, le nouvel inspecteur, M. Richelot, à qui nous devons de si bons mémoires sur cette station, a-t-il raison de dire que les eaux du Mont-Dore constituent à un point de vue général un traitement essentiellement régulateur et tonique. Il est tonique, probablement en partie par l'action corroborante ou stimulante directe des eaux sur les centres nerveux, mais surtout par suite du rétablissement de l'équilibre et de l'harmonie des fonctions, et par suite aussi du travail de réparation qui en est la conséquence dans les tissus des organes. A un point de vue spécial, les eaux exercent une influence élective évidente : d'une part, sur deux grandes fonctions, la respiration et la menstruation ; d'autre part, sur les membranes muqueuses.

Les indications du traitement par les eaux du Mont-Dore sont : la chloro-anémie avec faiblesse générale et épuisement des forces ; les affections rhumatismales, sous quelque forme qu'elles se manifestent, sur quelque partie de l'organisme qu'elles se localisent ; les névralgies ; les affections cutanées se rattachant à l'arthritis et à l'herpétis de M. Bazin ; les affections chroniques des voies digestives, et principalement de l'intestin, caractérisées par une lésion de sécrétion ; les catarrhes chroniques de l'utérus, l'aménorrhée et la dysménorrhée.

Mais les affections que l'on rencontre le plus souvent au Mont-Dore sont les maladies chroniques de l'appareil respiratoire, contre lesquelles leur action élective est vraiment remarquable. La bronchite chronique, l'asthme, les bronchorrhées chroniques, les laryngites et les pharyngites chroniques, l'aphonie, y sont traités avec un grand succès.

Enfin, on rencontre au Mont-Dore des phthisiques, et à ce propos voici comment M. Richelot explique l'action des eaux sur ces malades : « Chez les phthisiques, sous l'influence de la cure du Mont-Dore, l'innervation se relève, la rapidité dévorante de la circulation s'abaisse, la fièvre s'éteint, l'engorgement inflammatoire des portions de tissu pulmonaire qui entourent les masses tuberculeuses tend à se résoudre, la respiration s'élargit, la circulation du sang devient moins incomplète dans les poumons, l'hématose se fait mieux, l'appétit s'accroît, la digestion des aliments s'accomplit avec facilité, sans fatigue pour les organes, sans réaction fébrile ; la nutrition générale fait des progrès rapides, les forces renaissent et l'embonpoint se manifeste. Si le traitement est dirigé contre une phthisie commençante, il peut agir, jusqu'à un certain point, comme moyen prophylactique et empêcher le développement du mal en restaurant les forces de la vie. Si la maladie est avancée, il peut y mettre un temps d'arrêt et prolonger l'existence. Ce dernier bienfait, on peut encore l'obtenir dans les cas très-graves, lors même que le poumon est creusé de vastes cavernes. »

Le climat du Mont-Dore est un climat de montagnes, rude et à variations brusques. Les matinées et les soirées y sont fraîches, et les baigneurs sont souvent obligés de revêtir leurs habits d'hiver après le coucher du soleil. La température du jour est sensiblement la même que celle qui règne à la même époque dans la partie septentrionale de la France, et notamment à Paris. La saison thermale dure de juillet à la fin de septembre; mais la période la plus avantageuse est celle qui va du 1er juillet au 15 août.

Les baigneurs ne manqueront pas de visiter le *salon* et le *pic du Capucin*, le *salon de Mirabeau*, la *cascade de la Vernière*, la *grande cascade*, le *lac de Guéry*, le *pic de Sancy*, et la grande scierie, qui sont autant de sujets de délicieuses promenades.

Bibliographie. — BERTHERAND : Recherches sur les propriétés chimiques physiques et médicales des eaux du Mont-Dore, 1823 ; — MÉRAT : Manuel des eaux du Mont-Dore, 1838 ; — NIVET : Etudes sur les eaux minérales de l'Auvergne et du Bourbonnais, 1850 ; — CHABORY-BERTHERAND : Etudes médicales sur les eaux minérales du Mont-Dore, 1859 ; — GOUPIL : Notice sur les eaux du Mont-Dore, 1859 ; — LEFORT : Etude chimique des eaux du Mont-Dore, 1862 ; — RICHELOT : du Traitement de l'asthme par les eaux du Mont-Dore, 1859 ; — LE MÊME : de l'Action des eaux du Mont-Dore sur les muqueuses de l'appareil digestif, des voies respiratoires et de l'utérus, 1860 ; — LE MÊME : Effets généraux ou constitutionnels du traitement du Mont-Dore, 1861 ; — VERNIÈRE : Etude sur l'asthme et l'emphysème pulmonaire et sur leur traitement par les eaux du Mont-Dore, 1861 ; — RICHELOT : Observations de catarrhe pulmonaire, de catarrhe intestinal et de catarrhe utérin, traités par les eaux du Mont-Dore, 1862 ; — LE MÊME : Observations d'asthme avec diathèse rhumatismale, traité par les eaux du Mont-Dore, 1863 ; — LE MÊME : Observation de bronchorrhée chronique grave traitée avec succès au Mont-Dore, 1864 ; — LE MÊME : de la Cure thermale du Mont-Dore dans le traitement des affections rhumatismales, 1866 ; — LE MÊME du Climat du Mont-Dore, 1867 ; — LE MÊME : de la Cure thermale du Mont-Dore dans le traitement des affections chroniques du larynx, etc., 1869 ; — LE MÊME Observation de tuberculose pulmonaire enrayée par la cure du Mont-Dore, 1872.

MONTÉGUT (Haute-Garonnne). — Eaux bicarbonatées calciques froides.

MONTLIGNON (Seine-et-Oise). — Eaux chlorurées sodiques froides.

MONTLOUIS (Pyrénées-Orientales). — Eaux ferrugineuses froides.

MONTMIRAIL

(VAUCLUSE.)

Itinéraire de Paris à Montmirail. — Départ ; gare de Lyon. — I. Chemin de fer de Paris à Marseille, jusqu'à la station d'Orange. — Distance : 714 kil. — Durée du trajet : 16 h., par l'express ; 24 h. 40 par l'omnibus. — Prix : 1re cl., 81 fr. 55 ; — 2e cl., 66 fr. ; — 3e cl., 48 fr. 40. — II. Voitures d'Orange à Montmirail. Distance : 15 kil. Durée du trajet : 1 h. 30.

MONTMIRAIL est une petite commune du département de Vaucluse, située entre Orange et Carpentras, qui possède deux sources minérales, dont l'une est sulfurée calcique et l'autre sulfatée sodique et magnésique. Ces deux sources sont recueillies dans un établissement thermal qui compte trente baignoires, deux étuves et vingt douches.

La source sulfurée calcique, dont la température n'est que de 16°, contient à peine 52 centigrammes de sulfate de chaux par litre. Elle est employée par les habitants des environs, dans les affections cutanées de nature dartreuse, dans les catarrhes bronchiques et dans la dysménorrhée.

La source sulfatée sodique et magnésique est de beaucoup plus intéressante à étudier. Seule dans ce genre en France, elle va être désormais appelée à une grande notoriété et à un grand usage, car elle doit remplacer les eaux de Sedlitz et de Pullna, que notre patriotisme nous défend d'aller désormais emprunter à l'Allemagne.

Cette source est en effet analogue aux eaux de Sedlitz et de Pullna. Elle contient comme elles une quantité de sulfate de magnésie considérable, ainsi que l'a démontré l'analyse de M. Ossian Henry.

ANALYSE CHIMIQUE.

EAU : UN LITRE.

	Gram.
Sulfate de magnésie	9,51
— de soude	5,06
— de chaux	1,00
Chlorure de magnésium	0,83
— de sodium }	0,18
— de calcium }	
Bicarbonate de chaux	0,37
— de magnésie	0,16
Iodure	traces sensibles
Sels de potasse et d'ammoniaque	non appréciables
Phosphates terreux }	0,59
Silice, alumine }	
Sesquioxyde de fer }	
Principe arsenical }	
Matière organique de l'humus	très-sensible
	17,50

(O. Henry, 1856.)

L'eau de cette source, qu'on appelle aussi *source Verte* en raison de sa couleur, a une saveur amère due au sulfate de magnésie. Elle jouit des mêmes propriétés purgatives que les eaux de Pullna et de Sedlitz. Une bouteille suffit pour amener la purgation. D'après M. Boudet, cette eau aurait sur ses équivalentes d'Allemagne deux avantages importants : 1° son goût serait beaucoup moins désagréable ; 2° elle purgerait sans causer aucune inflammation intestinale.

On fera donc usage désormais des eaux de Montmirail dans tous les cas qui jusqu'ici réclamaient l'emploi des eaux de Sedlitz ou de Pullna : nous avons nommé les engorgements abdominaux, les affections du foie et de la rate, suites des fièvres intermittentes, etc.

Montner (Pyrénées-Orientales). — Eaux ferrugineuses et bicarbonatées froides.

Montpensier (Puy-de-Dôme). — Eaux bicarbonatées sodiques froides.

Mortefontaine (Oise). — Eaux sulfatées calciques froides.

Nancy (Meurthe). — Eaux ferrugineuses froides.

NÉRIS

(ALLIER.)

Itinéraire de Paris à Néris. — Départ : gare d'Orléans. — I. Chemin de fer de Paris à Montluçon. — Distance : 480 kil. — Durée du trajet : 12 h. 45, par l'express; 19 h. 45, par l'omnibus. — Prix : 1re cl., 60 fr. 55 ; — 2e cl., 45 fr. 25; — 3e cl., 33 fr. 20. — II. Voitures de Montluçon à Néris. — Distance : 8 kil. — Prix : 50 centimes.

Néris est un gros bourg de 2,400 habitants qui occupe le haut d'une colline et déborde rapidement jusque dans le fond d'une vallée arrosée par deux ruisseaux, les Granges et le Cerclier, affluents du Cher.

Ses eaux minérales furent connues des Romains, ainsi que le prouvent les débris de bas-relief, de chapiteaux et d'aqueducs, les troncs de colonnes, les fragments de statues et les lambeaux d'inscriptions qui ont été habilement groupés dans l'établissement thermal. Une inscription surtout, retrouvée presque intacte, démontre : 1° qu'un Romain de l'ordre équestre, duum-vir et duum-flamine ; 2° qu'un autre personnage, Cimbre de nation, agissant au nom de son fils Julius Lucius, avaient consacré ou restauré les hôtelleries les thermes et les portiques sous lesquels les sources de Néris s'épanchaient, ainsi que toutes les décorations qui enrichissaient ces édifices.

Les établissements thermaux sont au nombre de deux : le *grand* et le *petit*. Il y a de plus un hôpital où logent les baigneurs indigents.

Le grand établissement, dont la construction toute moderne n'a été terminée qu'en 1855, a la forme d'un vaste parallélogramme de 60 mètres de long sur 40 de large, avec un pavillon à chaque angle.

L'entrée, qui est exposée au midi, présente une galerie couverte, fermée par une grille et précédée de bassins réfrigérants. Sous cette galerie sont rassemblées les antiquités romaines dont nous avons parlé plus haut. La partie qui est exposée au nord comprend une salle de jeu, une salle de lecture, et un magnifique salon décoré blanc et or, dont la muraille du fond est garnie d'immenses glaces de Montluçon. Les deux galeries latérales sont consacrées aux nombreux services des bains. Chacune d'elles contient vingt-neuf cabinets de bains et de douches, deux cabinets pour le traitement hydrothérapique, deux piscines, l'une chaude, l'autre tempérée, jaugeant plus de quatre mille mètres cubes d'eau. Au plafond de ces piscines sont suspendus des cordes et des trapèzes qui permettent aux baigneurs de combiner l'hydrothérapie et la gymnastique. Cet établissement, un des plus complets de France, possède enfin des cabinets de bains et de douches de vapeur, et un vaste assortiment de douches à l'eau minérale.

Le petit établissement, qui a été reconstruit à neuf depuis quelques années, renferme quatre piscines, avec plusieurs cabinets de douches et de bains de vapeur : il est exclusivement réservé aux indigents logés à l'hôpital.

Les sources qui alimentent ces deux établissements sont au nombre de six, connues sous les noms de : *Puits de la croix*, *puits de César*, *puits carré*, *puits Boirot*, *puits du Noyer* et *puits Falvard*. Ces sources, qui semblent provenir d'une même nappe d'eau, sont bicarbonatées chlorurées sodiques. Elles donnent par jour plus de 1100 mètres cubes d'une eau limpide, incolore dans le verre, paraissant verte dans les puits par le reflet des conferves qu'elle y dépose, inodore et d'une saveur légèrement salée. Leur température varie entre 51° et 52° degrés centigrades.

Une chose importante à noter, c'est la grande quantité de gaz libres que les sources émettent : elle a été évaluée ainsi pour 100 parties.

	PUITS DE CÉSAR.	PUITS DE LA CROIX.
Azote.	80.55	88.17
Oxygène.	18.64	11.07
Acide carbonique.	0.81	0.76
.	100.	100.

ANALYSE CHIMIQUE.

EAU UN LITRE.	PUITS DE CÉSAR.	PUITS DE LA CROIX.
	Cent. cub.	Cent. cub.
Acide carbonique libre	0.049	0.039
Azote	13.000	10.200
Oxygène	»	1.100
	Grammes.	Grammes.
Bicarbonate de soude	0.4169	0.4167
— de potasse	0.0129	0.0125
— de magnésie	0.0057	0.0057
— de chaux	0.1455	0.1463
— de fer	0.0042	0.0033
— de manganèse	traces	traces
Sulfate de soude	0.3896	0.3848
Chlorure de sodium	0.1788	0.1782
Iodure de sodium	traces	traces
Fluorure de sodium	traces	traces
Silice	0.1121	0.1030
Matière organique azotée	traces	traces
(Lefort, 1859.)	1.2657	1.2505

Les eaux de Néris sont surtout employées à l'extérieur; cependant quelques personnes les prennent en boisson. Elles agissent comme sédatives du système nerveux, mais elles sont d'abord excitantes.

Parmi les affections que l'on soigne à Néris, nous placerons en première ligne les névroses qui en sont la véritable spécialisation. Aussi les médecins enverront à cette station les malades atteints de névralgies, de sciatique, de convulsions, de danse de Saint-Guy, de paralysie, de tremblements nerveux, de vomissements chroniques, d'hystérie et de certaines formes de chorée. Viennent ensuite les affections rhumatismales et goutteuses, les tumeurs blanches, les métrites chroniques se rattachant à un état névropathique, et enfin les affections cutanées de nature dartreuse, telles que le lichen, l'eczéma, l'impétigo, l'acné, etc.

Le séjour de Néris est des plus calmes. Cela tient au genre de malades qui fréquentent cette station, gens nerveux qui aiment le silence et la solitude. La lecture, la causerie et les promenades dans les environs qui sont charmants, sont les seules distractions des baigneurs.

Un mot en terminant ; il s'adresse aux dames plus spécialement. C'est à Néris que se fait le commerce des plus beaux cheveux dont se parent nos élégantes. Tous les ans, à la Saint-Jean, des marchands colporteurs viennent à Néris faire emplète de toisons humaines. On rencontre ce jour-là les jeunes paysannes des environs groupées sur la place, devant l'église, quittant leurs coiffes et laissant ruisseler les ondes de leurs riches chevelures aux yeux des colporteurs qui en débattent le prix. Elles reçoivent en échange quelques mètres de calicot, un bout de miroir ou autres colifichets. Ces dépouilles vont, après avoir passé par les mains des artistes capillaires, grossir le chignon des grandes dames. *Sic vos non vobis vellera fertis, oves !* Fâcheux échange qui dépare les unes sans être un avantage sérieux pour les autres !

Bibliographie. — Boirot-Desserviers : Recherches historiques et observations médicales sur les eaux de Néris, 1822 ; — Falvart : Précis sur l'aménagement des eaux de Néris, 1841 ; — Forichon : les Eaux thermales de Néris, 1853 ; — Richond : Notice sur les eaux thermales de Néris, 1855 ; — De Laurès et Becquerel : Recherches sur les conferves des eaux thermales de Néris, 1855 ; — Maurin : Etude historique et clinique sur les eaux de Néris, 1858 ; — Lefort : Etude chimique sur les eaux de Néris, 1859 ; — Anonyme : Néris-les-Bains, ses thermes, ses environs, 1865 ; — Bonnet de Malherbe : Guide médical aux eaux de Néris, 1872.

Neuville-lès-la-Charité (Haute-Saône). — Eaux sulfurées calciques froides.

NEYRAC

(ARDÈCHE.)

Itinéraire de Paris à Neyrac. — Départ : gare de Lyon. — I. Chemin de fer de Paris à Marseille jusqu'à la station de Livron, et embranchement de Livron à Privas. — Distance : 667 kil. — Durée du trajet : 15 h. 35, par l'express, 23 h. 35, par l'omnibus. — Prix : 1re cl., 82 fr. 25 ; — 2e cl., 61 fr. 60 ; — 3e cl., 45 fr. 15. — II. Voitures de Privas à Neyrac. — Trajet : 4 h. 30. — Prix : 3 et 4 francs.

Neyrac est un petit bourg bâti sur la rive droite de l'Ardèche dans un site assez pittoresque, à 3 kilomètres de Vals, et à 14 d'Aubenas. Ses eaux minérales, qui sont bicarbonatées calciques, proviennent de sept sources, dont une seule est utilisée. Cette source, appelée *source des bains*, débite par jour plus de 800 hectolitres d'eau à 27°. Elle alimente un petit établissement qui contient des piscines et des cabinets de bains et de douches.

Les analyses faites par O. Henry et M. Mazade avaient donné des résultats aussi bizarres qu'inattendus. En effet, elles avaient révélé la présence dans les eaux de Neyrac de plusieurs substances métalliques nouvelles et jusque-là inconnues dans les eaux minérales, telles que le tantale, le cérium, le tungstène, le molybdène, etc. M. Jules Lefort surpris de ces résultats, fit une nouvelle analyse de ces eaux au nom d'une commission spéciale de la Société d'hydrologie et, chose bizarre, il ne parvint à découvrir aucune des substances nouvelles indiquées par ses prédécesseurs. Voici cette analyse :

ANALYSE CHIMIQUE.

SOURCE DES BAINS.	EAU : UN LITRE.
	Gram.
Acide carbonique libre.	1,815
Bicarbonate de soude.	0,648
— de potasse.	0,129
— de chaux.	0,781
— de magnésie.	0,575
— de manganèse.	traces
— de protoxyde de fer.	0,080
Sulfate de soude.	0,025
Chlorure de sodium.	0,012
Phosphate de soude.	0,007
Arsénite de soude.	traces
Silice.	0,132
Alumine.	traces
Matière organique.	indices
	4,000

(LEFORT, 1857.)

Les eaux de Neyrac sont apéritives, toniques, fondantes et détersives. Du temps des croisades, elles avaient la réputation de guérir la lèpre. Aujourd'hui elles sont fortement recommandées dans le traitement de certaines affections cutanées, telle que la teigne, contre les engorgements scrofuleux, la chlorose, les leucorrhées et certaines gastralgies.

Cette station n'est guère fréquentée que par les habitants du département.

Bibliographie. — ANONYME : Notice historique et thérapeutique sur les eaux de Neyrac, 1868.

NIEDERBRONN

(BAS-RHIN.)

Itinéraire de Paris à Niederbronn. — Départ : gare de l'Est. — Chemin de fer de Paris à Niederbronn, par Strasbourg et Haguenau. — Distance : 549 kil. — Durée du trajet : 14 h. 30, par l'express ; 19 h., par l'omnibus. — Prix : 1re cl., 65 fr. 65 ; — 2e cl., 48 fr. 45 ; — 3e cl., 34 fr. 05.

NIEDERBRONN est un chef-lieu de canton de l'arrondissement de Wissembourg, situé aux pieds de la pente orientale des Vosges, non loin de Reichsoffen, où se sont immortalisés nos cuirassiers héroïques, à l'extrémité nord de l'Alsace, sur la route de Bitche à Strasbourg. Cette station thermale est donc aujourd'hui prussienne par la force des baïonnettes du *psychologique* Guillaume et par l'ineptie et la lâcheté du criminel de Décembre. Mais comme l'Alsace restera toujours française par le cœur, en attendant qu'elle le redevienne par le sol, nous plaçons toujours Niederbronn parmi les eaux minérales françaises.

Les eaux, qui sont chlorurées sodiques, proviennent de deux sources si rapprochées l'une de l'autre, qu'on peut les considérer comme provenant d'un réservoir commun. Elles sont recueillies dans deux bassins situés au milieu d'une jolie promenade près du Wauxhall. La source principale, ou *grande source* seule utilisée en boisson, débite par minute plus de 200 litres d'une eau limpide et claire, sans odeur, à saveur saline assez agréable, dégageant des bulles d'acide carbonique et déposant sur les parois du bassin un dépôt ocracé.

ANALYSE CHIMIQUE.

EAU : UN LITRE.

	Cent. cub.
Azote	17,66
Acide carbonique	10,64
	Gram.
Chlorure de sodium	3,08857
— de calcium	0,79445
— de magnésium	0,31171
— de potassium	0,13198
— de lithium	0,00433
— d'ammonium	traces
Carbonate de chaux	0,17912
— de magnésie	0,00653
— de protoxyde de fer	0,01055
Sulfate de chaux	0,07417
Bromure de sodium	0,01072

Iodure de sodium.	traces
Silicate de fer avec traces d'oxyde de manganèse. . .	0,01502
Silice pure.	0,00100
Alumine.	traces
Acide arsénieux.	très-lég. traces.
	4,62795

(Kosmann, 1850.)

Comme on le voit, d'après cette analyse, les eaux de Niederbronn présentent une grande analogie avec l'eau de mer.

Prises à faible dose, elles sont toniques, résolutives, légèrement stimulantes et impriment une certaine activité à l'estomac, aux intestins, au pancréas et au foie, dont elles augmentent les sécrétions. Prises à doses plus élevées, elles ont un effet laxatif. Enfin, prises à la dose de six à dix verres et par intervalles rapprochés de cinq à dix minutes, elles produisent plusieurs évacuations alvines et constituent une véritable purgation, sans toutefois fatiguer les organes digestifs, ni provoquer des coliques.

Niederbronn ne possède aucun établissement balnéaire. Ses eaux sont surtout employées en boisson. Toutefois elles s'administrent aussi en bains; mais ceux-ci se prennent à domicile, dans les divers hôtels qui contiennent, à eux tous, environ cinq cents baignoires, et plusieurs appareils de douches.

Les affections qui sont le plus avantageusement traitées à cette station thermale sont les maladies chroniques de l'appareil digestif et de ses annexes : dyspepsie, gastrites chroniques, engorgements du foie, calculs biliaires, engorgements viscéraux du bas-ventre, etc.; les affections rhumatismales et goutteuses; les hémiplégies; les affections lymphatiques et scrofuleuses; certaines maladies de l'utérus, enfin les maladies de la peau de forme eczémateuse.

« Les environs de Niederbronn, écrivait le docteur Kuhn en 1861, ont toujours été pour l'étranger un objet d'admiration par la beauté du site et par la richesse inépuisable d'une nature parfois sauvage, mais le plus souvent gracieuse. L'œil se promène avec plaisir sur les collines, qui, dans leur mouvement varié, présentent une heureuse succession de jardins, de vergers, de vignobles, de champs cultivés et de prairies. Mais ce qui prête un charme tout particulier à la contrée, ce sont les Vosges avec leurs forêts de chênes, de hêtres, de pins; avec leurs roches de grès au front nu et à la forme bizarre; avec leurs vieux châteaux, dont les ruines imposantes frappent çà et là l'œil étonné du promeneur...

...Dans les creux des vallons vous trouverez des villages laborieux et des usines bruyantes, qui vous représenteront la vie et l'activité industrielle des temps modernes, tandis que les châteaux ruinés des sommités voisines vous rappelleront les mœurs et les habitudes des temps passés. »

Ce délicieux tableau, exact encore il y a deux ans, est aujourd'hui changé. Depuis l'invasion des hordes allemandes, cet admirable pays, où régnaient la vie, le travail et la joie est désert ! Les maisons sont en ruines, les usines dévastées et abandonnées et l'horrible devise: *La force prime le droit* a remplacé cette autre si belle : *Le travail, c'est la liberté!* Maudits soient à jamais les brigands couronnés, auteurs de tous ces désastres!

Bibliographie. — Roth : Analyse historique des eaux minérales de Niederbronn, 1783 ; — Kuhn : Notice sur Niederbronn et sur les propriétés médicales de ses eaux, 1833 ; — Le même : Description de Niederbronn et de ses eaux minérales, 1835 ; — Daubrée : Description géologique et minéralogique du département du Bas-Rhin, 1851 ; — Kuhn : les Eaux laxatives de Niederbronn, 1856; — Kuhn (fils) : Etudes cliniques sur les eaux chlorurées de Niederbronn, 1866; — Klein : des Eaux salines purgatives de Niederbronn, 1866 ; — Robert : Guide aux bains de la vallée du Rhin, de la Forêt noire et des Vosges, 1869.

Nohèdes (Pyrénées-Orientales). — Eaux ferrugineuses froides.

Nointot (Seine-Inférieure). — Eaux ferrugineuses froides.

Noirmoutiers (Île de). — Eaux ferrugineuses froides.

Noyers (Loiret). — Eaux ferrugineuses froides.

Nyer (Pyrénées-Orientales). — Eaux sulfurées sodiques thermales.

OLETTE

(PYRÉNÉES-ORIENTALES.)

Itinéraire de Paris à Olette. — Départ: gare d'Orléans. — I. Chemin de fer de Paris à Perpignan, par Périgueux, Agen, Toulouse et Narbonne. —Distance: 985 kil. — Durée du trajet : 24 h., par l'express ; 30 h., par l'omnibus. — Prix : 1re cl., 121 fr. 20 ; — 2e cl., 91 fr. 05; — 3e cl., 66 fr. 80. — II. Voitures de Perpignan à Olette. — Distance : 33 kil. — Durée du trajet : 3 h. — Prix : 3 fr. et 4 fr. 50.

Olette est un petit bourg adossé aux Pyrénées, bâti sur la rive gauche de la Tet, à 585 mètres au-dessus du niveau de la mer. Ses eaux minérales, qui sont sulfurées sodiques, ont été découvertes vers la fin du siècle dernier. Elles proviennent de trente sources au moins divisées en trois groupes connus sous les noms de ; *groupe de la Cascade*, *groupe de Saint-André* et *groupe de l'Exalada.* Leur température varie de 27° à 78° centigrades, et leur composition chimique est à peu près identique.

ANALYSE CHIMIQUE.

EAU : UN LITRE.	G. DE LA CASCADE.
	Gram.
Sulfure de sodium	0,03010
Potasse	0,00940
Soude	0,03841
Chaux	0,00733
Carbonate de soude	0,03842
— de chaux	»
Sulfate de soude	0,06200
— de magnésie	»
— de chaux	»
Chlorure de sodium	0,03200
Silice	0,16400
Alumine, fer, magnésie, iode	0,04200
Alumine, iode, acide borique. Fer, manganèse, cuivre	»
Composé azoté	0,03600
	0,45966

(Bouis, 1857.)

Les eaux d'Olette se prennent en boisson, en bains, en douches, en inhalation et en pulvérisation, dans un établissement thermal très-confortable construit il y a quelques années par M. Bouis. Elles sont employées avec avantage contre les rhumatismes, les affections nerveuses générales, la sciatique, les affections chroniques du larynx et des bronches, les ulcères rebelles, les maladies de peau se rattachant à la diathèse dartreuse, et les engorgements de nature scrofuleuse.

Cette station thermale, qui mérite d'être plus connue qu'elle ne l'a été jusqu'ici, offre aux baigneurs un séjour très-agréable, dans un pays de montagnes où les promenades et les excursions pittoresques ne manquent pas.

Bibliographie. — Puig : Observations sur les caux thermales sulfureuses d'Olette, 1854 ; — Bouis : la Vallée de la Tet, 1858 ; — Le même : Etude chimique sur les eaux d'Olette, 1858.

Orezza (Corse). — Eaux ferrugineuses froides, dont l'exportation a pris dans ces dernières années une extension considérable.

Origny (Loire). — Eaux ferrugineuses froides.

Oriol (Isère). — Eaux ferrugineuses froides.

Ouche (Cantal). — Eaux ferrugineuses froides.

Outrancourt (Vosges). — Eaux sulfatées calciques froides.

Panasson (Dordogne). — Eaux sulfatées calciques froides.

Pas-de-Compains Cantal). — Eaux ferrugineuses froides.

PASSY

(SEINE.)

Les eaux de Passy, qui furent très-fréquentées jadis, sont aujourd'hui à peu prés tombées dans l'oubli. Elles appartiennent à la classe des eaux ferrugineuses et des eaux sulfatées calciques.

ANALYSE CHIMIQUE.

Azote	indét.
Acide carbonique libre	id.
	Gram.
Sulfate de chaux	2,774
— de magnésie	0,500
— de soude	0,340
— d'alumine	0,248
Sulfate et sous-sulfate de protoxyde et de peroxyde de fer, représentant : peroxyde de fer	0,412
Chlorure de sodium. — de magnésium	0,226
Acide silicique	0,060
Matière organique	indét.
	4,360

(O. Henry, 1832.)

Les eaux de Passy trouvent leur indication thérapeutique dans toutes les affections qui réclament une médication ferrugineuse.

Paute (La) (Isère). — Eaux sulfurées calciques froides.

Perruchès (Cantal). — Eaux ferrugineuses bicarbonatées froides.

PIERREFONDS

(OISE.)

Itinéraire de Paris à Pierrefonds. — Départ : gare du Nord. — I. Chemin de fer de Paris à Compiègne. — Distance : 84 kil. — Durée du trajet : 1 h. 35, par l'express; 2 h. 25, par l'omnibus. — Prix : 1re cl., 10 fr. 30 ; — 2e cl., 7 fr. 75; — 3e cl., 7 fr. 75. — II. Voitures de Compiègne à Pierrefonds. — Distance : 14 kil. — Prix : 1 fr. 50.

Pierrefonds est un bourg de 1700 habitants, situé à l'extrémité orientale de la forêt de Compiègne, au pied de la colline que surmonte l'antique château fort et que baignent les eaux d'un petit lac.

Les eaux minérales, dont la découverte remonte seulement à 1845, appartiennent, les unes à la classe des eaux sulfurées calciques froides, les autres à la classe des eaux ferrugineuses. Les premières, d'une limpidité parfaite au sortir des sources, se troublent au contact de l'air, prennent une opacité bleuâtre, puis laiteuse et blanche, et déposent à la longue du soufre sur les parois des bassins. Leur odeur rappelle celle des œufs couvis, ou mieux des œufs cuits, et leur saveur, légèrement hépatique, n'a cependant aucun arrière-goût désagréable.

ANALYSE CHIMIQUE.

EAU : UN LITRE.

	Gram.
Acide sulfhydrique libre.	0,0022
— carbonique et azote.	peu
Sulfhydrate de chaux.	0,0156
Sulfate de chaux. . . . . }	0,0260
— de soude. . . . . }	
Bicarbonate de chaux. . . . . }	0,2100
— de magnésie. . . . . }	
Chlorures de sodium et de magnésium. . .	0,0220
Silice et alumine. . . . . }	0,0500
Sels de potasse. . . . . }	
Matière organique. . . . . }	
	0,3336

(O. Henry, 1846.)

Les sources sulfureuses sont recueillies dans un réservoir construit dans le lac même, dont la maçonnerie résistante et le revêtement intérieur sont à l'épreuve contre toute espèce d'infiltration. Ce réservoir alimente l'établissement thermal, qui compte vingt et un cabinets de bains, huit cabinets de douches, un cabinet de douche ascendante, et enfin une grande salle de respiration à l'eau sulfureuse pulvérisée. La buvette est située dans un petit pavillon à l'extrémité du parc de l'établissement, et est alimentée par une source spéciale.

La source ferrugineuse est située à quelques pas de la buvette sulfureuse et logée comme celle-ci dans un petit pavillon qui sert de buvette. Le fer qu'elle contient est à l'état de bicarbonate et d'arséniate de fer, ainsi que l'a démontré l'analyse chimique.

Les eaux de Pierrefonds se prennent surtout en boissons et pulvérisées. En boisson, elles se boivent à la dose maximum de deux verres matin et soir. Quant à la pulvérisation, qui est originaire de Pierrefonds, elle se pratique dans une salle spéciale des mieux organisées, grâce aux soins de l'inspecteur M. Sales-Girons, et par séances dont la durée ordinaire est de quarante-cinq minutes. Les bains et les douches sont aussi employés à Pierrefonds, mais sur une moins grande échelle.

Les propriétés thérapeutiques des eaux de Pierrefonds sont celles des eaux sulfureuses en général. Cependant les maladies que l'on y rencontre en plus grand nombre, comme aux Eaux-Bonnes, sont les maladies de l'appareil respiratoire, telles que les laryngites, les pharyngites, les catarrhes bronchiques et pulmonaires, l'asthme et la phthisie. Grâce au nouveau procédé de traitement par l'eau pulvérisée dont nous sommes redevables à notre excellent et distingué confrère M. Sales-Girons, ces affections, qui faisaient autrefois le désespoir des malades et des médecins, sont aujourd'hui parfaitement curables.

Après les maladies de l'appareil respiratoire, celles qui se rencontrent le plus à Pierrefonds sont la chlorose, l'anémie, l'aménorrhée, la dysménorrhée, qui sont heureusement modifiées par l'usage combiné des eaux sulfureuses et ferrugineuses ; les rhumatismes et certaines maladies de l'enveloppe cutanée.

La vie à Pierrefonds est très-agréable. La matinée est consacrée au traitement, l'après-midi aux promenades et la soirée aux amusements. Ces derniers sont la causerie, la lecture, le jeu, les charades, la danse, les concerts et le théâtre. Quant aux promenades, elles sont si nombreuses et si variées, que les baigneurs peuvent aisément en faire une nouvelle par jour pendant un mois. Et d'abord le superbe *château de Pierrefonds*, que restaure Viollet-Leduc ; puis le *château du Prieuré*, le délicieux *vallon de la Folie*, l'*étang de Batigny*, les villages du *Mont-Berny*, du *Vieux moulin* et de *Saint-Jean-au-Bois*, les *châteaux de Vez* et d'*Offemont*, la *faisanderie*, et enfin la splendide *forêt de Compiègne*.

Bibliographie. — Sales-Girons : Etudes médicales sur les eaux sulfureuses de Pierrefonds-les-Bains, 1853 ; — Le même : Traité des salles de respiration à l'eau minérale pulvérisée dans les établissements thermaux, pour le traitement curatif des maladies de poitrine, 1858 ; — Le même : Etude médicale sur les eaux minérales de Pierrefonds-les-Bains, application des eaux sulfureuses pulvérisées au traitement des maladies de poitrine, 1864.

Piétrapola (Corse). — Eaux sulfurées sodiques thermales.

Pigna (Savoie). — Eaux sulfurées sodiques froides.

Pinac (Hautes-Pyrénées). — Eaux sulfurées sodiques.

Plan (Le) (Haute-Garonne). — Eaux ferrugineuses bicarbonatées froides.

Plan-de-Phazy (Hautes-Alpes). — Eaux chlorurées sodiques thermales.

PLOMBIÈRES

(VOSGES.)

Itinéraire de Paris à Plombières. — Départ : gare de l'Est. — I. Chemin de fer de Paris à Vesoul par Nancy, jusqu'à la station d'Aillevillers. — Distance : 471 kil. — Durée du trajet : 12 h. par l'express; 16 h. par l'omnibus. — Prix 1re cl., 58 fr.; — 2e cl., 43 fr. 45; — 3e cl., 31 fr. 85. — II. Voitures d'Aillevillers à Plombières. — Distance : 12 kil. — Durée du trajet : 1 h. 15. — Prix : 1 fr. 50 et 2 fr.

Plombières est un joli bourg de 1,500 habitants, situé à 450 mètres au-dessus du niveau de la mer, dans une vallée profonde de la frontière méridionale des Vosges. « Ce bourg, dit le docteur Haxo, s'étend, dans la direction de l'ouest à l'est, sur les deux rives de l'Augronne, véritable torrent qu'une voûte dérobe en partie aux regards, et au pied de deux montagnes fort élevées qui l'enserrent de toutes parts de leurs flancs rapprochés. Quand on y arrive par la route d'Épinal, à la vue des vapeurs qui s'élèvent de la ville qu'on ne voit pas encore, il semble qu'on descende au fond du cratère élargi de quelque volcan, et bientôt, au fur et à mesure qu'on avance sur la pente rapide qui y conduit, on distingue les toits des maisons et de charmants cottages, jetés pittoresquement au milieu des pelouses qui ornent les flancs fortement inclinés des montagnes, dont la cime est couronnée de verdoyantes forêts. Rien de plus singulier, rien de plus étrangement beau que l'aspect de Plombières, vu ainsi du sommet de la montagne qu'il faut gravir pour aller à Épinal; puis, quand on est enfin parvenu au fond de la vallée, on tourne brusquement à droite, et l'on a devant soi la plus grande partie de la ville, c'est-à-dire une rue large, bien pavée, bordée de trottoirs, le long desquels s'élèvent des maisons d'un aspect généralement élégant et qui, dans la saison des eaux, sont toutes transformées en hôtels garnis à l'usage des baigneurs. »

Il n'existe peut-être pas de station thermale possédant autant d'établissements hydrothérapiques que Plombières. On en compte six connus sous les noms de : *Bain Impérial*, *Bain Tempéré*, *Bain des Capucins*, *Bains Romains*, *Bain des Dames* et *Thermes Napoléon*. Tous ces établissements comptent plusieurs piscines, de nombreux cabinets de bains et de douches, et des étuves. Cependant le plus important, sans contredit, est celui qui porte le nom de *Napoléon III*, son fondateur; mais en revanche le plus élégant est le *bain Romain*, appelé autrefois *Bain des Pauvres*. Outre ces six établissements thermaux, on compte encore à Plombières quatre buvettes et un hôpital qui reçoit, en moyenne, chaque année, plus de trois cents malades civils et militaires.

Les sources de Plombières sont très-nombreuses. Les principales sont connues sous les noms de : *source des Dames*, *source du Crucifix*, *source des Capucins*, *source Bassompierre*, *sources savonneuses*, *source Sainte-Catherine*, *source du Trottoir*, *etc*. Autrefois chacune d'elles avait un captage spécial; mais, en 1859, toutes, à l'exception de la source des Dames et de la source du Crucifix, qui ont conservé leurs griffons, ont été réunies et aboutissent à un commun réservoir, au moyen d'un immense tunnel creusé à travers des tuyaux conducteurs disposés par ordre, sur une longueur d'un demi-kilomètre. Ce travail, connu sous le nom de *Talmeg*, œuvre de MM. Daubrée et Jutier, ingénieurs des mines, fournit à lui seul environ 455 mètres cubes d'eau par jour, ce qui, d'après les calculs ordinaires, équivaut à près de 1,300 bains!

Les eaux de Plombières appartiennent à la classe des eaux sulfatées sodiques. Elles sont claires, limpides, incolores, inodores, onctueuses au toucher et d'une saveur à peu près nulle. Leur température varie entre 15° et 71° centigrades. Leur composition chimique est à peu près identique. Aussi ne donnerons-nous ici que l'analyse de la source des Dames.

ANALYSE CHIMIQUE.

Source des *Dames*.

EAU : UN LITRE.	Cent. cub
Oxygène.	1,77
Azote.	9,62
	Gram.
Acide carbonique libre.	0,01267
Acide silicique.	0,02731
Sulfate de soude.	0,09274

Sulfate d'ammoniaque. . . . . . . }	traces.
Arséniate de soude. . . . . }	
Silicate de soude.	0,05788
— de lithine.	traces.
— d'alumine.	traces.
Bicarbonate de soude.	0,01125
— de potasse.	0,00135
— de chaux.	0,03868
— de magnésie.	0,00670
Chlorure de sodium.	0,00927
Fluorure de calcium. . . . . . . }	traces.
Oxyde de fer et de manganèse. . }	
Matière organique azotée.	indiquée.
(Jutier et Lefort, 1862.)	0,25781

Comme on le voit d'après cette analyse, la plus récente qui ait été faite, ces eaux ont une minéralisation très-faible; et cependant elles jouissent de propriétés thérapeutiques très-importantes. C'est que la richesse de leur thermalité et le *modus administrandi* suppléent à la pauvreté de leur minéralisation.

Le traitement à Plombières est interne et externe. Toutes les sources sont employées pour le traitement externe; les sources des Dames et du Crucifix sont seules employées à l'intérieur. Quel que soit leur mode d'administration, elles sont légèrement excitantes, diurétiques, apéritives, toniques et reconstituantes.

Les applications thérapeutiques des eaux de Plombières sont assez nombreuses. En première ligne, nous citerons les affections chroniques de l'appareil digestif, telles que dyspepsie, gastralgies, gastrites, entéralgie et entérites chroniques, contre lesquelles leur action curative est véritablement remarquable. Viennent ensuite les paralysies et principalement les paraplégies rhumatismales et les paraplégies attribuées à une simple congestion de la moelle ou de ses enveloppes, que M. Lhéritier a eu l'occasion de traiter en assez grand nombre; les engorgements du foie, survenus à la suite des irritations chroniques des voies digestives, dans lesquels M. Haxo les préfère aux eaux de Vichy, qui souvent agissent avec trop d'énergie et sont trop excitantes; les rhumatismes articulaires et musculaires aigus et chroniques, à condition, dit M. Lhéritier, qu'ils soient *sans matière* et sans engorgement des tissus.

Les eaux de Plombières sont aussi très-vantées contre certaines affections de l'utérus, telles que déplacements, métrites chroniques, leucorrhée, aménorrhée, dysménorrhée; contre les névralgies sciatique et faciale; contre la chorée et l'hystérie. Enfin, ces eaux ont une efficacité remarquable contre certaines dermatoses, parmi lesquelles M. Bazin place au premier rang toutes celles qui sont des manifestations de la diathèse herpétique ou dartreuse.

Les eaux de Plombières sont très-fréquentées. Elles offrent aux baigneurs de nombreuses distractions. D'abord le Casino, dont l'installation ne laisse rien à désirer; puis les promenades des *Dames*, de *la Feuillée*, de *Saint-Loup;* enfin les nombreuses excursions dans les environs, qui sont vraiment admirables, parmi lesquelles nous citerons la *Fontaine Stanislas*, monument élevé à la mémoire de l'ancien roi de Pologne, auquel Plombières est redevable de son hôpital et de plusieurs autres fondations bienfaisantes, le *val d'Ajol*, la *vallée de Semouze*, *Remiremont* et sa vieille abbaye en ruines, etc.

Bibliographie. — LEBON : Abrégé de la propriété des eaux de Plombières, 1576 ; — ROUVEROY : la Vraie et assurée méthode pour boire les eaux chaudes de Plombières, 1695 ; — LEMAIRE : Essai sur la manière de prendre les eaux de Plombières, 1748 ; — DIDELOT : Avis aux personnes qui font usage des eaux de Plombières, 1782 ; — MARTINET : Traité des maladies chroniques et des moyens de les guérir par les eaux de Plombières, 1803 ; — BERTHEMIN DE PONT : Discours sur les eaux chaudes de Plombières, 1828 ; — GROSJEAN : Précis sur les eaux de Plombières, 1829 ; — DEMANGEON : Plombières, ses eaux et leur usage, 1835 ; — TURCK : du Mode d'action des eaux de Plombières, 1837 ; — DUVAL : Considérations sur les eaux de Plombières, 1849 ; — LHÉRITIER : Eaux de Plombières, clinique médicale du rhumatisme et de son traitement, 1854 ; — LE MÊME et HENRY : Hydrologie de Plombières, 1855 ; — HAXO : Coup d'œil sur les eaux des Vosges, 1852 ; — HUTIN : Guide du baigneur à Plombières, 1856 ; — X... : Plombières pittoresque, 1859 ; — DELACROIX : Notice sur Plombières et ses bains, 1860 ; — TURCK : Essai sur le bain tiède à Plombières, 1861 ; — JUTIER et LEFORT : Études sur les eaux minérales et thermales de Plombières, 1862 ; — VERJON : Études médicales sur les eaux de Plombières, 1867 ; — BOTTENTUIT : des Diathèses chroniques et de leur traitement par les eaux de Plombières, 1870.

POUGUES

(NIÈVRE.)

Itinéraire de Paris à Pougues. — Départ : gare de Lyon. — Chemin de fer de Paris à Pougues. — Distance : 241 kil. — Durée du trajet : 5 h. par l'express ; 8 h. 35 par l'omnibus. — Prix : 1re cl., 29 fr. 70 ; — 2e cl., 22 fr. 25 ; — 3e cl., 16 fr. 30.

POUGUES est un bourg de 1,350 habitants, situé à 13 kilomètres de Nevers, dans la vallée de la Loire, qui prit rang parmi les stations thermales vers la fin du quinzième siècle, et jouit d'une grande vogue pendant trois siècles, grâce aux divers monarques et grands personnages qui vinrent demander à ses eaux le rétablissement de leur santé. Parmi les monarques, nous citerons Henri II, l'amant de la belle Diane de Poitiers et le mari de la féroce Catherine de Médicis ; Henri III, roi paresseux, bigot et débauché, qui fonda l'ordre du Saint-Esprit pour en décorer ses infâmes *mignons*, fit assassiner les ducs de Guise et mourut à son tour frappé par le poignard du dominicain fanatique, Jacques Clément; Louis XIII, sous le règne duquel les protestants, commandés par le duc de Rohan, voulurent proclamer en France une *république fédérative;* Louis XIV, le roi du droit divin, aux nombreuses maîtresses et aux nombreux bâtards, dont le nom est inséparable des dragonnades, de la révocation de l'édit de Nantes et de mille autres crimes. Parmi les grands personnages, nous citerons Gaston d'Orléans, frère de Louis XIII; madame de Fontanges; mesdames Adélaïde et Victoire de France, filles de Louis XV; le prince de Conti; le cardinal de Retz, madame de Longueville; les catins royales, Montespan et la Vallière, et enfin le philosophe Jean-Jacques Rousseau.

Depuis la fin du treizième siècle, Pougues tomba à peu près dans l'oubli, et ce n'est que depuis une vingtaine d'années que cette station thermale a reconquis sa vieille célébrité, grâce aux nombreux écrits de notre excellent confrère et ami le docteur Félix Roubaud, qui nous ont fait connaître les véritables propriétés physiologiques et thérapeutiques de ses eaux.

Les eaux de Pougues, qui sont bicarbonatées calciques froides, proviennent de deux sources, connues sous les noms de *source Saint-Léger* et *source Bert*. La première, qui est la plus ancienne, alimente un établissement hydrothérapique très-confortable, auquel elle fournit près de 500 hectolitres d'eau par jour. La seconde, de découverte récente, est exclusivement employée en boisson. Toutes deux, la seconde surtout, s'exportent en très-grandes quantités.

ANALYSE CHIMIQUE.

EAU UN LITRE.	SOURCE SAINT-LÉGER.	SOURCE BERT.
	Grammes.	Grammes.
Acide carbonique libre.	0.6091	1..54
Acide carbonique des bicarbonates.	1.0098	0.803
Acide carbonique des carbonates. . .	1.0033	0.786
Acide chlorhydrique.	0.1275	0.091
Acide sulfurique.	0.1450	0.030
Silice.	0.0150	0.010
Peroxyde de fer.	0.0146	0.011
Chaux.	0.7000	0.406
Magnésie.	0.1150	0.206
Potasse.	0.0450	0.026
Soude.	0.6290	0.267
(RIVOT, 1866.)	4.4133	4.016

Comme on le voit, les deux sources présentent à peu près une composition identique; leurs propriétés thérapeutiques sont par conséquent les mêmes.

Les eaux de Pougues sont employées dans les dyspepsies purement nerveuses, c'est-à-dire dans les dyspepsies qui ne sont point des manifestations des diathèses herpétique ou rhumatismale; mais par cela seul qu'elles agissent dans la diathèse urique, elles s'adressent aussi aux dyspepsies acides et goutteuses. En leur qualité d'eaux alcalines, elles agissent d'une façon très-remarquable contre toutes les manifestations de la diathèse urique, gravelle, goutte, diabète et certaines formes de l'albuminurie qui, d'après le docteur Roubaud, est la manifestation ultime de la diathèse urique. Leur action est aussi très-manifeste contre la néphrite chronique et le catarrhe vésical.

Les carbonates de chaux et de fer qu'elles contiennent les rendent précieuses au point de vue de la reconstitution de l'organisme, dans les cas de chlorose et d'anémie, et dans les affections leucorrhéiques et dysménorrhéiques qui, si souvent, accompagnent cet état chez la femme.

La base du traitement est la boisson, comme pour toutes les eaux alcalines; le traitement externe, c'est-à-dire les bains et les douches, peuvent être considérés comme des adjuvants de la médication interne.

La vie à Pougues est douce et calme. Les baigneurs fréquenteront le Casino, où ils trouveront journaux, revues, jeux, concerts, bals et théâtre. S'ils sont bien portants, ils feront dans les environs des excursions intéressantes aux *châteaux de Pougues*, de *Claire-Fontaine* et de *Parzy*; aux forges de *la Chaussade* et de *Fourchambault;* au *Pont-Saint-Ours*, où Colbert établit la première ferblanterie française en 1665; dans la vallée de la *Douée*, gorge sauvage qu'entourent des collines escarpées et couvertes de forêts magnifiques, etc.

Bibliographie. — PIDOUX : Discours sur la vertu et l'usage de la fontaine de Pougues, 1595; — RAULIN : Observations sur les eaux minérales de Pougues, 1769; — DE CROZANT : de l'Emploi des eaux minérales de Pougues dans le traitement de quelques affections chroniques, 1846; — ANONYME : Notice médicale sur les eaux de Pougues, 1856; — ROUBAUD : Pougues, ses eaux minérales, etc., 1860; — LE MÊME : les Eaux minérales de Pougues, 1865; — LE MÊME : des Différents modes d'action des eaux de Pougues, 1867; — DE CASTANIÉ : Guide illustré de Pougues-les-Eaux, 1867; — LOGERAIS : Notices et analyses sur les eaux de Pougues, 1867; — LE MÊME : du Traitement de certaines affections chroniques par les eaux de Pougues, 1869; — ROUBAUD : Traitement des affections utérines par les eaux minérales, 1870.

POUILLON (Landes). — Eaux chlorurées sodiques froides.

PRECHAC (Landes). — Eaux chlorurées sodiques froides.

PRÉFAILLES (Loire-Inférieure). — Eaux ferrugineuses froides.

PRESTE (LA)

(PYRÉNÉES-ORIENTALES.)

Itinéraire de Paris à la Preste. — Départ : gare d'Orléans. — I. Chemin de fer de Paris à Perpignan par Agen, Toulouse et Narbonne. — Distance : 985 kil. — Durée du trajet : 23 h. par l'express; 33 h. 30 par l'omnibus. — Prix : 1re cl., 122 fr. ; — 2e cl., 91 fr. 60 ; — 3e cl., 67 fr. 15. — II. Voitures de Perpignan à la Preste — Distance : 65 kil. — N. B. On va en voiture jusqu'à Arles, puis on est forcé de prendre des mulets ou des chars qui conduisent à la Preste.

LA PRESTE est un tout petit village situé à 20 kilomètres d'Amélie-les-Bains sur un étroit plateau qui forme comme un promontoire entre les gorges du Tech et de la Labane. Son établissement thermal, quoique petit, est assez confortablement installé. On y trouve un nombre suffisant de baignoires en marbre blanc du pays, plusieurs douches et une buvette.

Les sources, qui sont toutes thermales, sont nombreuses, mais une seule, connue sous le nom de source d'Apollon, est utilisée. Elle est captée dans l'établissement même qu'elle alimente et fournit par jour plus de 2000 hectolitres d'une eau claire, limpide, à odeur légèrement sulfureuse, à saveur alcaline et déposant dans les bassins des filaments blancs de glairine. Sa température s'élève à 45° centigrades.

ANALYSE CHIMIQUE.

EAU : UN LITRE.	S. D'APOLLON.
	Gram.
Carbonate de soude.	0,0397
— de potasse.	traces.
— de chaux et de magnésie. .	0,0011
Sulfure de sodium.	0,0127
Sulfate de soude.	0,0206
— de chaux.	0,0007
Chlorure de sodium	0,0014
Acide silicique.	0,0421
Barégine ou glairine.	0,0103
Perte.	0,0051
	0,1337

(ANGLADA.)

Il résulte de cette analyse que les eaux de la Preste sont mixtes. Elles sont sulfurées sodiques et carbonatées sodiques et présentent un excès d'alcalinité. Elles sont surtout employées en boissons et exercent une action remarquable sur les voies urinaires : elles augmentent la sécrétion du rein dans de notables proportions et ramènent à l'état alcalin les urines acides. Aussi conviennent-elles d'une manière toute particulière aux individus atteints de gravelle phosphatique, de catarrhe vésical, de ténesme vésical et de cystite chronique. Dans ces deux derniers cas, elles sont supérieures aux eaux bicarbonatées sodiques fortes.

Outre les maladies de l'appareil urinaire, on rencontre encore à la Preste les affections dans lesquelles les eaux sulfureuses sont indiquées ; nous avons nommé les bronchites et les laryngites chroniques, l'asthme humide, les phthisies commençantes et certaines dermatoses.

Cette station thermale, perdue dans le fond des Pyrénées, est entourée de promenades aussi nombreuses que variées. Elle est surtout fréquentée par les Espagnols.

Propiac (Drôme). — Eaux sulfatées calciques froides.

Provins (Seine-et-Marne). — Eaux ferrugineuses froides.

Prugnes (Aveyron). — Eanx ferrugineuses bicarbonatées froides.

Prunier (Maine-et-Loire). — Eaux ferrugineuses bicarbonatées froides.

Pscé (Vienne). — Eaux sulfurées calciques froides.

Puzzichello (Corse). — Eaux sulfurées calciques froides.

Quez-et-Lho (Pyrénées-Orientales). — Eaux sulfurées sodiques thermales.

Quièvrecourt (Seine-Inférieure). — Eaux ferrugineuses bicarbonatées froides.

Quincé (Maine-et-Loire). — Eaux ferrugineuses bicarbonatées froides.

Quincié (Rhône). — Eaux ferrugineuses bicarbonatées froides.

Rançon (Seine-Inférieure). — Eaux ferrugineuses froides.

Rebenac (Basses-Pyrénées). — Eaux bicarbonatées calciques thermales.

Recaire (Gironde). — Eaux sulfurées calciques froides.

Rensollon (Hautes-Alpes). — Eaux bicarbonatées calciques froides.

RENAISON

(LOIRE.)

Renaison est un bourg situé à 10 kilomètres environ de Saint-Amand et de Saint-Galmier, dans le bassin houiller de la Loire. Ses eaux minérales sont bicarbonatées calciques froides, acidules, gazeuses et présentent une grande analogie avec celles de Saint-Galmier, ainsi que le démontre l'analyse suivante.

ANALYSE CHIMIQUE.

	Lit.
Acide carbonique libre	0,560
Azote et oxygène	traces
	Gram.
Bicarbonate de chaux	0,663
— de magnésie	0,135
— de soude	0,240
— de potasse	0,171
Sulfate de soude, — de chaux, — de potasse	0,020
Chlorure de sodium, — de potassium	0,103
Azotate	traces
Silicate alcalin et alumineux	0,200
Fer, manganèse et matière organique	0,009
	1,541

(O. HENRY, 1852.)

Il n'existe aucun établissement thermal à Renaison. Ses eaux se boivent surtout transportées. Elles sont très-agréables à boire et remplacent avec avantage l'eau de Seltz artificielle, dont on a tant abusé.

RENNES

(AUDE.)

Itinéraire de Paris à Rennes. — Départ : gare d'Orléans. — I. Chemin de fer de Paris à Carcassonne par Agen et Toulouse. — Distance : 863 kil. — Durée du trajet : 19 h. 45 par l'express; 28 h. 20 par l'omnibus. — Prix : 1re cl., 105 fr. 25; — 2e cl., 79 fr. 80; — 3e cl., 57 fr. 45. — II. Voiture, de Carcassonne à Rennes. — Distance : 24 kil. — Durée du trajet : 3 h. — Prix : 5 fr. et 4 fr.

RENNES est un village situé dans une gorge de montagnes peu élevées, sur les bords de la Salz. Ses eaux minérales paraissent avoir été connues des Romains, car plusieurs fouilles pratiquées dans le village ont amené la découverte de médailles, de monnaies, de débris de vieux édifices et de fragments d'inscriptions. Elles proviennent de cinq sources dont voici les noms et les températures : *Bain fort*, 51° ; *Bain doux*, 40° ; *Bain de la reine*, 31° ; *Eau du pont*, 12° et *Eau du cercle*, 12°.

L'établissement thermal est très-bien disposé. Il compte plus de trente baignoires, plusieurs cabinets de douches de formes variées, et une buvette.

ANALYSE CHIMIQUE.

EAU : UN LITRE.	S. DU BAIN FORT.
	Lit.
Acide carbonique.	0,162
— sulfhydrique.	»
	Gram.
Carbonate de chaux.	0,250
— de magnésie.	0,070
Chlorure de sodium.	0,071
— de magnésium.	0,280
— de potassium.	traces
Sulfate de soude et de magnésie.	0,090
— de chaux.	0,162
— de fer.	»
Acide silicique, alumine, phosphate d'alumine ou de chaux.	0,049
Oxyde de fer carbonaté et sans doute crénaté.	0,031
Manganèse.	traces
Matière organique.	0,040
	1,015

(O. Henry.)

On voit, d'après l'analyse précédente, que les eaux de Rennes sont assez difficiles à classer. Elles contiennent des chlorures, des bicarbonates et des sulfates en parties à peu près égales, et de plus une assez forte quantité de fer. Les hydrologues les classent parmi les eaux ferrugineuses bicarbonatées; nous ferons comme eux.

Indépendamment des cinq sources dont nous venons de parler, Rennes possède encore une source chlorurée sodique. Quand je dis une source, je me trompe, c'est une rivière qu'il faudrait dire; car c'est la rivière de Salz, dont les eaux sont chlorurées, ainsi que l'a démontré l'analyse faite par M. Ossian Henry en 1839.

ANALYSE CHIMIQUE.

EAU : UN LITRE.	RIVIÈRE DE SALZ.
Acide carbonique.	traces
Carbonate de chaux. / — de magnésie.	0,750
Sulfates de soude et de magnésie.	1,030
— de chaux.	1,010

Chlorure de sodium. . . . . } — de magnésium. . . . . }	2,020
— de potassium.	indét.
Silice, alumine. . . . . } Phosphate d'alumine ou de chaux. . . }	0,050
Carbonate ou crénate de fer.	inapp.
Matière organique.	indét.
	4,860

(O. Henry.)

Les eaux de la Salz, comme celles des sources, alimentent l'établissement thermal où elles se prennent en bains, en douches et en boisson, pures ou mélangées suivant les cas.

On comprend facilement tous les avantages que le médecin peut retirer de l'emploi combiné ou séparé de ces eaux ferrugineuses et chlorurées sodiques. Les premières sont excitantes, diurétiques et toniques, les secondes sont purgatives, reconstituantes et résolutives.

Les effets thérapeutiques de ses eaux sont très-remarquables contre les rhumatismes, les névralgies, les métralgies, les aménorrhées de nature spasmodique, les leucorrhées passives, la chlorose, l'anémie; le lymphatisme, les engorgements glanduleux de nature scrofuleuse, les tumeurs blanches, les fausses ankyloses, etc.

Les eaux de Rennes sont très-fréquentées.

Rethel (Ardennes). — Eaux chlorurées sodiques froides.

Revaute (La) (Cantal). — Eaux ferrugineuses froides.

Reyrieux (Ain). — Eaux bicarbonatées calciques ferrugineuses froides.

Rieumajou (Hérault). — Eaux bicarbonatées calciques froides.

Roanne (Loire). — Eaux ferrugineuses froides.

Roche-Cardon (La) (Rhône). — Eaux bicarbonatées calciques ferrugineuses froides.

ROSHEIM

(BAS-RHIN.)

Itinéraire de Paris à Rosheim. — Départ : gare de l'Est. — I. Chemin de fer de Paris à Strasbourg. — Distance : 509 kil. — Durée du trajet : 12 h. 30, par l'express; 17 h., par l'omnibus. — Prix : 1re cl., 61 fr. 25; — 2e cl., 44 fr. 95; — 3e cl., 31 fr. 75. — II. Chemin de fer de Strasbourg à Barr, jusqu'à Rosheim. — Distance : 24 kil.

Rosheim, aujourd'hui ville prussienne, est une jolie station thermale qui s'élève dans un site des plus pittoresques de l'arrondissement de Schelestadt à 24 kilomètres de Strasbourg. Son établissement thermal, d'ailleurs très-confortablement installé, se trouve dans la partie la plus élevée de la ville, bâtie en amphithéâtre. Il est alimenté par une seule source captée dans un vaste réservoir en pierre de taille qu'abrite un joli pavillon. Cette source débite par jour environ 1600 hectolitres d'une eau claire, limpide, inodore, d'une saveur légèrement âpre et astringente qui persiste longtemps.

ANALYSE CHIMIQUE.

EAU : UN LITRE.

Température : 15° centrigr.

	Lit.
Acide carbonique.	0,015
	Gram.
Carbonate de chaux. . . .	0,1594
— de soude. . . .	traces
— de magnésie. .	0,0736
— de lithine . . .	0,0114
Sulfate de lithine.	0,0028
— de magnésie . . .	0,0177
Nitrate de magnésie . . .	0,0093
— de potasse . . . . } Chlorure de sodium. . . . }	0,0085
Silice	0,0090
Matière organique	0,0012
	0,2929

(Coze, Persoz, Fargeaud, 1836.)

D'après cette analyse chimique, les eaux de Rosheim doivent être classées parmi les eaux bicarbonatées calciques ; mais ce qui les distingue de la plupart des autres eaux de cette catégorie, c'est la quantité de lithine qu'elles renferment. Cette substance, très-rare dans nos eaux minérales françaises, puisqu'on ne la rencontre guère que dans celles de Vittel, de Contrexéville et de Martigny, exerce une action manifestement dissolvante sur l'acide urique et les urates qui forment la base des sédiments de la gravelle et des tophus des goutteux.

Les eaux de Rosheim seront donc employées en première ligne contre la gravelle et la goutte ; puis contre les maladies chroniques des voies urinaires, les rhumatismes, les névralgies et en général contre les affections où les eaux de Contrexéville ou de Martigny sont indiquées.

Grâce aux nombreuses curiosités de la ville et aux pittoresques excursions des environs, le séjour de Rosheim est des plus agréables pour les baigneurs. Dans la ville, on remarquera les trois portes, seuls vestiges de l'enceinte fortifiée démolie il y a peu de temps; l'hôpital, l'hôtel de ville, l'église Saint-Pierre et Saint-Paul du style roman le plus pur, que M. Schneegans, savant archéologue, n'hésite pas à déclarer « la merveille des basiliques romanes de l'Alsace, et peut-être des basiliques de la France et de l'Allemagne. » Dans les environs, on visitera *Obernay* avec ses vieilles murailles du moyen âge, la montagne et l'antique monastère de *Sainte-Odile*, les ruines des temples celtiques de *Purpurkopf* et de *Heidenkopf*, etc.

Rosseau (Maine-et-Loire). — Eaux ferrugineuses froides.

Roucas-Blanc (Bouches-du-Rhône). — Eaux chlorurées sodiques thermales.

Rouen (Seine-Inférieure). — Eaux ferrugineuses froides.

ROUZAT

(PUY-DE-DOME.)

Itinéraire de Paris à Rouzat. — Départ : gare de Lyon. — I. Chemin de fer de Paris à Clermont-Ferrand par Saint-Germain-des-Fossés, jusqu'à la station de Riom. — Distance : 407 kil. — Durée du trajet : 9 h. 15, par l'express ; 13 h. 35, par l'omnibus. — Prix : 1re cl., 50 fr. 10 ; — 2e cl., 37 fr. 50 ; — 3e cl., 27 fr. 50. — II. Voitures de Riom à Rouzat. — Distance : 7 kil.

Rouzat est une petite station thermale située sur le territoire de la commune de Beauregard-Vaudoy, à 7 kilomètres de Riom. Ses eaux minérales furent découvertes en 1844 par le comte de Lauzanne, qui fit procéder à leur captage et éleva à ses frais un établissement thermal comprenant deux piscines et douze cabinets de bains et de douches.

Les sources, au nombre de deux, sont bicarbonatées calciques et donnent ensemble par jour près de 3000 hectolitres d'eau à 31° centigrades.

ANALYSE CHIMIQUE.

EAU : UN LITRE.

Oxygène et azote	3 cent. cub.
	Gram.
Acide carbonique libre.	0,724
Bicarbonate de soude	0,109
— de chaux.	1,098
— de magnésie. . . .	0,756
— de protoxyde de fer.	0,036

Sulfate de soude	0,303
— de strontiane	0,006
Chlorure de sodium	0,887
— de potassium	0,179
Iodure de sodium	traces
Phosphate de soude.	0,019
Arséniate de soude.	traces
Silice	0,106
Alumine	traces
Matière organique	traces
	4,227

(LEFORT, 1857.)

Le fer, le bicarbonate de chaux et le chlorure de sodium, qui se trouvent en quantités assez notables dans les eaux de Rouzat, les rendent très-utiles dans le traitement des rhumatismes, de la scrofule et de l'anémie.

ROYAT

(PUY-DE-DOME.)

Itinéraire de Paris à Royat. — Départ : gare de Lyon. — I. Chemin de fer de Paris à Clermont-Ferrand (ligne du Bourbonnais). — Distance : 420 kil. — Durée du trajet : 10 h. 40, par l'express ; 14 h. 20, par l'omnibus. — Prix : 1re cl., 31 fr. 75 ; — 2e cl., 38 fr. 75 ; — 3e cl., 28 fr. 40. — II. Voitures de Clermont-Ferrand à Royat. — Distance : 2 kil.

ROYAT est un village de 500 habitants, situé à 2 kilomètres de Clermont, entre deux montagnes couvertes d'une puissante végétation, à l'entrée d'une gorge profonde, creusée par un courant de lave. « Ses blanches maisons, dit M. Eugène Guinot, ses moulins, ses chaumières échelonnées sur une pente douce, apparaissent au milieu des arbres comme un nid de verdure. Au sommet, se dresse l'église, d'un aspect imposant, munie de tours et de créneaux, semblable à une forteresse. Au bas du village, se trouve la célèbre grotte de Royat avec ses sources qui, jaillissant en cascades, vont se répandre dans la Tiretaine. Les admirateurs des beautés de l'Allemagne et de la Suisse ne trouveront dans leurs albums rien de plus pittoresque ni de plus suave que le plateau formé par ces rochers, ces bois, ces cascades, ce village qui grimpe et qui sourit à travers les arbres touffus, cette église formidable et cette grotte merveilleuse qui semble le frais et mystérieux asile d'une divinité mythologique, l'agreste boudoir d'une naïade. »

L'établissement thermal, un des plus beaux et des plus complets de France, s'élève dans la partie la plus pittoresque de la vallée, entre la rive droite de la Tiretaine et la route qui mène de Royat au Mont-Dore. Il ne compte pas moins de cinquante cabinets de bains renfermant soixante-dix baignoires en pierre de Volric, munies chacune d'appareils de douches locales : gutturales, vaginales, articulaires, etc. Il possède en outre, plus de vingt-cinq appareils de douches de formes variées, deux salles d'aspiration, et deux grandes piscines.

Un établissement hydrothérapique est annexé à l'établissement thermal. Deux sections symétriques y sont établies pour les hommes et pour les femmes : chacune d'elles est composée d'une vaste piscine à douche, d'une étuve, d'une petite salle de bains de pieds et de siége, et d'un vestiaire. Outre l'hydrothérapie froide, les douches écossaises, tivoli et minérales froides et graduées peuvent être administrées à l'aide d'appareils appropriés, réunis dans l'établissement; le bain russe y est aussi placé.

De jolis jardins entourent l'établissement, qui comprend encore un gymnase fort bien installé.

Les eaux de Royat sont exploitées depuis 1845, et son établissement thermal a été déclaré d'intérêt public en 1860. Elles proviennent de quatre sources dont le tableau suivant donne les noms, les températures et le débit par jour.

NOM DES SOURCES.	TEMPÉRATURE.	DÉBIT PAR JOUR.
	Degrés.	Hectolitres.
Source de l'*Établissement*......	35.5	14.400
— des *Bains de César*.....	29	360
— de *Saint-Martin*.......	31	216
— des *Roches*..........	19.5	300

Les sources de l'établissement des bains de César et de Saint-Martin sourdent sur la rive gauche du ruisseau de Tiretaine; celle des Roches, connue aussi sous le nom de *Beaurepaire*, a son émergence sur la rive droite. Elles fournissent toutes une eau claire, limpide, incolore, presque sans odeur et d'une saveur atramentaire et piquante, avec un arrière-goût alcalin.

ANALYSE CHIMIQUE.

EAU : UN LITRE.	ROYAL.	CÉSAR.	SAINT-MARTIN.	LES ROCHES.
Acide carbonique libre	0lit.577	0lit.620	0lit.532	0lit.831
	Grammes.	Grammes.	Grammes.	Grammes.
Bicarbonate de soude.	1.349	0.392	0.421	0.428
— de potasse. .	0.435	0.286	0.365	0.312
— de chaux. . .	1.000	0.686	0.953	0.822
— de magnésie.	0.677	0.397	0.611	0.514
— de fer. . . .	0.040	0.025	0.042	0.042
— de mangan. .	traces	traces	traces	traces
Sulfate de soude. . . .	0.185	0.115	0.163	0.125
Phosphate de soude. .	0.018	0.014	0.007	0.005
Arséniate de soude. .	traces	traces	traces	traces
Chlorure de sodium. .	1.728	0.766	1.682	1.165
Iodure et bromure de sodium.	indices	indices	indices	indices
Silice.	0.156	0.167	0.102	0.089
Alumine.	traces	traces	traces	traces
Matière organique. . .	indices	indices	indices	indices
(LEFORT, 1857.)	5.724	4.067	5.396	5.146

D'après cette analyse, la plus récente que nous possédions, on voit que les bicarbonates de soude, de chaux et de magnésie, et le chlorure de sodium, sont les substances dominantes des eaux de Royat. Elles sont donc franchement alcalines et peuvent être classées parmi les eaux bicarbonatées sodiques mixtes.

Les eaux de Royat sont excitantes, diurétiques, laxatives, toniques et reconstituantes. Elles sont administrées en boisson, en bains, en douches et en aspiration. Ce dernier mode d'administration, fort usité dans la basse Auvergne, est un puissant moyen thérapeutique, qui agit en même temps sur le tégument externe et sur les muqueuses buccale et pulmonaire.

Les maladies qui sont le plus heureusement traitées par les eaux de Royat sont nombreuses. Nous les diviserons avec le docteur Laugaudin en trois grandes catégories :

1° *Affections des voies respiratoires.* — Dans cette catégorie rentrent les laryngites et les bronchites chroniques, les catarrhes pulmonaires, l'emphysème et l'asthme humide, qui sont traités par l'eau prise en boisson et en bains, mais principalement en aspiration. Ce dernier mode d'administration est le meilleur assurément, et doit primer les deux autres, car tout le monde sait aujourd'hui la puissante action sédative qu'exerce sur les organes respiratoires, l'absorption de vapeurs minérales chaudes mêlées à une grande quantité d'acide carbonique.

2° *Affections nerveuses*. — Dans cette catégorie trouvent place la chloro-anémie si fréquente chez les individus atteints de troubles nerveux, les névroses ; la classe si nombreuse des dyspepsies, soit stomacales soit intestinales, et leurs causes productrices qui sont le plus souvent, chez la femme : les lésions utérines, engorgements, leucorrhées, aménorrhées, dysménorrhées, et chez l'homme, les fatigues du cabinet, les veilles, les préoccupations, en un mot toutes les causes qui amènent l'appauvrissement du sang.

3° *Les affections cutanées*. — Nous ferons rentrer dans cette troisième catégorie les diverses manifestations produites sous l'influence de l'*arthritis*, que M. Bazin définit « une maladie constitutionnelle, caractérisée par des manifestations variées sur divers systèmes organiques, et spécialement par des affections de la peau, des manifestations articulaires et la tendance à la formation d'un produit morbide, le tophus. » Ces manifestations sont la goutte, le rhumatisme, l'eczéma, l'impétigo, l'acné, etc.

Les individus atteints d'affections aiguës ne devront pas faire usage des eaux de Royat. Il en sera de même des individus affectés de cancer, d'anévrysmes, de ramollissement du cerveau ou de la moelle épinière et de phthisie aiguë.

Nous avons dit, en commençant, que Royat était par lui-même un séjour charmant, nous ajouterons qu'il est un séjour intéressant, grâce aux curiosités que l'on trouve dans son enceinte et dans ses environs. Parmi les plus remarquables, nous citerons la belle croix gothique, qui s'élève sur la place, où sont sculptés les douze apôtres ; l'église, d'un style romano-byzantin, qui remonte au douzième siècle ; la fameuse grotte de rochers basaltiques d'où s'élancent plusieurs jets d'eau intarissables ; la *grotte des sources thermales ;* le village de *Fontanel ;* etc.

Bibliographie. — Nivet : Recherches sur les eaux thermo-minérales de Royat, 1855 ; — Anonyme : Notice sur l'établissement thermal de Royat, 1855 ; — Lefort, Études chimiques sur les eaux minérales et thermales de Royat, 1857 ; — Homolle : Établissement thermal de Royat, 1858 ; — Allard : Précis sur les eaux thermales de Royat, 1861; — BASSET : Études sur les eaux thermales de Royat, 1866; — LAUGAUDIN : Étude sur les eaux thermales de Royat, 1867.

RUILLÉ (Sarthe). — Eaux chlorurées sodiques froides.

SAHILA (Pyrénées-Orientales). — Eaux ferrugineuses froides.

SAIGNES (Cantal). — Eaux ferrugineuses froides.

SAIL-LES-BAINS (Loire). — Eaux bicarbonatées sodiques thermales et ferrugineuses froides.

SAINT-ALBAN

(LOIRE.)

Itinéraire de Paris à Saint-Alban. — Départ : Gare de Lyon. — I. Chemin de fer de Paris à Lyon jusqu'à la station de Roanne. — Distance : 421 kil. — Durée du trajet : 9 h. 25 par l'express; 14 h. par l'omnibus. — Prix : 1re cl., 51 fr. 85; — 2e cl., 38 fr. 85; — 3e cl., 28 fr. 50. — II. Voitures de Roanne à Saint-Alban. — Distance : 8 kil.

SAINT-ALBAN est un petit hameau situé à 8 kilomètres de Roanne, sur la rive gauche de la Loire, au pied de la chaîne qui termine la série des montagnes du Forez.

Cette station thermale, très-prospère depuis quelques années, possède quatre sources bicarbonatées mixtes, connues sous les noms de *puits de César*, *puits d'Antonin*, *puits Neuf*, et *Puits de Faustine* qui alimentent un très-bel établissement thermal comprenant de nombreux cabinets de bains, un assortiment complet de douches, une vaste piscine et deux salles d'inhalation. Leurs eaux sont claires, limpides, incolores, d'une odeur et d'une saveur piquantes avec un arrière-goût ferrugineux; elles laissent dégager de nombreuses bulles d'acide carbonique, et déposent au fond des réservoirs un sédiment rougeâtre. Leur composition chimique est à peu près identique.

ANALYSE CHIMIQUE.

EAU : UN LITRE.	PUITS DE CÉSAR.
	Gram.
Acide carbonique libre	1,9499
Bicarbonate de soude	0,8561
— de potasse.	0,0834
— de chaux	0,9382
— de magnésie.	0,4577
— de protoxyde de fer. .	0,0233

Chlorure de sodium.	0,0301
Iodure de sodium.	traces
Arséniate de soude	
Silice	0,0451
Matière organique.	traces
(LEFORT, 1859.)	4,3838

Ces eaux sont excitantes, diurétiques, digestives, toniques et reconstituantes. Elles sont employées en bains, en douches et surtout en boisson. L'acide carbonique qu'elles renferment en quantité considérable est utilisé en inhalations, comme à Couzan.

Les indications thérapeutiques des eaux de Saint-Alban sont celles des eaux de Couzan. On les ordonnera donc dans les différentes sortes de dyspepsies, et principalement dans celle qui tient à l'atonie de l'appareil digestif; dans les gastralgies qui accompagnent si souvent la chlorose et l'anémie; dans les néphrites et les catarrhes de la vessie; dans les affections chroniques de la matrice, et dans les affections arthritiques. Enfin le docteur Gay, inspecteur de l'établissement, emploie avec beaucoup de succès les inhalations d'acide carbonique contre l'asthme nerveux, les angines chroniques et les aphonies asthéniques.

Saint-Alban possède depuis quelques années un établissement d'hydrothérapie à l'eau ordinaire, habilement dirigé par le docteur Gillabert-Dhercourt; ce qui permet aux médecins de combiner heureusement la cure thermale et la cure hydrothérapique.

Parmi les curiosités que présentent les environs de Saint-Alban, nous signalerons aux baigneurs la *vallée du désert*, le village d'*Embierle*, les ruines des châteaux de *Saint-Georges* et de *Jacques-Cœur*, etc.

SAINT-ALLYRE (Puy-de-Dôme). — Voy. CLERMONT.

SAINT-AMAND

(NORD.)

Itinéraire de Paris à Saint-Amand. — Départ : Gare du Nord. — Chemin de fer de Paris à Valenciennes par Lille, jusqu'à la station de Saint-Amand. — Distance : 285 kil. — Durée du trajet : 5 h. 35 par l'express ; 8 h. 10 par l'omnibus. — Prix : 1re cl., 35 fr. 05 ; — 2e cl., 26 fr. 30 ; — 3e cl.; 19 fr. 25.

SAINT-AMAND est une petite ville de 3000 habitants, située à 12 kilomètres de Valenciennes sur les bords de la Scarpe, à l'entrée d'une magnifique forêt. Cette station thermale fut connue et très-fréquentée des Romains ainsi que le prouvent les ruines de l'établissement sanitaire qu'ils y construisirent, les médailles aux effigies de Jules et Auguste César, de Vespasien et de Néron, le petit autel en bronze, avec les principaux traits de l'histoire de Romulus et de Rémus en relief, et plusieurs autres objets mis à nu par des fouilles pratiquées vers 1740.

L'établissement thermal reconstruit en 1835 et terminé en 1858, est un des plus beaux qui existent en France dans ce genre. Il s'élève à 3 kilomètres de Saint-Amand, sur un développement de 550 mètres, et peut loger plus de cent malades. Les cabinets de bains et de douches occupent une partie des bâtiments, tandis que l'autre, en forme de rotonde, renferme le bassin de boue divisé en soixante-deux cases boisées, larges de 1 mètre et profonde de 1 à 2 mètres.

Les sources, au nombre de quatre, sont sulfatées calciques. Celle qui, la première, a été employée se nomme *fontaine Bouillon;* la seconde et la troisième, qui lui sont contiguës, *fontaine du Pavillon ruiné* et *Petite fontaine,* et la quatrième, qui se trouve sous un kiosque dans les jardins de l'établissement, *fontaine de l'Évêque-d'Arras.* Les deux plus importantes sont les *fontaines du Pavillon ruiné* et de *l'Évêque-d'Arras,* qui donnent une eau limpide, incolore, d'une odeur sulfhydrique, d'une saveur hépathique assez prononcée et déposant dans les bassins des conferves de glairine.

ANALYSE CHIMIQUE.

EAU UN LITRE.	PAVILLON RUINÉ.	ÉVÊQUE-D'ARRAS.
Température	21° centig.	21° centig.
Acide carbonique libre et combiné.	0lit.19	0lit.32
	Grammes.	Grammes.
Carbonate de chaux	0.066	0.045
— de magnésie	0.079	0.101
Sulfate de soude	0.234	0.170
— de chaux	0.870	0.841
— de magnésie	0.152	0.128
Chlorure de sodium	0.018	0.018
— de magnésium	0.095	0.077
Acide silicique	0.020	0.028
Matière organique et fer	traces	traces
Acide sulfhydrique ou sulfure de sodium	»	traces
(KUHLMANN.)	1.534	1.408

Les boues, qui constituent la principale médication à Saint-Amand, sont noires, répandent une forte odeur sulfureuse et marquent 25° centigrades. Il s'en échappe constamment des bulles de gaz hydrosulfurique qui vont s'ouvrir à la surface ; de là, l'odeur sulfureuse répandue dans toute la rotonde qui les renferme. Ces boues, d'après le docteur Charpentier, sont formées de trois couches de terre superposées ; l'une, la supérieure, est en tourbe argileuse ; la seconde de l'argile et la troisième est composée de silice, de carbonate de chaux, d'oxyde de fer et d'alumine ; c'est à travers cette dernière, d'une épaisseur de 2 mètres à 2 mètres et demi, que sourdent une infinité de petites sources d'eau sulfureuse qui délayent les deux couches supérieures et les mettent à l'état de boue.

Les eaux de Saint-Amand se prennent en boisson, en bains et en douches. Elles sont excitantes, diurétiques, résolutives, toniques et reconstituantes.

Les boues jouissent des mêmes propriétés, et sont administrées en bains dans des cases carrées d'un mètre de largeur sur 1 à 2 mètres de profondeur, ainsi que nous l'avons dit plus haut. Ces bains se prennent tous les matins : leur durée, qui est de deux heures dans les premiers jours, peut être augmentée progressivement jusqu'à quatre et cinq heures. On conçoit ce qu'a de répugnant pour un malade de rester dans un bain de boue pendant un temps si long ! L'administration a prévu cela, et les cases sont organisées de telle façon que les baigneurs peuvent lire, écrire, jouer, déjeuner même pendant leurs bains.

Nous avons dit que la température des boues est seulement de 25° centigrades. Cette chaleur étant tout à fait insuffisante pour des bains et surtout pour des bains aussi prolongés, les médecins, de concer avec l'administration des eaux, durent chercher un moyen d'élever leur température. On essaya plusieurs procédés et on finit par s'arrêter à celui qu'imagina le docteur Charpentier, auquel nous cédons la plume pour nous le décrire. « Je fis construire des fours dans un emplacement tenant à la rotonde. On y plaça, sur un plan incliné, à 40 degrés, des tubes en fonte de forte dimension ; ils étaient chargés de sable par leur extrémité la plus élevée ; on le chauffait à 120 ou 130 degrés Réaumur, et il était alors recueilli, par l'extrémité opposée dans des appareils qu'on portait immédiatement dans chaque case de boue, une demi-heure avant que le malade n'y entrât. Dans cet espace de temps la température était montée de 5 à 6 degrés, c'est-à-dire qu'elle était à 28° ou 30°, au moment où on le mettait au bain; c'est ainsi que les boues ont été prises depuis 1852. »

Les bains de boue se prennent d'une façon très-propre à Saint-Amand, et chaque baigneur a sa case spéciale qui lui sert pendant toute la cure. Celle-ci terminée, sa case est vidée et la boue vieille est remplacée par une boue nouvelle absolument vierge. Après chaque bain de boue, le malade, soigneusement enveloppé, est conduit dans un fauteuil roulant jusqu'aux baignoires d'eau minérale ordinaire où il se nettoie.

Les affections que l'on traite à Saint-Amand sont nombreuses et variées. En première ligne se placent les rhumatismes musculaires et articulaires, la goutte chronique, et les paralysies essentielles. Viennent ensuite les maladies des os telles que nécrose, carie, coxalgie et tumeur blanche ; les ankyloses, les cals douloureux, les entorses; les plaies par armes à feu ; les ulcères atoniques ; les affections cutanées de nature herpétique, les inflammations ou engorgements, chroniques de l'utérus avec ou sans hypertrophie et ulcération du col ; enfin certaines névralgies et principalement la sciatique.

Presque tous les baigneurs logeant dans l'établissement, la vie à Saint-Amand est la vie douce et calme de la famille. La lecture, le jeu, la causerie et les promenades dans les environs sont les seules distractions que l'on trouve dans cette station thermale. Les baigneurs fréquenteront la belle promenade appelée *allée du Prince*, ouverte par Louis de Hollande, le mari de celle qui fut la mère du héros de Sedan ; j'ai nommé *la chaste et pudique reine Hortense.* Ils visiteront le *Petit-Château* où le traître Dumouriez passa à l'ennemi, le 4 avril 1793, après avoir fait arrêter les commissaires de la Convention et le ministre de la guerre Burnonville venus pour l'interroger, écrivit sa fameuse proclamation à l'armée et à la France dans laquelle il déclara la guerre à la représentation nationale, en répétant tout ce que les Girondins disaient à la tribune et dans leurs journaux : que « la Convention est composée de deux cents brigands et de cinq cents imbéciles, » que Paris est « le foyer de tous les crimes, » et que « les Jacobins ne veulent que désorganisation et guerre civile ! »

Dans les environs de Saint-Amand, les amateurs de souvenirs historiques pourront visiter les châteaux des princes de *Ligne* et de *Croï*, et les champs de bataille de *Fontenoy*, de *Bouvines* et de *Denain.*

Bibliographie. — D*** : Notice sur les boues et eaux minérales de Saint-Amand, 1848 ; — Charpentier : Traité des eaux et boues thermo-minérales de Saint-Amand, 1852 ; — Le même : Observations de paralysies traitées par les boues thermo-minérales sulfureuses de Saint-Amand, 1860 ; — Le même : Observations de maladies des articulations traitées par les bains de boue de Saint-Amand, 1861 ; — Le même : Nouveau traité des eaux et des boues de Saint-Amand, 1863 ; — Isnard : Étude historique et médicale sur les eaux et les boues de Saint-Amand, 1869.

SAINT-AMAND-ROCHE-SAVINE (Puy-de-Dôme). — Eaux ferrugineuses bicarbonatées froides.

SAINT-BARTHÉLEMY (Maine-et-Loire). — Eaux ferrugineuses bicarbonatées froides.

SAINT-BONNET (Hautes-Alpes). — Eaux sulfurées calciques thermales.

SAINT-CHRISTAU

(BASSES-PYRÉNÉES.)

Itinéraire de Paris à Saint-Christau. — Départ : gare d'Orléans. — I. Chemin de fer de Paris à Tarbes par Bordeaux, Dax et Bayonne, jusqu'à la station de Lacq. — Distance : 863 kil. — Durée du trajet : 19 h., par l'express ; 26 h., par l'omnibus. — Prix : 1re cl., 105 fr. 55 ; — 2e cl., 80 fr. 10 ; — 3e cl., 58 fr. — II. Voitures de Lacq à Saint-Christau. — Distance : 24 kil. — Durée du trajet : 2 h. 30. — Prix : 2 fr. 50 et 3 fr.

SAINT-CHRISTAU est une petite station thermale située à 8 kilomètres d'Oloron, sur la rive droite du gave d'Aspe, au pied du mont Binet. Ses eaux minérales, connues seulement depuis une douzaine d'années, proviennent de cinq sources désignées sous les noms de *source des Arceaux*, *source du Chemin*, *source de la Rotonde douce*, *source de la Rotonde froide et source Sulfureuse*. Elles alimentent deux établissements où on les administre en boisson, en bains et en douches.

ANALYSE CHIMIQUE.

EAU : UN LITRE	ARCEAUX.	CHEMIN.	ROTONDE.	SULFUREUSE
	c. c.	c. c.	c. c.	c. c.
Oxygène	7.40	7.60	8.10	»
Azote	24.60	24.80	25.20	24.80
	Grammes.	Grammes.	Grammes.	Grammes.
Acide carbonique libre	0.0004	0.0036	0.0110	0.0510
Bicarbonate de chaux	0.1566	0.1600	0.1578	0.1905
— de magnésie	0.0587	0.0641	0.0559	0.1055
— de lithine	traces	traces	traces	traces
Chlorure de sodium	0.0297	0.0301	0.0272	0.0227
— de calcium	0.0230	0.0236	0.0051	traces
— de magnésium	traces	traces	traces	traces
Iodure de sodium	traces	traces	traces	traces
Sulfure de calcium	»	»	»	0.0103
Hyposulfite de chaux	»	»	»	traces
Sulfate de chaux	0.0096	0.0098	0 0175	0.0777
— de cuivre	0.00055	0.00054	0.00020	traces
— de fer	0.0042	0.0046	0.0052	traces
Carbonate de manganèse	traces	traces	traces	»
Phosphate de chaux	0.0015	0.0015	0.0007	0.0026
Arséniate de chaux	traces	traces	traces	»
Silicate de chaux	0.0139	0.0140	0.0104	0.0339
— de potasse	traces	traces	traces	traces
Borate de soude	»	»	»	traces
Matière organique	traces	traces	traces	traces
(FILHOL. 1863.)	0.29774	0.31164	0.2650	0.4920

Il résulte de cette analyse que les eaux de Saint-Christau contiennent, comme élément nouveau, le sulfate de cuivre qu'on ne rencontre dans aucune eau minérale française. M. Filhol pense même qu'elles « doivent leur activité au cuivre et au fer. »

Au point de vue physique, ces eaux sont claires, limpides, presque incolores, excepté les jours de pluie, où la source des Arceaux répand une odeur sulfureuse et se trouble un peu, ainsi que l'a observé le docteur Tillot. Elles ont une odeur légère de moisi et une saveur faiblement styptique. Au point de vue physiologique, elles sont excitantes d'abord, puis sédatives, résolutives, toniques et reconstituantes.

Les eaux de Saint-Christau sont surtout recommandées contre les affections cutanées arthritiques les plus rebelles et certaines scrofulides. M. Tillot, médecin inspecteur, a eu l'ingénieuse idée d'introduire la pulvérisation dans la cure thermo-minérale de cette station, et, grâce à ce procédé, il est parvenu à guérir des angines glanduleuses, des laryngites chroniques, et des ophthalmies chroniques, telles que blépharites, kératites et albugo.

Les sites des environs de Saint-Christau sont délicieux comme tous ceux des stations thermales de la chaîne pyrénéenne.

Bibliographie. — TILLOT : De l'action des eaux ferro-cuivreuses de Saint-Christau sur quelques affections cutanées, 1863 ; — LE MÊME : De la pulvérisation appliquée aux eaux ferro-cuivreuses de Saint-Christau, principalement dans les ophthalmies chroniques, 1865 ; — LE MÊME : Du traitement des scrofulides par les eaux ferrées et cuivrées de Saint-Christau, 1867.

SAINT-CHRISTOPHE (Saône-et-Loire). — Eaux ferrugineuses froides.

SAINT-DENIS-LES-BLOIS (Loir-et-Cher). — Eaux ferrugineuses froides.

SAINT-DIERY (Puy-de-Dôme). — Eaux ferrugineuses bicarbonatées froides.

SAINT-DIEY (Vosges). — Eaux ferrugineuses froides.

SAINT-DIZIER (Haute-Marne). — Eaux ferrugineuses bicarbonatées froides.

SAINT-DONAT (Puy-de-Dôme). — Eaux ferrugineuses froides.

SAINT-FÉLIX-DES-PAILLIÈRES (Gard). — Eaux ferrugineuses froides.

SAINT-FLORET (Puy-de-Dôme). — Eaux ferrugineuses bicarbonatées froides.

SAINT-GALMIER

(LOIRE.)

SAINT-GALMIER est une petite ville de 3,000 habitants, située à 20 kilomètres de Montbrison, sur le penchant d'une colline au bas de laquelle coule la Coise.

Ses eaux minérales, connues aujourd'hui du monde entier, et dont l'exportation dépasse six millions de bouteilles par an, proviennent de quatre sources connues sous les noms *source Fonfort*, *source André*, *source Badoit* et *source Rémy*. Elles sont toutes bicarbonatées calciques froides et présentent sensiblement la même composition.

ANALYSE CHIMIQUE.

EAU : UN LITRE.	SOURCE RÉMY.
Acide carbonique libre.	1 vol 1/2
	Gram.
Bicarbonate de chaux.	0,780
— de soude.	0,089
Sulfate de magnésie	0,741
Chlorure de sodium	0,200
Alumine et oxyde de fer	0,020
Résidu insoluble.	0,020
	1,850

(Bouis, 1864.)

Les eaux de Saint-Galmier sont limpides, claires et inodores, d'une saveur piquante très-agréable, et dégagent beaucoup de gaz. Exclusivement utilisées en boisson loin des sources, pures ou mélangées au vin dont elles n'altèrent pas la couleur, elles remplacent très-avantageusement ces eaux gazeuses artificielles qu'une industrie, souvent peu scrupuleuse, livre à la consommation, au grand détriment de la santé générale. Légèrement stimulantes, apéritives, digestives et diurétiques, ces eaux conviennent aux personnes atteintes de gastralgies, dont les digestions sont lentes et pénibles, et à celles qui sont affectées de gravelle et de catarrhes chroniques de la vessie.

Saint-Georges-des-Monts (Puy-de-Dôme). — Eaux ferrugineuses bicarbonatées froides.

Saint-Géraud (Cantal). — Eaux ferrugineuses bicarbonatées froides.

SAINT-GERVAIS

(HAUTE-SAVOIE.)

Itinéraire de Paris à Saint-Gervais. — Départ : gare de Lyon. — I. Chemin de fer de Paris à Genève par Mâcon. — Distance : 626 kil. — Durée du trajet : 14 h., par l'express ; 19 h. 35 par l'omnibus. — Prix : 1re cl., 77 fr. 05 ; — 2e cl., 58 fr. 85 ; — 3e cl., 42 fr. 35. — II. Voitures de Genève à Saint-Gervais. — Durée du trajet : 5 h. — Prix : 17 fr.

Saint-Gervais est un village situé sur la pente du Prarion, à l'entrée de la vallée de Montjoie, au pied des premières montagnes de la chaîne du Mont-Blanc. L'établissement thermal, situé au-dessus du village, tout près des bords de l'Arve, se compose de deux parties principales : la première renferme les bâtiments destinés à loger les baigneurs; la seconde, ou établissement thermal proprement dit, contient les salles de bains, de douches, de vapeur, d'inhalation et de pulvérisation.

Les eaux proviennent de quatre sources principales : trois sulfatées sodiques, et une ferrugineuse, connues sous les noms de *source d'Inhalation, source du Milieu, source du Torrent* et *source Ferrugineuse*. Les deux dernières sont employées exclusivement en boisson, les deux premières alimentent l'établissement. Claires, limpides et incolores au point d'émergence, elles blanchissent à l'air et déposent dans les réservoirs un sédiment formé en grande partie de soufre et de glairine. Elles répandent une odeur sulfureuse et ont une saveur sulfureuse, lixivielle et un peu amère. Leur analyse chimique, faite en 1850, par M. Burne, a donné les résultats suivants :

ANALYSE CHIMIQUE.

EAU UN LITRE.	SOURCE D'INHALATION	SOURCE DU MILIEU	SOURCE DU TORRENT	SOURCE Ferrugineuse
Température	39° cent.	42° cent.	39° cent.	20° cent.
Acide sulfhydrique libre	$0^{lit}.00081$	$0^{lit}.00159$	$0^{lit}.00316$	»
	Grammes.	Grammes.	Grammes.	Grammes.
Sulfure de chaux	0.00420	0.00801	0.02383	»
Carbonate de chaux	0.17333	»	»	0.17165
Bicarbonate de chaux	0.23133	0.23300	0.21150	»
Sulfate de chaux	0.84208	0.86000	0.05600	0.87156
Carbonate de soude	»	»	0.08568	»
Sulfate de soude	2.03492	2.00094	0.82162	1.97320
Chlorure de sodium	1.60337	1.66274	1.79436	1.97320
Sulfate de potasse	0.06391	0.06218	»	0.08318
Chlorure de magnésie	0.11623	0.12267	0.12490	0.12486
Silice	0.04250	0.04600	0.03700	0.04000
Alumine	0.00400	0.00400	0.00700	0.04000
Oxyde de fer	»	»	»	0.00625
TOTAL	5.14488	4.99153	5.04627	5.24621

Nous ne saurions mieux expliquer les effets physiologiques des eaux de Saint-Gervais qu'en reproduisant les lignes suivantes emprun tées à un travail très-consciencieux de notre confrère, M. Billout, médecin inspecteur : « Lorsqu'on se plonge dans l'eau du bain de Saint-Gervais, on éprouve généralement la sensation d'un corps onctueux, comme dans toutes les eaux qui contiennent une assez grande abondance de matières organiques ; chez un certain nombre de malades, on voit apparaître de petites éruptions, mais ce n'est qu'accidentellement qu'on observe le phénomène de la *poussée*. Outre leur effet purgatif bien connu, les eaux de Saint-Gervais sont évidemment diurétiques, et j'ai pu remarquer qu'elles le sont d'autant plus que l'effet purgatif est moindre. M. Payen a observé un fait remarquable qui prouve, dit-il, leur alcalinité : c'est l'odeur qu'elles communiquent aux urines, comme le fait le bicarbonate de soude en dégageant de l'ammoniaque. Pas plus que M. Payen, je n'ai remarqué que ces eaux provoquent la sueur. Enfin, ce qu'il y a de plus important à constater dans l'effet physiologique des eaux de Saint-Gervais, c'est que leur action ne dépasse jamais un effet d'excitation très-modérée, et qu'elles n'agissent évidemment pas comme les eaux chlorurées fortes et comme les eaux sulfureuses en général. »

Au premier rang des affections qui sont heureusement modifiées à Saint-Gervais, nous citerons l'eczéma, pourvu que les malades ne présentent aucun signe de scrofule. Ces eaux ont, dans ce cas, une sorte d'action spécifique, ainsi que cela résulte des nombreuses observations de M. le professeur Hardy et de M. Billout. Viennent ensuite le lichen, l'impétigo et le pityriasis. Les autres affections dans lesquelles les eaux de Saint-Gervais trouvent leur indication thérapeutique sont : les dyspepsies, les gastralgies, les engorgements abdominaux, les rhumatismes, les catarrhes des bronches et du larynx, et le catarrhe utérin.

Les malades trouveront à Saint-Gervais tout ce qu'il faut pour mener une vie agréable et facile. Nous recommandons fortement à ceux qui pourront les faire, les promenades suivantes : le *Tour du Pont du Diable*, les *cheminées des Fées*, le *mont Joly*, le village de *Sallanches*, très-favorable pour bien voir le mont Blanc, et surtout *Chamounix* et ses merveilles. Enfin aux amateurs d'excursions longues et périlleuses, à ceux que passionnent les sublimes beautés de la nature, nous recommandons l'ascension du *mont Blanc*, le pic le plus élevé des Alpes.

Bibliographie. — Mathey : Les bains de Saint-Gervais, 1818 ; — Bourne : Analyse des eaux de Saint-Gervais, 1849 ; — Grange : Analyse des eaux de Saint-Gervais, 1850 ; — Payen : Notice sur les eaux minérales de Saint-Gervais, 1855 ; Billout : Note sur les eaux de Saint-Gervais, 1865 ; — Le même : Traitement de l'eczéma par les eaux minérales et spécialement par les eaux de Saint-Gervais, 1867.

SAINT-HIPPOLYTE-D'ENVAL (Puy-de-Dôme). — Eaux ferrugineuses froides.

SAINT-HONORÉ

(NIÈVRE.)

Itinéraire de Paris à Saint-Honoré. — Départ de Paris : Gare de Lyon. — I. Chemin de fer de Paris à Nevers et embranchement de Nevers à Chagny, jusqu'à la station de Cercy-la-Tour. — Distance : 309 kil. — Durée du trajet : 6 h. 30 par l'express; 9 h. 20 par l'omnibus. — Prix : 1re cl., 37 fr. 75 ; — 2e cl., 28 fr. 30 ; — 3e cl., 20 fr. 75. — II. Voitures de Cercy-la-Tour à Saint-Honoré par Moulins-en-Gilbert. — Durée du trajet : 2 h. 15.

SAINT-HONORÉ est un bourg situé à 10 kilomètres de Moulins-en-Gilbert, au milieu des montagnes boisées du Morvan, à 300 mètres environ au-dessus du niveau de la mer. Ses eaux minérales furent connues des Romains, ainsi que l'attestent les débris des thermes anciens, mis à nu par les fouilles pratiquées en 1854, sur l'instigation du marquis d'Epeuille, à qui est due la construction du nouvel établissement. Celui-ci, un des plus complets qui existent en France, contient seize cabinets de bain avec baignoires en pierre et en faïence de Nevers, munies chacune d'une douche ascendante; trois cabinets avec piscines à douches, munis de tous les appareils usités en hydrothérapie thermale; plusieurs cabinets pour bains de siége une vaste piscine, dont l'eau se renouvelle sans cesse et dans laquelle les malades se livrent à l'exercice salutaire de la natation; enfin une salle d'inhalation et de pulvérisation, et cinq buvettes.

Les eaux de Saint-Honoré, qui sont sulfurées sodiques thermales, proviennent de cinq sources connues sous les noms de *source de la Crevasse, source de l'Acacia, source de la Marquise, source Romaine* et *source de la Grotte*. Elles donnent ensemble près de 1000 mètres cubes, par jour, d'une eau claire, limpide, d'une transparence parfaite avec un léger reflet bleuâtre, onctueuse au toucher, d'une odeur sulfureuse et d'une saveur hépatique.

ANALYSE CHIMIQUE.

EAU : UN LITRE.

	Cent. cub.
Acide sulfhydrique libre.	0,70
— carbonique libre	1/9 vol.
Azote	indéterminés
Traces d'oxygène.	indéterminés

	Gram.
Carbonate de chaux . . . . }	0,098
— de magnésie . . . . }	
— de soude et de potasse . .	0,040
Silicate de potasse . . . . }	0,054
— de soude . . . . }	
— d'alumine	0,025
Sulfure alcalin.	0,005
Sulfate de soude	0,152
— de chaux.	0,052
Chlorure de sodium	0,300
— de potassium évalué. . . .	0,005
Iodure alcalin	traces
Lithine	traces
Oxyde de fer, matière organique . .	0,007
Manganèse.	indices
Matière organique . . . . }	indéterminées
— glairine rudimentaire. . . . }	
	0,674

(O. Henry, 1855.)

Il résulte de cette analyse que les eaux de Saint-Honoré présentent une certaine analogie de composition chimique avec les Eaux-Bonnes. Là ne s'arrête pas leur ressemblance : comme ces dernières, elles excitent légèrement le système nerveux et circulatoire, activent et modifient les sécrétions de la peau et des muqueuses, augmentent l'appétit, facilitent les digestions, et exercent sur le rein une action manifestement diurétique.

Au premier rang des maladies que l'on traite à Saint-Honoré, nous devons placer les affections des voies respiratoires : laryngites chroniques, bronchites chroniques catarrhales et asthme humide. La phthisie pulmonaire, au premier et au deuxième degré, y est aussi heureusement modifiée, grâce au traitement par l'inhalation, si savamment pratiquée par le médecin inspecteur, M. Collin. « Sous son influence sédative et reconstituante, dit l'éminent praticien, la congestion pulmonaire disparaît, des hémoptysies, fâcheuses à tous les points de vue, sont évitées ; les forces augmentent en même temps que l'appétit devient meilleur, et le tubercule, n'étant plus entouré de cet état subinflammatoire qui l'accompagne presque toujours, peut plus facilement alors, à mesure que la constitution s'améliore, passer à l'état crétacé, forme sous laquelle on le voit, sinon disparaître, du moins laisser le malade jouir, pendant de longues années encore, d'une santé relativement bonne. »

Après les maladies des voies respiratoires, celles que l'on rencontre le plus fréquemment, à Saint-Honoré, sont le lymphatisme, la scrofule et leurs manifestations, les affections cutanées de nature eczémateuse, l'aménorrhée, la dysménorrhée, les leucorrhées, les engorgements utérins et les manifestations nerveuses qui en sont souvent la conséquence.

En somme, Saint-Honoré est une station très-importante au point de vue de l'efficacité de ses eaux, et au point de vue de sa situation au centre de la France, où elle est la seule sulfureuse. Aussi voit-elle augmenter, chaque année, le nombre des malades qui viennent lui demander l'amélioration ou la guérison de leurs maux. La vie y est très-agréable, grâce aux nombreuses distractions réunies dans l'établissement, et aux ravissantes promenades des environs, parmi lesquelles nous citerons : le *château d'Épeuille*, la *vieille Montagne*, les ruines du vieux château de *Glux-en-Glaine*, les carrières de marbre de *Champrobert*, les forges de *Fourchambaut*, etc.

Bibliographie. — O. Henry : Analyse de l'eau minérale sulfureuse de Saint-Honoré, 1855 ; — Allard : Considérations sur le traitement thermal des affections pulmonaires et particulièrement sur l'utilité thérapeutique des inhalations, 1857 ; — Anonyme : L'établissement thermal de Saint-Honoré, 1860 ; — Collin : Guide médical aux eaux de Saint-Honoré, 1865 ; — Anonyme : Saint-Honoré-les-Bains, 1869.

Saint-Isoire (Savoie). — Eaux sulfureuses froides.

Saint-Julien (Hérault). — Eaux ferrugineuses bicarbonatées froides.

SAINT-LAURENT

(ARDÈCHE.)

Itinéraire de Paris à Saint-Laurent. — Départ : Gare de Lyon. — I. Chemin de fer de Paris à Nimes par Saint-Germain-des-Fossés, et Clermont-Ferrant jusqu'à la station de Langogne. — Distance : 588 kil. — Durée du trajet : 16 h. par l'express ; 20 h. par l'omnibus. — Prix : 1re cl., 72 fr. 45 ; — 2e cl., 54 fr. 25 ; — 3e cl., 39 fr. 75. — II. Voitures de Langogne à Saint-Laurent. — Distance : 20 kil.

Saint-Laurent est un village du département de l'Ardèche, situé à 28 kilomètres de Largentières, sur le penchant d'une montagne connue sous le nom de Espervelouze. Cette petite station thermale possède une seule source qui jaillit au centre du village, et se rend par des conduits spéciaux dans trois établissements distincts, suffisamment pourvus de baignoires, de douches et d'étuves, auxquels elle fournit plus de 600 hectolitres d'eau par jour. Les eaux de cette source sont claires, limpides, inodores et insipides, et appartiennent à la classe des eaux bicarbonatées sodiques. Leur température s'élève à 53° centigrades.

ANALYSE CHIMIQUE.

EAU : UN LITRE.

	Gram.
Carbonate de soude	0,505
Sulfate de soude	0,040
Chlorure de sodium	0,085
Silice et alumine.	0,052
	0,682

(BIRARD.)

Les eaux de Saint-Laurent ont une salutaire influence sur les rhumatismes articulaires et musculaires chroniques ; sur les névralgies intercostales et sciatiques, sur les paralysies essentielles de l'enfance, contre lesquelles l'inspecteur, M. Coulet, les emploie, combinées avec l'électricité, sur la surdité produite par un refroidissement et coïncidant avec des douleurs rhumatismales ; sur les membres luxés et fracturés qui ont conservé de la douleur, de l'œdème et de la raideur; sur les ulcères atoniques et sur les plaies par armes à feu. Enfin, la scrofule est heureusemont modifiée par l'usage externe et interne des eaux de Saint-Laurent.

Bibliographie. — FURET : Étude médicale sur les eaux thermales de Saint-Laurent, 1824 ; — BONNAURE : Guide pratique du malade aux eaux minérales de Saint-Laurent ; — BRUNO COULET : Observations médicales recueillies à Saint-Laurent-les-Bains, 1869.

SAINTE-MADELEINE-DE-FLOURENS (Haute-Garonne). — Eaux ferrugineuses froides.

SAINT-MARD (Somme). — Eaux ferrugineuses bicarbonatées froides.

SAINTE-MARIE (Cantal). — Eaux bicarbonatées calciques froides.

SAINTE-MARIE (Hautes-Pyrénées). — Eaux sulfatées calciques thermales.

SAINT-MARTIN-VALMEROUX (Cantal). — Eaux bicarbonatées calciques froides.

SAINT-MYON (Puy-de-Dôme). — Eaux bicarbonatées sodiques froides.

SAINT-NECTAIRE.

(PUY-DE-DOME.)

Itinéraire de Paris à Saint-Nectaire. — Départ : gare de Lyon. — I. Chemin de fer du Bourbonnais par Saint-Germain-des-Fossés et Clermont, jusqu'à la station de Coudes. — Distance : 445 kil. — Durée du trajet : 11 h. 40, par l'express ; 15 h. 20 par l'omnibus. — Prix : 1re cl., 54 fr. 85 ; — 2e cl., 41 fr. 10 ; — 3e cl., 29 fr. 55. — II. Voitures de Coudes à Saint-Nectaire. — Trajet en 2 h.

Saint-Nectaire est un bourg de 1500 habitants situé sur un coteau entouré de sites admirables et de merveilles naturelles dont la beauté peut satisfaire le touriste le plus exigeant. Il se divise en deux parties : Saint-Nectaire le haut, et Saint-Nectaire le bas.

D'après M. Ledru, les eaux de Saint-Nectaire auraient été connues des Gaulois, car il a découvert entre l'établissement Boëtte et les sources de Pierre-Serre un autel druidique, et des restes de bains romains. Toutefois ce n'est guère que dans la seconde moitié du dix-septième siècle qu'on en entend parler, et les baigneurs ne les fréquentent d'une manière régulière que depuis soixante ans.

Les établissements au nombre de quatre sont connus sous les noms de *Bains romains* ou *Mandon*, *Bains Boëtte*, *Bains du Mont-Cornador* et *bain Chanzède*. Les trois premiers sont de beaucoup les plus importants et possèdent une installation hydrothérapique assez complète. Ils sont alimentés par un assez grand nombre de sources possédant toutes une composition à peu près identique et une température variable entre 18° et 44° centigrades.

Les sources les plus importantes sont au nombre de six. On les désigne sous les noms suivants : *source Boëtte*, *source Cornador*, *source Mandon tempérée*, *source Mandon chaude*, *source Pauline* et *source Rouge*. Elles fournissent une eau claire et limpide, douce et onctueuse au toucher, d'une odeur hépatique et d'une saveur acidule d'abord, puis alcaline et ferrugineuse. Cette eau perd vite sa transparence au contact de l'air, prend une couleur louche, se recouvre d'une pellicule cristalline d'un blanc jaunâtre et dépose au fond des réservoirs un dépôt ocracé.

ANALYSE CHIMIQUE.

EAU : UN LITRE.	SOURCE MANDON.
	Gram.
Acide carbonique libre	1,5308
Oxygène et azote	indét.
Chlorure de sodium	2,4148
Iodure de sodium	traces
Bicarbonate de soude	2,0881
— de potasse	0,0407
— de chaux	0,7060
— de magnésie	0,4815
— de protoxyde de fer	0,0097

Sulfate de soude	0,1718
— de strontiane	0,0070
Arséniate de soude	traces
Phosphate de soude	id.
Alumine	0,0205
Silice	0,1036
Matière organique bitumeuse	traces
	7,5808

(Lefort, 1859.)

On voit d'après cette analyse que les eaux de Saint-Nectaire contiennent du bicarbonate de soude et du chlorure de sodium en quantités à peu près égales. Ce sont donc des eaux bicarbonatées et chlorurées sodiques.

C'est surtout en bains et en douches que s'administrent les eaux de Saint-Nectaire ; on les emploie aussi en boisson. Prises en boisson et à la dose de deux à trois verres par jour, elles augmentent l'appétit et la soif, facilitent la digestion et augmentent la sécrétion urinaire ; à la dose de quatre verres, elles produisent un effet laxatif; enfin à la dose de six à huit verres, elles constituent une véritable purgation. Prises en bains, à une température de 35° à 36° centigrades, elles produisent dès le premier jour une excitation générale, caractérisée par de l'agitation la nuit et de l'insomnie. Le pouls, ainsi que l'a observé le docteur Basset, devient plus fort, il s'accélère et quelquefois même un mouvement de fièvre s'allume. A une température de 28° à 32° centigrades pour les personnes robustes, et de 25° à 28° centigrades pour les malades ordinaires, elles sont très-bien supportées, et agissent comme toniques et reconstituantes et comme résolutives et antiplastiques.

Au premier rang des maladies que l'on rencontre à Saint-Nectaire, nous devons placer les rhumatismes musculaires et articulaires chroniques ; viennent ensuite les névralgies et principalement la sciatique, les gastralgies, les affections chroniques catarrhales de l'utérus, les manifestations cutanées inflammatoires de la scrofule et de l'arthritis, la chlorose, les engorgements du foie, et les gonflements consécutifs aux fractures accompagnés de raideur articulaire. Enfin M. Dumas-Aubergier vient, tout récemment, d'appliquer avec succès les eaux de Saint-Nectaire pulvérisées au traitement des conjonctivites granuleuses, des blépharites chroniques, et des taies de la cornée.

La première impression que produit Saint-Nectaire au baigneur nouvellement débarqué n'est pas des plus agréables ; mais lorsqu'il aura consacré quelques jours à l'exploration de la localité et des environs, il sera le premier à reconnaître que cette station thermale est entourée de sites très-pittoresques, et il gardera bon souvenir de ses excursions à *Châteauneuf*, au *Puy d'Eraignes*, aux *Cascades des Granges*, au *château de Murolo*, au *lac Chambon*, etc.

Il est impossible en parlant de Saint-Nectaire de passer sous silence la grotte d'où s'échappent les sources pétrifiantes, qui sont exploitées par les habitants sur une vaste échelle. Le baigneur y trouvera un choix d'objets pétrifiés des plus variés, depuis les objets les plus grossiers et les plus primitifs jusqu'aux plus fins camées, grâce aux moules en gutta-percha dont M. Chéron a eu l'ingénieuse idée il y a quelques années.

Bibliographie. — Rigal : Notice sur les eaux minérales de Saint-Nectaire, 1843; — Nivet : Dictionnaire des eaux minérales du Puy-de-Dôme, 1850; — Vernière : Premières lettres sur les eaux minérales de Saint-Nectaire, 1852; — Basset : Une première année passée à Saint-Nectaire, 1859; — Le même : Étude sur les eaux de Saint-Nectaire, 1860; — Dumas-Aubergier : Étude médicale sur les eaux de Saint-Nectaire, 1870.

Saint-Ours (Cantal) — Eaux ferrugineuses froides.

SAINT-PARDOUX.

(ALLIER.)

Saint-Pardoux est une toute petite station à laquelle on arrive par l'itinéraire de Bourbon-l'Archambault dont elle n'est distante que de 10 kilomètres. Ses eaux minérales, qui dépendent de Bourbon-l'Archambault, sont ferrugineuses bicarbonatées froides. Elles proviennent d'une seule source dont le débit dépasse 5000 litres par jour, et ont une composition chimique analogue à celles de Saint-Alban et de Saint-Galmier.

ANALYSE CHIMIQUE.

EAU : UN LITRE.

Acide carbonique libre	7/6 du vol.
	Gram.
Bicarbonate de chaux . . . . — de magnésie.	0,0287
— de soude	0,0254
Sulfate de soude. . . . . — de chaux	0,0100

Chlorure de sodium . . . . — de magnésium	0,0300
Silicate de chaux et d'alumine . . .	0,0700
Crénate de fer	0,0200
	1,1841

(O. Henry.)

Ces eaux se boivent beaucoup transportées. Comme les eaux de Saint-Galmier, elles sont diurétiques, apéritives et toniques, et trouvent leur indication dans les dyspepsies, l'anémie, et les affections atoniques de l'appareil urinaire.

Saint-Pardoux ne possède aucun établissement thermal.

Saint-Parize (Nièvre). — Eaux bicarbonatées calciques froides.

Saint-Pierre-d'Argenson (Hautes-Alpes). — Eaux bicarbonatées calciques froides.

Saint-Priest-la-Roche (Loire). — Eaux ferrugineuses bicarbonatées froides.

Saint-Quiterie-de-Tarascon (Ariége). — Eaux ferrugineuses froides.

Saint-Remy-la-Varenne (Maine-et-Loire). — Eaux ferrugineuses bicarbonatées froides.

Saint-Romain-le-Puy (Loire). — Eaux bicarbonatées sodiques froides.

Saint-Santin (Orne). — Eaux ferrugineuses froides.

SAINT-SAUVEUR

(HAUTES-PYRÉNÉES.)

Itinéraire de Paris à Saint-Sauveur. — Départ : gare d'Orléans. — Chemin de fer de Paris à Bordeaux et de Bordeaux à Toulouse, par Tarbes et Montrejeau, jusqu'à la station de Pierrefitte. — Distance : 853 kil. — Durée du trajet : 20 h. 45, par l'express ; 26 h., par l'omnibus. — Prix : 1re cl., 105 fr. 30 ; — 2e cl., 79 fr. 05 ; — 3e cl., 54 fr. 65. — II. Voitures de Pierrefitte à Saint-Sauveur. — Distance : 12 kil. — Prix : 3 fr.

Saint-Sauveur est un petit village situé dans la vallée de Luz, sur la rive gauche du gave de Pau, à une hauteur de 770 mètres au-dessus du niveau de la mer, entre Cauterets et Baréges, dont il n'est éparé que par quelques kilomètres. « C'est, dit Taine dans son *Voyage aux Pyrénées*, une rue en pente, régulière et jolie ; tout y est simple, propre et de bon goût. Les maisons alignent sans monotonie leurs croisées encadrées de marbre brut ; à droite, elles s'adossent contre des rochers à pic d'où l'eau suinte ; à gauche, elles ont sous les pieds le gave qui tonne au fond du précipice. »

Cette station thermale dont la célébrité ne remonte guère qu'au siècle dernier, possède deux établissements alimentés chacun par une source. Le premier, ou *grand établissement*, a subi de grandes améliorations dans ces dernières années et renferme aujourd'hui tout l'arsenal nombreux et varié de l'hydrothérapie moderne. Le second, ou *établissement Hontalade*, a été construit en 1857, à 600 mètres environs du premier; il compte une buvette, plusieurs baignoires, des appareils de pulvérisation et de douches, et un bassin hydrothérapique.

La source du grand établissement ou *source des bains*, dont la température est de 34° centigrades, fournit par jour 1500 hectolitres d'une eau claire, limpide, onctueuse au toucher, contenant beaucoup de barégine, dégageant une forte odeur hépathique ou d'œufs couvés et laissant échapper des bulles de gaz azote. Elle n'est généralement employée qu'en bains et en douches, car en boisson elle est le plus souvent d'une digestion difficile.

La source de l'établissement Hontalade, dont la température n'est que de 22° centigrades, donne une eau qui a beaucoup d'analogie avec la source vieille des Eaux-Bonnes. Parfaitement limpide, d'une saveur sulfureuse mais agréable, elle est surtout employée en boisson. Les malades la supportent très-bien et la digèrent plus facilement que celle de la source des Bains.

ANALYSE CHIMIQUE.

EAU UN LITRE.	SOURCE DES BAINS.	SOURCE HONTALADE.
	Grammes.	Grammes.
Sulfure de sodium.	0.0218	0.0199
Chlorure de sodium.	0.0695	0.0780
Sulfate de soude.	0.0400	0.0450
Silicate de soude.	0.0704	0.0701
— de chaux.	0.0062	0.0054
— de magnésie.	0.0031	0.0028
— d'alumine	0.0070	0.0060
Matière organique.	0.0320	0.0310
Acide borique et iode.	traces	traces
(Filhol, 1855).	0.2500	0.2562

Les eaux de Saint-Sauveur sont diurétiques, digestives, toniques et reconstituantes. Elles sont de plus éminemment antispasmodiques et sédatives, grâce à leur température moyenne et même fraîche, et à l'abondance du gaz azote et des matières azotées, barégine ou glairine qu'elles renferment. Aussi depuis longues années, voit-on accourir à cette station une affluence de personnes auxquelles l'impressionnabilité, l'éréthisme, les malaises spéciaux rendent l'existence difficile et même insupportable. « Parler de Saint-Sauveur, dit le docteur Charmasson, inspecteur de cette station, c'est réveiller bien des souvenirs dans cette classe de femmes trop souvent fatiguées avant l'âge par une vie artificielle; chez ces hommes qu'un travail trop assidu épuise, surexcite ou énerve, et qui trouvent seulement dans l'eau de ces fontaines le calme qu'ils cherchaient depuis longtemps. On peut l'utiliser dans tous les cas où il faut tonifier sans provoquer l'éréthisme : chez les jeunes enfants débiles qui ne pourraient tolérer un traitement trop excitant, et qui, par son usage, acquièrent une tonicité normale. »

D'après ce qui précède, on voit que les eaux de Saint-Sauveur s'adressent surtout aux maladies nerveuses, aux névroses proprement dites, aux débilitations profondes qui en sont le plus souvent la conséquence, et aux maladies des femmes qui se relient presque toujours à des perturbations nerveuses par le trouble profond que ces affections répandent dans l'organisme ; nous avons nommé les congestions de l'utérus, les inflammations chroniques du tissu propre de cet organe, les flux leucorrhéiques, les névralgies utérines, etc. Indépendamment des affections que nous venons d'énumérer, Saint-Sauveur voit encore chaque année pas mal d'individus atteints de bronchites chroniques, et de dyspepsies symptomatiques, d'une maladie viscérale, de catarrhes vésicaux et d'engorgements prostatiques.

Saint-Sauveur est une des plus ravissantes stations thermales des Pyrénées. Ses environs offrent aux baigneurs et aux touristes une foule de promenades et d'excursions pittoresques, parmi lesquelles nous mentionnerons plus spécialement : le *plateau de Bellevue*, le *chemin de Sassis*, les petites villes de *Luz, Baréges* et *Cauterets*, les *pics de Bergeons* et d'*Aubiste*, le fameux *pic du Midi*, et le célèbre *cirque de Gavarni*.

Bibliographie. — FABAS : Aperçu sur les propriétés de la source thermale sulfureuse de Saint-Sauveur, 1845 ; — O. HENRY : Rapport sur la source de la Hontalade, 1855 ; — HÉDOUIN : Des eaux de Saint-Sauveur et de leur influence curative dans les différentes formes de dyspepsies, 1858 ; — CHARMASSON DE PUY-LAVAL : Eaux de Saint-Sauveur, leurs spécialités : maladies des femmes, maladies nerveuses, 1860.

SAINT-SIMON (Savoie). — Eaux bicarbonatées calciques froides.

SAINT-THOMAS (Pyrénées-Orientales). — Eaux sulfurées sodiques thermales.

SAINT-ULRICH (Bas-Rhin). — Eaux ferrugineuses bicarbonatées froides.

SAINT-VALLIÈRE (Vosges). — Eaux sulfatées calciques froides.

SAINT-YORRE (Allier). — Eaux bicarbonatées sodiques froides.

SALA (Isère). — Eaux chlorurées sodiques thermales.

SALCES

(PYRÉNÉES ORIENTALES.)

Itinéraire de Paris à Salces. — Départ : gare d'Orléans. — Chemin de fer de Paris à Perpignan par Agen, Toulouse et Narbonne, jusqu'à la station de Salces. — Distance : 965 kil. — Durée du trajet : 22 h. 30, par l'express ; 32 h. 30, par l'omnibus. — Prix : 1re cl., 120 fr. ; — 2e cl., 90 fr. ; — 3e cl., 66 fr.

SALCES est un bourg situé à 18 kilomètres de Perpignan qui possède deux sources d'eaux chlorurées sodiques connues sous les noms de *font Estramé* et *font Dame*. Avant qu'elles ne fussent utilisées par la thérapeutique, ces sources servaient à mettre en mouvement plusieurs usines.

ANALYSE CHIMIQUE.

FONT ESTRAMÉ.	EAU : UN LITRE.
Acide carbonique	1,50
	Gram.
Carbonate de chaux	0,066
Sulfate de soude	0,096
— de chaux	0,169
— de magnésie	0,075
Chlorure de sodium	1,727
— de magnésium	0,516
Silice	0,010
	2,659

Les eaux de Salces sont purgatives, reconstituantes et résolutives. On les a conseillées avec succès contre les rhumatismes, les engourdissements et les paralysies, et les diverses affections ganglionnaires ou osseuses de nature scrofuleuse.

SALÉICH (Haute-Garonne). — Eaux ferrugineuses froides.

SALÉON (Hautes-Alpes). — Eaux chlorurées sodiques froides.

SALIES-DU-SALAT

(HAUTE-GARONNE.)

Itinéraire de Paris à Salies. — Départ : gare d'Orléans. — Chemin de fer de Paris à Toulouse par Périgueux et Agen, et de Toulouse à Saint-Girons, jusqu à la station de Salies. — Distance : 848 kil. — Durée du trajet : 20 h., par l'express ; 30h., par l'omnibus.— Prix : 1re cl., 104 fr. ; — 2e cl., 78 fr. 40 ; — 3e cl., 57 fr. 40.

Salies-du-Salat est une petite ville de l'arrondissement de Saint-Gaudens, qui possède deux sources, l'une sulfatée sodique, l'autre chlorurée sodique. La première contient par litre 1gr,2142 de sulfate de chaux et se rapproche par conséquent des eaux les plus riches de cette classe. Elle est malheureusement trop peu abondante et ne peut par conséquent être guère utilisée qu'en boisson. La seconde est très-abondante et très-riche en chlorure de sodium ainsi que le prouve l'analyse.

ANALYSE CHIMIQUE.

EAU UN LITRE.	SOURCE SULFUREUSE.	SOURCE SALINE.
	Grammes.	Grammes.
Sulfure de calcium	0.1135	»
— de magnésium	traces	»
Chlorure de sodium	—	30.075
— de magnésium	—	0.438
— de potassium	—	0.060
Carbonate de chaux	0.1405	0.035
— de magnésie	0.0220	»
Sulfate de chaux	1.2142	3.372
— de magnésie	0.2750	»
— de soude	traces	»
Silicate de soude	»	0.062
Silice	0.0150	»
Alumine	»	0.025
Matière organique	indét.	»
(Filhol, 1855.)	1.7802	34.065

La source Salée était autrefois exploitée ; mais on a renoncé à cette exploitation à cause de l'insuffisance de son rendement et on a songé à l'utiliser au point de vue médical. Il est regrettable que cette heureuse idée soit encore restée à l'état de projet, car on pourrait retirer de l'usage de ces eaux en bains et en douches des résultats excellents comme à Salins. Nous faisons des vœux pour l'installation prochaine d'un établissement thermal hydrothérapique en rapport avec l'importance de la source.

SALIES-DE-BÉARN

(BASSES-PYRÉNÉES.)

Itinéraire de Paris à Salies. — Départ : gare d'Orléans. — I. Chemin de fer de Paris à Bordeaux, de Bordeaux à Bayonne et de Bayonne à Pau, jusqu'à la station de Puyoo. — Distance : 744 kil. — Durée du trajet : 17 h. 35, par l'express ; 24 h. 20 par l'omnibus. — Prix : 1re cl., 102 fr. 75 ; — 2e cl., 77 fr. 10 ; — 3e cl., 55 fr. 80. — II. Voitures de Puyoo à Salies. — Distance : 6 kil. — Trajet en 40 minutes.

Salies-de-Béarn est une jolie petite ville de 9000 habitants située à 16 kilomètres d'Orthez à l'extrémité d'un délicieux vallon. S'il faut en croire la tradition, voici quelle serait son origine. Vers la fin du onzième siècle, Gaston Phœbus, chassant aux environs d'Orthez, poursuivait un sanglier qui, blessé mortellement, traversa une grande mare et vint mourir sur la lisière d'un bois voisin. Les chasseurs surpris de trouver son corps couvert de sel, cherchèrent les causes de ce phénomène et découvrirent des ouvrages souterrains qui dirigeaient une source jusqu'à la mare d'eau salée. Après cette découverte, les propriétaires des terres voisines vinrent puiser arbitrairement à la source ; bientôt à l'entour s'aggloméra une population nombreuse et qui devint assez importante pour former une bourgade, puis une ville qui s'appela *Salies*, ville du sel. Pour rappeler son origine, on lui fit prendre pour armoiries, un sanglier mort avec cette devise béarnaise :

« *Si you nou yery mourt, arres noü bibere.* »

Les eaux chlorurées sodiques de Salies sourdent à la base d'une colline gypseuse et se réunissent au centre de la ville dans un réservoir. Ce réservoir, qui fut longtemps à ciel ouvert, a été fermé depuis : il mesure environ 15 mètres de côté et alimente une usine où se fabrique le sel dans de larges chaudières de fonte présentant une grande surface et peu de profondeur ; l'évaporation se fait à feu nu, nuit et jour sans interruption, et contribue à répandre dans l'atmosphère des vapeurs qui renferment des quantités notables de chlorure de sodium. Les habitants se trouvent donc ainsi dans les conditions des rivages maritimes, sans avoir l'inconvénient des vents violents, qui les rendent souvent difficiles à supporter, ainsi que l'a fort bien fait remarquer M. Nogaret médecin inspecteur de cette station.

L'application des eaux de Salies à la médecine ne remonte qu'à 1860. A cette époque seulement fut construit, dans l'enceinte même de l'usine, l'établissement thermal muni des divers appareils de l'hydrothérapie contemporaine. Il est étrange que nous nous soyons laissés devancer par les Allemands qui, bien longtemps avant nous, employaient à Nauheim, Kreusnach et autres stations, les eaux chlorurées sodiques des salines ! Espérons que la dernière guerre, après laquelle les malades ne peuvent plus, sans se déshonorer, fréquenter ces stations allemandes, donneront un nouvel élan à nos stations françaises analogues, et à Salies en particulier, qui du reste ne leur cède en rien, comme richesse de minéralisation, ainsi que le démontre l'analyse suivante.

ANALYSE CHIMIQUE.

EAU : UN KILOGRAMME.

	Gram.
Chlorure de sodium	216,020
— de potassium	2,080
— de calcium	non appréciés
— de magnésium	
Sulfate de soude	9,750
— de potasse	
— de magnésie	
— de chaux.	
Iodure alcalin	traces fort légères
Bromure alcalin	1,050
Phosphate, silice, alumine	5,500
Oxyde de fer (traces) et matière organique	
Bicarbonates de chaux et de magnésie.	
	233,400

(Réveil et O. Henry, 1857.)

Cette analyse est celle de l'eau de la source. Celle des eaux condensées, c'est-à-dire des eaux qui résultent de l'évaporation des chaudières de l'usine à fabriquer le sel, en outre des chlorures, a donné pour un kilogramme d'eau :

	Gram.
Bromure de cyanogène	0,011
Iodure de cyanogène	0,155

soit :

	Gram.
Brome.	0,00825
Iode.	0,12405

En d'autres termes, cette eau contient par 1000 grammes :

	Gram.
Bromure de magnésium.	0,00949
Iodure de sodium	0,14648

c'est-à-dire 15 centigrammes d'iodure alcalin par 1000 grammes d'eau. « Cette proportion plus grande d'iodure dans l'eau condensée, disent MM. O. Henry et Reveil, auteurs de ces analyses, est parfaitement d'accord avec tout ce que l'on sait sur la facilité avec laquelle l'iodure de sodium est entraîné pendant l'ébullition de l'eau qui en contient.

Enfin l'analyse des eaux mères a donné pour 1000 grammes un résidu pesant 290 grammes, et contenant outre le chlorure de sodium :

	Gram.
Bromure de cyanogène	0,04375
Iodure de cyanogène	0,03875

soit :

	Gram.
Bromure de magnésium	0,0577545
Iodure de sodium.	0,037984

Les eaux de Salies sont limpides, incolores, d'une saveur fortement salée avec un arrière-goût amer; leur densité est de 1,208. Quant aux eaux mères, elles sont généralement inodores, d'une couleur fauve ou brunâtre et d'une saveur âcre et salée; leur densité est aussi très-grande. Comparativement, celles de Salies sont moins colorées, leur saveur est la même et leur densité est égale à 1,221.

Les effets physiologiques des eaux de Salies varient selon leurs divers degrés de température et de minéralisation et suivant leurs divers modes d'administration : boisson, bains, douches froides, tempérées et chaudes.

Dès le début de sa pratique à Salies, M. Nogaret fit prendre de l'eau minérale en boisson, croyant que par sa composition elle exercerait une action très-marquée sur l'économie; mais il fut très-surpris de constater que ceux qui en faisaient usage n'obtenaient pas de meilleurs résultats que ceux qui prenaient seulement des bains. Ces faits l'ont conduit à regarder l'eau, prise en boisson, comme un simple adjuvant et non comme un élément essentiel de la cure. M. de Laroque, lui, administre l'eau en boisson de deux manières différentes : 1° pure, froide et en grande quantité; 2° chaude, coupée avec du bouillon de poulet et par petits verres de 150 grammes. Il a remarqué que prise de la première manière, elle constitue une véritable purgation ; de la seconde, au contraire, elle ne donne lieu à aucune évacuation, exerce une action dissolvante, augmente toutes les sécrétions, rend l'appétit plus vif, les digestions plus faciles et favorise ainsi, par l'amélioration quantitative de la nutrition, l'activité du travail physiologique.

Prises en bains, à une température de 28° centigrades, les eaux de Salies sont calmantes, sédatives, toniques, résolutives et reconstituantes, grâce à l'absorption cutanée qui se fait avec facilité. Prises en bains, à une température supérieure à 30° centigrades, elles deviennent très-excitantes, augmentent l'activité de la circulation, congestionnent la peau qui ne peut plus absorber, déterminent des sueurs intenses de la face accompagnées de céphalalgies, et amènent une diminution notable dans l'excrétion des urines.

En examinant la composition chimique des eaux de Salies, il est facile de voir à quel genre de maladies elles s'adressent. Quelles sont, en effet, les valeurs thérapeutiques de ses divers principes minéralisateurs? Grâce aux travaux des Leymann, des Lecanu, des Poggiale, des Boussingault, des Ballard, des Trousseau, des Andral, des Boinet, tous les médecins savent aujourd'hui : 1° que le chlorure de sodium est une des parties constituantes de la masse du sang dont il multiplie les globules; qu'il est dissolvant de la fibrine coagulée; qu'il est éminemment digestif; que son action sur la nutrition est des plus puissantes; qu'enfin, chez les animaux, sans augmenter la masse de leur chair, il leur donne meilleure apparence, plus de souplesse et de vivacité; 2° que le brome et ses composés exercent une action sédative sur le système nerveux, sont fondants et résolutifs, agissent sur la sensibilité des articulations et favorisent ainsi, au sein des tissus, une résorption artificielle; 3° que l'iode jouit, comme le brome, de propriétés fondantes et résolutives; qu'il est antiseptique, excitant des muqueuses et modificateur des sécrétions purulentes.

D'après ce court résumé de physiologie et de thérapeutique, on voit que les maladies qui sont traitées avec succès par les eaux de Salies sont, en première ligne, la chlorose, l'anémie et le lymphatisme; la scrofule et ses diverses manifestations muqueuses, ganglionnaires, cutanées et osseuses ; en seconde ligne les rhumatismes, les atonies locales, les déviations de l'utérus, les métrites chroniques indurées avec ou sans catarrhe, l'aménorrhée et la dysménorrhée.

Bibliographie. — MIALHE et FIGUIER : Examen comparatif des principales eaux salines de France et d'Allemagne, 1848 ; — FILHOL : Recherches sur les eaux minérales des Pyrénées, 1853 ; — O. HENRY. REVEIL et NOGARET : Notice sur les eaux, les eaux mères et les sels de Salies-de-Béarn, 1860 ; — DE LAROQUE : Salies-de-Béarn et ses eaux chlorurées sodiques, 1864 ; — LE MÊME : Étude théorique et clinique des eaux minérales de Salies-de-Béarn, 1865 ; — LE MÊME : Lettre médicale sur l'absorption plantaire et les bains entiers aux eaux de Salies-de-Béarn, 1867 ; — O. HENRY, REVEIL et NOGARET : Notice sur les eaux, les eaux mères et les sels de Salies-de-Béarn, 1867.

SALINS

(JURA.)

Itinéraire de Paris à Salins. — Départ : gare de Lyon. — Chemin de fer de Paris à Salins par Dijon, Dôle et Mouchard. — Distance : 402 kil. — Durée du trajet : 9 h. par l'express ; 13 h. par l'omnibus. — Prix : 1re cl., 49 fr. 25 ; — 2e cl., 37 fr. 75 ; — 3e cl., 27 fr. 50.

SALINS est une petite ville de 7000 habitants, située sur les bords de la Furieuse, à une hauteur de 390 mètres au-dessus du niveau de la mer, entre les montagnes de Belies et de Saint-André, couronnées toutes deux par un fort. S'il faut en croire le docteur Germain, l'emploi thérapeutique des eaux de Salins serait fort ancien. « Si l'on ne trouve point, dit-il, des vestiges d'anciens bains dans cette localité, il est néanmoins très-probable que, même à l'époque celtique, ces eaux servaient à la fabrication du sel commun, de même qu'au traitement des maladies. La découverte, à Salins, d'une baigneuse en bronze, accroupie sur le linge qui avait servi à l'essuyer, fait conjecturer qu'il existait au bord de la Furieuse un *balnea* ou établissement de bains, qui remonte aux premiers temps de l'empire romain, à cause de la perfection rare de cette statuette, au bas de laquelle est sculptée une écrevisse, signe zodiacal qui annonçait l'époque de l'année favorable aux bains. » Cette assertion est-elle juste ou erronée, peu nous importe à nous médecins : laissons le débat se poursuivre entre les archéologues que cela intéresse plus directement. Ce que nous pouvons dire, c'est que cette station thermale n'est guère fréquentée d'une manière assidue que depuis une vingtaine d'années.

L'établissement thermal, construit sur les instigations de M. de Grimaldi, en 1857, s'élève au centre de la ville, au pied même de la montagne que couronne le fort Saint-André. Son installation ne laisse rien à désirer et ne le cède en rien à celle des plus beaux établissements de France. On y trouve toutes les ressources que réclame le traitement par l'hydrothérapie minérale : 1° une vaste piscine, de forme ronde, à toiture très-élevée où l'air circule aisément, et dans laquelle on peut nager facilement, puisqu'elle a 1 mètre 30 centimètres de profondeur et cube près de 90,000 litres d'eau sans cesse renouvelée; 2° de nombreux cabinets de bains; 3° plusieurs cabinets de douches; 4° une série complète d'appareils hydrothérapiques : bains de siége, bains de cercle; douches variées, en jet, en lame; douches verticales en petite et en grande piscine, douche périnéale, vaginale, fauteuils pour sudation, etc.

Les eaux de Salins sont chlorurées, sodiques, froides. Elles proviennent de plusieurs sources, dont une seule est utilisée en médecine, les autres servant exclusivement à la fabrication du sel. Cette source est située au centre même de l'établissement thermal. Elle fournit par jour 18,000 hectolitres d'eau salée, qui est reçue à 85 marches au-dessous du sol, dans un bassin d'où elle est reprise par une machine hydraulique très-puissante, mise en mouvement par les eaux de la Furieuse, et distribuée dans les diverses parties de l'établissement.

La première analyse qui ait été faite des eaux de Salins, du moins à notre connaissance, est celle de M. Desfosses de Besançon; elle remonte à 1845. La plus récente est celle qui fut faite, en 1861, par Reveil; en voici les résultats :

ANALYSE CHIMIQUE.

EAU : UN KILOGRAMME.

	Gram.
Iodure de sodium	traces
Bromure de potassium	0,03065
Chlorure de potassium	0,25662
— de magnésium	0,87012
— de sodium	22,74515
Carbonate de chaux	traces
— de magnésie.	traces

Sulfate de chaux	1,41C06
— de potasse	0,68080
	26,00000

(Reveil, 1861.)

Indépendamment des eaux de cette source, on utilise encore à Salins les eaux mères des sources qui servent à la fabrication du sel. Ces eaux mères sont amenées de la saline dans un réservoir de plomb situé dans l'établissement; de là, elles aboutissent à un robinet d'où elles sont tirées à l'aide de seaux d'une contenance connue, et portées dans les bains qui doivent être additionnés. MM. Desfosses, Fabre, Dumas, Pelouze et Reveil ont fait, à diverses époques, l'analyse de ces eaux mères. Voici les résultats obtenus par Reveil :

ANALYSE CHIMIQUE.

EAUX MÈRES : UN KILOGRAMME.

	Gram.
Iodure de sodium	traces
Bromure de potassium	2,8420
Sulfate de potasse	65,5856
— de soude	22,0600
Chlorure de magnésium	60,9084
— de sodium	168,0400
Peroxyde de fer	traces
Eau par différence.	680,5640
	1000,0000

(Reveil, 1861.)

Le traitement par les eaux de Salins est interne et externe. Le traitement interne consiste dans l'emploi de l'eau en boisson; tandis que les bains et les douches constituent le traitement externe.

Les eaux en boisson peuvent se prendre à jeun, avant, pendant ou après le bain. M. Dumoulin, depuis longues années médecin et inspecteur, et qui a publié de très-remarquables travaux sur les eaux de Salins, préfère les faire prendre pendant et mieux après le bain, à la dose de un à deux verres, gazéifiées artificiellement avec de l'acide carbonique ou additionnées d'eau de gomme, d'orge et plus particulièrement de sirop de gomme. Prises ainsi, les eaux de Salins sont digestives, résolutives, toniques et reconstituantes. Prises à doses plus fortes, elles deviennent excitantes, purgatives et souvent même elles déterminent des vomissements, une augmentation du pouls et de la céphalalgie.

Les bains constituent la partie la plus importante du traitement. Leur durée varie entre trois quarts d'heure et une heure, et leur température entre 24° et 35° centigrades. Mais on comprend que cette règle ne peut pas être générale, et que la température et la durée du bain sont subordonnées au tempérament et au genre de maladie de chacun. Toutefois l'eau des bains doit être, le plus possible, à une température douce, suffisante pour favoriser l'absorption des principes médicamenteux qu'elle renferme. Elle doit être de 24° à28° centigrades. Quant au degré de minéralisation des bains, il doit aussi varier suivant les malades. Pris dans de bonnes conditions, les bains exercent une action sédative, tonique, fondante, résolutive et reconstituante.

Ce que nous venons de dire des bains peut s'appliquer de tous points aux douches.

La véritable spécialisation des eaux de Salins, comme de toutes les eaux chlorurées sodiques fortes, bromo-iodurées, est la scrofule, depuis le simple lymphatisme jusqu'à ses manifestations les plus graves, telles que nécroses, caries, tumeurs blanches, coxalgies et mal de Pott. Ces eaux trouvent aussi leur indication dans la phthisie scrofuleuse qui y est heureusement modifiée et souvent même guérie. Chacun sait que c'est notre cher compatriote, M. Amédée Latour, le savant rédacteur de l'*Union médicale*, qui, le premier, a introduit le chlorure de sodium dans le traitement de la phthisie et montré ses bons résultats thérapeutiques. Les eaux de Salins peuvent encore être appliquées avec succès dans certaines formes de rhumatisme et de goutte. « Sans doute, dit M. Dumoulin, celles-ci ne sont point antirhumatismales ou antigoutteuses, dans le sens attaché à ces mots, mais elles combattent avantageusement le rhumatisme chronique avec anémie, la goutte asthénique, surtout dans le cas où le traitement par les alcalins a pu être exagéré, et qu'il a produit cette cachexie alcaline sur laquelle ont insisté Trousseau et Lasègue. » Enfin on rencontre à Salins quelques malades atteints de syphilis secondaire et tertiaire, de paralysie, de tumeurs abdominales, de pertes séminales, etc. Mais ces malades sont en très-petit nombre, ainsi que le prouvent les chiffres suivants, extraits d'une statistique de M. Dumoulin, portant sur 564 observations : anémie et chloro-anémie, 118; scrofule, 400, dont 100 indigents; rhumatisme et goutte, 20; syphilis, 5; paralysie, 8; tumeurs abdominales, 6 et pertes séminales, 5.

Salins offre un double avantage sur les bains de mer : ses eaux peuvent se boire, tandis que les malades ne supportent pas l'eau de la mer; et, de plus, leur minéralisation peut être graduée par les eaux mères, tandis que la mer a toujours une minéralisation constante.

Le séjour de Salins est des plus agréables. L'établissement possède un casino et un jardin splendides. La ville présente, entre autres curiosités, les deux forts, l'église de *Saint-Anatole*, classée parmi les monuments historiques, la *bibliothèque*, la *fontaine* de la place d'armes, due au ciseau de Devoge, sculpteur éminent du siècle dernier, et le jardin de la *Barbarine*. Dans les environs, le *Pont du Diable*, les *sources du Lison*, les *grottes des Planches*, le *mont Poupet*, le *Bout du monde* et les magnifiques forêts de sapins qui entourent la ville seront les sujets de délicieuses excursions.

Bibliographie. — Germain : Sources minérales, eaux mères iodo-bromurées de la saline de Salins, 1854; — Durand-Fardel : Étude sur les eaux mères de Salines et en particulier sur celles de Salins, 1856; — Audriffet : Une saison à Salins, guide pittoresque du baigneur, 1860; — Dumoulin : Des eaux minérales de Salins, 1860; — Reveil : Étude chimique sur les eaux, les eaux mères et les sels de Salins, 1861; — Dumoulin : De l'eau de la source de Salins et de son emploi thérapeutique; — Le même : Du traitement du rhumatisme par les eaux minérales, 1861; — Le même et Reveil : Études de chimie, de matière médicale et de thérapeutique sur les eaux minérales de Salins, 1863; — Le même : Du traitement de la scrofule, 1867.

SALINS

(SAVOIE.)

Itinéraire de Paris à Salins. — Départ : gare de Lyon. — I. Chemin de fer de Paris à Chambéry par Dijon, Mâcon et Culoz, et de Chambéry à Turin jusqu'à la station de Chamousset. — Distance : 626 kil. — Durée du trajet : 14 h. 15, par l'express; 21 h., par l'omnibus. — Prix : 1re cl., 78 fr.; — 2e cl., 68 fr.; — 3e cl., 42 fr. 55. — II. Voitures de Chamousset à Salins, par Moutiers. — Distance : 60 kil. — Durée du trajet : 6 h. 15. — Prix : 7 fr. 50 et 6 fr.

Salins, qui fut autrefois une ville importante, n'est plus aujourd'hui qu'un modeste village, situé à 1 kilomètre de Moutiers, dans un vallon étroit arrosé par le Doron. On y trouve des eaux chlorurées sodiques thermales, connues depuis un temps immémorial, et exploitées par les habitants pour la fabrication du sel. Leur application à la thérapeutique est toute moderne et ne date que de 1838. A cette époque, en effet, une société de Moutiers, composée du docteur Savoyen, de M. Roche, architecte, et de M. Blanc, libraire, conçut le projet d'élever sur le point d'émergence même des sources un établissement thermal qui fut terminé en 1841. Quoique très-exigu, puisqu'il ne comptait que dix cabinets de bains, une salle de douches et une piscine, il était suffisant pour les rares baigneurs qui fréquentaient alors Salins. Mais aujourd'hui que leur nombre devient chaque année plus considérable, il est devenu trop exigu, et la construction d'un nouvel établissement en rapport avec le nombre et les besoins des malades, est devenue absolument nécessaire. Nous savons que déjà l'État a concédé la saline à la ville de Moutiers, et que, sur les instances du docteur Laissus, un magnifique établissement thermal, ayant comme annexe un petit établissement hydrothérapique alimenté par de l'eau ordinaire, va s'élever à Moutiers, à quelques centaines de mètres des sources salines.

Les sources de Salins sourdent sur la rive droite du Doron, au pied d'un énorme rocher calcaire, à 8 mètres environ au-dessous du niveau du sol. Elles sont au nombre de cinq et se réunissent dans un magnifique bassin voûté, construit en pierre de taille et surmonté d'une cheminée d'échappement destinée à laisser sortir les gaz et les vapeurs qui se dégagent en abondance à la surface des eaux. Leur débit est de 3000 mètres cubes par jour.

Les eaux de Salins ont une température de 36° centigrades. Claires et limpides dans un verre, elles présentent, vues en masse dans le bassin, une teinte limpide orangée due au dépôt ferrugineux qui en tapisse les parois ; elles laissent dégager de nombreuses bulles d'acide carbonique qui viennent crever à la surface. Rugueuses au toucher, sans odeur bien marquée, elles ont une saveur franchement salée, un peu amère ; néanmoins, malgré ce goût très-prononcé, elles ne sont pas très-désagréables à boire.

ANALYSE CHIMIQUE.

EAU : UN KILOGRAMME.

	Gram.
Résidu insoluble	0,036
Carbonate de chaux	1,005
Sulfate de chaux	1,392
— de magnésie	0,752
— de soude	0,641
Chlorure de sodium	11,317
Iode, fer, arsenic, matières organiques	traces
	15,143

(Bouis, 1863.)

Quant aux eaux mères, M. Gobley écrit, dans son rapport à l'Académie, fait en 1863 : elles marquent 30° à l'aréomètre ; elles sont fortement colorées en jaune ; elles renferment de l'iode en proportion assez forte pour que la présence de ce corps y soit constatée directement ; enfin, on y reconnaît tous les éléments qui se trouvent dans les eaux de Salins.

Il est facile de voir, d'après leur constitution chimique, que les eaux de Salins sont toniques, altérantes, résolutives et reconstituantes. Elles s'administrent comme à Salins du Jura et à Salies-de-Béarn, en boisson, en bains et en douches, pures ou additionnées d'une quantité variable d'eaux mères, suivant les cas. On les conseillera avec succès dans la chlorose, la chloro-anémie, le lymphatisme, la scrofule et ses diverses manifestations bénignes ou graves ; dans les paralysies périphériques ou réflexes, dans les paralysies rhumatismales, métastatiques, saturnines et puerpérales ; dans les diverses manifestations de l'état nerveux ; dans les rhumatismes et dans la goutte atonique. Enfin M. Laissus a encore employé avec succès les eaux de Salins « dans la rétention d'urine dépendant d'une atonie, d'un défaut de contractilité de la vessie, d'une paralysie ; dans l'incontinence d'urine, produite par une faiblesse générale, par une sorte de relâchement paralytique du sphincter vésical, comme cela s'observe souvent chez les enfants ; dans les altérations fonctionnelles de l'appareil génital, qui tiennent à une débilité générale, à un épuisement nerveux ou anémique, et enfin dans la faiblesse des organes de la génération qui s'accompagne d'impuissance, et dans les pertes séminales. »

Salins et Moutiers constituent un point central pour faire de nombreuses excursions dans les belles vallées de la Tarentaise. Les *vallées de Belleville*, de *Bozel*, de *Brides*, etc. ; le *pic des Encombres*, le *mont Jovet*, les *gorges de Champagny*, le *lac du Praz-du-Saint-Bon*, les carrières de marbre de *Cieix*, etc., etc. ; telles sont les principales que nous croyons devoir signaler aux baigneurs.

Bibliographie. — Savoyen : Bulletin des eaux minérales de Salins, 1843 et 1854 ; — Trésal : Eaux de mer thermales de Salins, 1858 ; — Gobley : Rapport à l'Académie de médecine sur les eaux minérales de Salins, 1863 ; — Laissus : Études médicales sur les eaux de Brides, suivies de considérations sur les eaux minérales de Salins et les eaux mères des salines de Moutiers, 1863 ; — Le même : Notice historique, physico-chimique et médicale sur les eaux thermales chlorurées de Salins, 1869.

Salles (Haute-Garonne). — Eaux ferrugineuses froides.

Salt-en-Douzy (Loire). — Eaux ferrugineuses froides.

Saltzbronn (Moselle). — Eaux sulfatées calciques et chlorurées sodiques froides.

Salz (Aude). — Eaux chlorurées sodiques froides (voy. Rennes).

SANTENAY (Côte-d'Or). — Eaux chlorurées sodiques froides.

SARCEY (Rhône). — Eaux ferrugineuses bicarbonatées froides.

SARRE (Moselle). — Eaux chlorurées sodiques froides.

SAUBUSE (Landes). — Eaux chlorurées sodiques thermales.

SAUCATS (Gironde). — Eaux ferrugineuses froides.

SAULCE (LA) (Hautes-Alpes). — Eaux bicarbonatées sodiques thermales.

SAULT (Vaucluse). — Eaux sulfurées calciques froides.

SAULX (Nièvre). — Eaux bicarbonatées sodiques froides.

SAUTE-VEAU (Cantal). — Eaux ferrugineuses et bicarbonatées sodiques froides.

SAUXILLANGES (Puy-de-Dôme). — Eaux bicarbonatées sodiques froides.

SAVERGNOLE (Cantal). — Eaux ferrugineuses bicarbonatées froides.

SCEY (Haute-Saône). — Eaux bicarbonatées sodiques froides.

SEINE (Maine-et-Loire). — Eaux ferrugineuses froides.

SEGRAY (Loiret). — Eaux bicarbonatées calciques froides.

SEGRÉ (Maine-et-Loire). — Eaux ferrugineuses froides.

SÉMUR (Côte-d'Or). — Eaux chlorurées sodiques froides.

SÉNEUIL (Dordogne). — Eaux ferrugineuses froides.

SENTEIN.

(ARIÉGE.)

SENTEIN est un petit village du département de l'Ariége situé à 28 kilomètres de Saint-Girons, qui possède des eaux minérales ferrugineuses bicarbonatées dont la découverte remonte en 1851. Ces eaux proviennent d'une source assez abondante qui alimente un petit établissement thermal créé depuis 1857, et fréquenté par les habitants des pays voisins.

ANALYSE CHIMIQUE.

EAU : UN LITRE.

Acide carbonique libre.	1/8 du vol.
	Gram.
Bicarbonate de chaux. . . . . — de magnésie.	0,1620
Sulfate de chaux, peu. . . . . — de soude et de magnésie. . . . . . Chlorures de sodium et de calcium. . . . — de magnésium.	0,1900

Crénate alcalin. } Sel de potasse. }	indiqués
Sesquioxyde de fer.	0.0590
Nickel.	indices
Silice, alumine. } Matière organique azotée. } Arsenic ou principe arsenical. }	0,0007
	0,4117

(Henry, 1854.)

D'après une analyse postérieure due à M. Rigoux, l'acide arsénieux entrerait pour un vingt-cinquième dans la composition de cette eau.

L'eau de Sentein est employée en bains et principalement en boisson dans la chlorose, l'anémie, la leucorrhée, les dyspepsies et les engorgements de la rate qui accompagnent les fièvres intermittentes.

SERMAISE

(Marne.)

Itinéraire de Paris à Sermaise — Départ: gare de l'Est. — Chemin de fer de Paris à Strasbourg jusqu'à la station de Sermaise. — Distance: 251 kil. — Durée du trajet: 5 h. 40 par l'express; 6 h. 25 par l'omnibus. — Prix: 1re cl., 28 fr. 40; — 2e cl., 21 fr. 30; — 3e cl., 15 fr. 65.

Sermaise est une petite ville de 2,000 habitants agréablement située entre la Saulx et la Laume, qui possède une source sulfatée magnésique et bicarbonatée calcique froide. Cette source alimente une buvette et un établissement thermal comprenant douze cabinets de bains et une salle de douche, auxquels elle fournit par jour environ 350 hectolitres d'une eau claire et limpide, incolore, inodore, et d'une saveur agréable avec un arrière-goût ferrugineux, se couvrant au contact de l'air d'une pellicule irisée et déposant dans les réservoirs un sédiment ocracé.

ANALYSE CHIMIQUE.

EAU: UN LITRE	température: 10°,
Gaz azote avec traces d'oxygène.	indéterminé
Gaz acide carbonique libre.	à peine.
	Gram.
Sulfate de magnésie.	0,680
— de soude. } — de chaux. }	0,120

Bicarbonate de chaux	0,570
— de magnésie	0,040
— de strontiane	traces
— de soude	0,020
Chlorure de calcium — de magnésium	0,040
Iodure alcalin ou terreux	trace sensib.
Silicate d'alumine — de chaux	0,050
Oxyde de fer crénaté	0,015
Manganèse	tr. fort sensib.
Sel de potasse	traces.
Matières organiques	traces indét.
	1,555

(O. Henry, 1852.)

Les eaux de Sermaise s'emploient en bains et en douches, mais principalement en boisson et à assez fortes doses. Elles sont diurétiques, légèrement purgatives et toniques. Leurs effets se rapprochent de ceux que l'on obtient par les eaux de Contrexéville. On les ordonne utilement dans la plupart des maladies des voies urinaires, dans la dyspepsie et les engorgements abdominaux, enfin dans la chlorose, l'anémie et l'aménorrhée.

Sermaise n'est pas un séjour bien agréable et les baigneurs devront se contenter du salon de l'établissement et des promenades dans les environs qui ne sont pas très-curieux.

Sierk (Moselle). — Eaux chlorurées sodiques froides très-employées depuis quelques années dans les hôpitaux de Paris et surtout dans les hôpitaux d'enfants. Cette station thermale fait partie des provinces annexées à la Prusse en 1871.

SIRADAN

(HAUTES-PYRÉNÉES.)

Itinéraire de Paris à Siradan. — Départ : gare d'Orléans. — I. Chemin de fer de Paris à Tarbes par Périgueux, Agen, Toulouse et Tarbes jusqu'à la station de Montrejeau. — Distance : 876 kil. — Durée du trajet : 20 h. par l'express; 31 h. par l'omnibus. —Prix : 1re cl., 98 fr. 10; — 2e cl., 73 fr. 60; — 3e cl., 54 fr. — II. Voiture de Montrejeau à Siradan. — Trajet en 2 heures.

Siradan est un village situé à 20 kilomètres de Bagnères-de-Luchon à l'entrée d'un vallon aride et nu, connu seulement par ses sources d'eaux minérales. De ces sources, au nombre de quatre, deux sont sulfatées calciques et deux ferrugineuses bicarbonatées froides. Les premières se prennent en boisson, en bains et en douches, dans un établissement thermal élégant, commode et bien aménagé, les secondes sont seulement utilisées en boisson.

ANALYSE CHIMIQUE.

EAU : UN LITRE.	S. SULFATÉE CALCIQUE.
	Cent. cub.
Acide carbonique libre.	18
	Gram.
Bicarbonate de chaux.	0,2000
— de magnésie.	0,0255
Sulfate de chaux.	1,3000
— de magnésie..	0,2800
— de soude.	0,1090
Chlorure de potassium et de sodium. . . .	traces
— de calcium.	0,0500
— de magnésium..	traces
Oxyde de fer, silice, iode.. . . . . } Phosphate de chaux, matière organique. . }	traces
	2,0255

(Filhol, 1853.)

Les eaux sulfatées calciques de Siradan sont laxatives, diurétiques et excitantes. Elles sont employées avec succès dans les dyspepsies, les engorgements abdominaux, la gravelle, le catarrhe de la vessie et en général dans les affections chroniques des voies urinaires. Quant aux eaux ferrugineuses elles conviennent aux différentes affections dans lesquelles le fer est indiqué.

Siradan est très-fréquenté par les habitants des Pyrénées.

Sorède (Pyrénées-Orientales). — Eaux ferrugineuses froides.

Sorinière (La) (Maine-et-Loire). — Eaux ferrugineuses froides.

Sotteville-lez-Rouen (Seine-Inférieure). — Eaux chlorurées sodiques froides.

Soubise (Charente-Inférieure). — Eaux ferrugineuses froides.

Soucelles (Maine-et-Loire). — Eaux bicarbonatées calciques froides.

Soucheyre (Haute-Loire). — Eaux bicarbonatées mixtes froides.

Soudon (Maine-et-Loire). — Eaux ferrugineuses froides.

Sougrogne (Aude). — Eaux chlorurées sodiques froides.

Soulieux (Isère). — Eaux sulfatées magnésiques froides.

SOULTZBACH

(Haut-Rhin.)

Itinéraire de Paris à Soultzbach — Départ : gare de l'Est. — Chemin de fer de Paris à Strasbourg et de Strasbourg à Bâle jusqu'à la station de Rouffach. — Distance : 584 kil. Durée du trajet : 14 h. par l'express ; 20 h. par l'omnibus. — Prix : 1er cl., 71 fr. 25 ; — 2e cl., 52 fr. 45 ; — 3e cl., 37 fr. 85. — II. Voitures de Rouffach à Soultzbach. Distance : 4 kil. — Durée du trajet : 25 minutes,

Soultzbach est une petite ville située à 14 kilomètres de Colmar, à l'entrée d'un vallon latéral de la grande vallée de Munster, une des plus pittoresque de la chaîne des Vosges. Cette station thermale, prussienne depuis la dernière guerre, possède un établissement très-confortable entouré de charmants jardins anglais et de jolies promenades, comprenant, outre l'installation balnéaire, un certain nombre d'appartements destinés à loger les baigneurs.

Les sources, dont la découverte remonte aux premières années du dix-septième siècle, sont au nombre de trois et désignées sous les noms de *grande source, petite source,* et *source des bains.* Elles donnent par jour environ 120 hectolitres d'une eau froide, limpide, incolore, à saveur fraîche acidule et piquante, dégageant une grande quantité de bulles d'acide carbonique et déposant sur les parois du réservoir un sédiment ocracé.

ANALYSE CHIMIQUE.

EAU : UN LITRE.

	Gram.
Acide carbonique libre	2,0435
Bicarbonate de soude	0,9185
— de lithine	0,0087
— de chaux	0,6980
— de magnésie	0,2693
— ferreux	0,0520
Sulfate de potasse	0,1147
— de soude	0,0092
Chlorure de sodium	0,1342
Alumine	0,0062
Silice	0,0567
Acides phosphorique, borique et arsénique, oxyde d'étain et de manganèse	traces
	4,2910

(Oppermann, 1854.)

Ce même chimiste a analysé aussi le dépôt ocracé qui tapisse les parois du réservoir, et il a trouvé que 100 grammes de ce dépôt comprenaient 45 grammes d'oxyde ferrique et 5 grammes 33 centigrammes d'acide arsénique.

Les eaux de Soultzbach sont donc bicarbonatées sodiques, calciques et ferrugineuses. Elles agissent sur l'économie animale comme excitantes, apéritives, diurétiques, toniques et reconstituantes. On les emploie à l'intérieur à la dose de cinq ou six verres par jour, et à l'extérieur en bains et en douches.

Les troubles des voies digestives, dyspepsie, gastralgie, pyrosis, etc., la chlorose, l'anémie, l'aménorrhée, les menstruations difficiles, telles sont les principales affections auxquelles convient le traitement par les eaux de Soultzbach.

Les eaux de Soultzbach s'exportent en grande quantité, et grâce à un mode spécial d'embouteillage, elles se conservent longtemps sans rien perdre de leur composition chimique et de leurs propriétés thérapeutiques.

Parmi les distractions que les malades peuvent se procurer aux bains, les promenades et les excursions sont, sans contredit, les meilleurs auxiliaires de la cure hydro-minérale. Sous ce rapport Soultzbach est très-bien situé et dans ses environs les baigneurs visiteront : le village de *Wasserbourg*, la ville de *Munster*, célèbre par son couvent de bénédictins, les bains de *Soutzmatt*, les ruines de *Plixbourg*, le château d'*Eguisheim*, les lacs *blanc*, *noir*, *vert*, des *corbeaux* et de *Soultzeren*, le mont *Strohberg* haut de 1330 mètres, etc.

Bibliographie. — BARTHOLDY et KIRSCHLEGER : Notice sur les eaux minérales de Soultzbach, 1832 ; — KIRSCHLEGER : Notice sur les eaux minérales de Soultzbach. 1845 ; — ROBERT : Notice sur les eaux acidules alcalines et ferrugineuses de Soultzbach, 1834 ; — EISSEN : Notice sur les eaux de Soultzbach, 1857 ; — ROBERT : Guide du médecin et du touriste aux bains de la vallée du Rhin, de la Forêt-Noire et des Vosges, 2e éd. 1869.

SOULTZ-LES-BAINS

(BAS-RHIN.)

Itinéraire de Paris à Soultz-les-Bains. — Départ : gare de l'Est. — I. Chemin de fer de Paris à Strasbourg. — Distance: 503 kil. — Durée du trajet : 12 h. 30 par l'express ; 17 h. par l'omnibus. — Prix : 1er cl., 61 fr. 25 ; — 2e cl., 44 fr. 95 ; — 3e cl., 31 fr. 75. — II. Chemin de fer de Strasbourg à Wasselonne jusqu'à la station de Soultz-les-Bains. — Distance: 20 kil.

SOULTZ-LES-BAINS, appelé aussi SOULTZBAD, est un gros village situé à 20 kilomètres de Strasbourg, sur les bords de la Mussig, au milieu des vignobles de Wolksheim très-renommés en Alsace. Cette station thermale, aujourd'hui prussienne comme la précédente, possède un établissement thermal en forme de carré long avec deux ailes en retour. Les deux grands côtés sont tournés, l'un vers l'orient, l'autre vers l'occident. Le premier étage est réservé aux logements des baigneurs; le rez-de-chaussée renferme les cabinets de bains, les salles de douches, et une étuve pour les bains de vapeur. De belles plantations, de vastes pelouses et de frais bosquets entourent l'établissement, et permettent aux baigneurs de se promener et de prendre l'air, sans sortir, pour ainsi dire, de chez eux.

La source de Soultz se trouve au milieu de l'établissement. Elle est reçue dans un grand bassin circulaire profond de 4 mètres auquel elle fournit par jour environ 900 hectolitres d'une eau claire et transparente, d'une saveur fortement salée, très-légèrement alcaline. Sa température est de 12° centigrades.

ANALYSE CHIMIQUE.

EAU : UN LITRE.

	Gram.
Acide carbonique libre.	0,056
Bicarbonate de chaux.	0,431
Sulfate de chaux.	0,278
Sulfate de soude.	0,267
Sulfate de magnésie.	0,200
Chlorure sodique	3,189
Bromure potassique	0,009
Iodure potassique	0,003
Silice	0,004
	4,417

(PERSOZ et KOPP, 1844).

Les eaux de Soultz s'administrent en boisson, en bains, en douches et en bains de vapeur. Prises en boisson, à la dose de 700 grammes à 1 kilogramme, elles constituent un médicament résolutif, diurétique et désobstruant, quelquefois légèrement laxatif : à plus haute dose, elles déterminent des pesanteurs d'estomac, de l'anorexie, un sentiment désagréable dans le bas-ventre, des rapports nidoreux, rarement de la diarrhée, mais le plus souvent du ténesme. Prises en bains et en douches, elles agissent puissamment sur l'hématose et sur le système lymphatique. Ce que nous venons de dire des douches s'applique en grande partie aussi aux bains de vapeur.

La nature chloro-iodo-bromée des eaux de Soultz indique

d'avance les affections qui en peuvent obtenir la guérison. Parmi les principales nous citerons les affections rhumatismales musculaires et articulaires, le plus grand nombre des dermatoses dyscrasiques, les affections catarrhales chroniques, lorsqu'elles n'occupent pas le canal intestinal, mais bien les bronches ou la vessie, les maladies scrofuleuses, les affections chroniques du bas-ventre avec engorgement du foie, de la rate, des glandes mésentériques, enfin les accidents syphilitiques de la seconde et de la troisième période.

Le baigneur pourra faire dans les environs de Soultz de charmantes promenades et de délicieuses excursions. Parmi les plus intéressantes, nous indiquerons : Le village de *Scharrachbergheim* et son château féodal parfaitement conservé ; les petites villes de *Molsheim*, de *Mutzig* et de *Wolseim* et leurs églises, classées pour la plupart parmi les monuments historiques ; les ruines du château de *Girbaden*, un des plus curieux de l'Alsace ; celles du château de *Nideck ;* l'ascension du *Schneeberg*, antique siége du culte druidique en Alsace, et offrant une vue des plus magnifiques, qui embrasse l'Alsace et la Lorraine, etc.

Bibliographie. — GERBOIN : Analyse chimique des eaux minérales de Soultzbad, 1806 ; — TINCHANT : Notice sur les eaux minérales de Soultz, 1825. — BERTHIER : Analyse de l'eau minérale de Soultz-les-Bains, 1828. — KIRSCHLEGER : Notice sur les eaux minérales de Soultz-les-Bains, 1844. — EISSEN : Le bain de Soultz, près Molsheim, 1857. — ROBERT : Guide du médecin et du touriste aux bains de la vallée du Rhin, de la Forêt-Noire et des Vosges, 2e éd. 1869.

SOULTZMATT

(HAUT-RHIN.)

Itinéraire de Paris à Soultzmatt. — Départ : gare de l'Est. — Chemin de fer de Paris à Strasbourg et de Strasbourg à Bâle jusqu'à la station de Rouffach. — Distance : 584 kil. — Durée du trajet : 14 h. par l'express ; 20 h. par l'omnibus. — Prix : 1re cl., 71 fr. 25 ; — 2e cl. 52 fr. 45 ; — 3e cl., 37 fr. 55. — II. Voitures de Rouffach à Soultzmatt. — Distance : 7 kil. — Durée du trajet : 45 minutes.

SOULTZMATT est une petite ville de 3,000 habitants, bâtie presque tout entière le long des deux rives de l'Ombach dont les eaux courent en bouillonnant sous de nombreuses passerelles. Cette station thermale est encore une de celles que nous arrache momentanément l'odieux traité de Francfort. Son établissement thermal est situé aux pieds du mont Heidenberg. « Les bâtiments qui le composent, dit le docteur Robert, s'étendent sur les quatre côtés d'une cour rectangulaire. Ceux du nord sont occupés par les bains et par les bassins des sources; ils ne sont séparés des flancs du Heidenberg que par un chemin large et facile qui serpente autour de la montagne. Ceux du midi sont divisés en deux pavillons isolés, aux pieds desquels coule l'Ombach. A l'est, on remarque une avenue d'arbre touffus, à l'ouest enfin un jardin bien distribué et des vignes sauvages entrelaçant leurs pampres vigoureux pour former une galerie de feuillage autour du bassin d'un jet d'eau. Dans les environs des bains on remarque de jolis jardins anglais qui s'étendent jusque dans la montagne; de charmants sentiers à la pente douce et facile conduisent insensiblement sur les flancs du Heidenberg, à l'ombre d'épais taillis de chêne. Arrivé au sommet de la montagne, on jouit d'une vue magnifique sur la plaine du Rhin, les Alpes et les montagnes de la Forêt-Noire. »

Les eaux de Soultzmatt sont bicarbonatées sodiques froides. Elles proviennent de sept sources, dont six appartiennent à l'établissement thermal et une à la commune. Ces sources fournissent en abondance une eau limpide, incolore, dégageant une odeur d'acide carbonique due à la présence de nombreuses bulles de ce gaz qui viennent crever à sa surface, d'un goût frais, acidule et piquant très-agréable.

ANALYSE CHIMIQUE.

EAU: UN LITRE.

	Gram.
Gaz acide carbonique libre	1,94596
Bicarbonate de soude	0,95743
— de lithine	0,01976
— de chaux	0,43115
— de magnésie	0,31526
Sulfate de potasse	0,14773
— de soude	0,02271
Chlorure de sodium	0,07060
Borate de soude	0,06501
Silice	0,05550
Acide phosphorique } Alumine } Peroxyde de fer }	0,00890
	0,04601

(BÉCHAMP, 1853.)

Les eaux de Soultzmatt s'administrent en boisson en bains et en douches; mais hâtons-nous d'ajouter que le traitement interne constitue le plus important de la cure. Elles doivent, en partie à l'acide carbonique qu'elles renferment, une action hyposthénisante sur le système circulatoire et sur le système nerveux. Mais cet effet, ainsi que l'a observé le docteur Bach, n'est pas primitif, il est précédé le plus souvent d'une période d'excitation passagère, à laquelle succède la sédation. Elles sont apéritives et stimulantes des fonctions digestives ; elles sont diurétiques et rendent les urines alcalines. On les associe souvent à une infusion balsamique de bourgeons de sapins.

Parmi les affections dans lesquelles les eaux de Soultzmatt produisent de bons effets, nous citerons : la gravelle, les catarrhes vésicaux, la goutte, le rhumatisme, les engorgements des articulations, du foie, des ovaires, de la matrice, des glandes mésentériques, les dyspepsies et les gastralgies.

Les eaux de Soultzmatt se conservent très-longtemps en bouteille, et se transportent en assez grande quantité.

Bibliographie. — Rameaux : Notice sur les eaux minérales de Soultzmatt, 1845 ; — Arnold : Considérations sur l'emploi de l'eau balsamique de Soultzmatt, 1852 ; — Bach : Des eaux alcalines de Soultzmatt, 1855 ; — Le même : Des eaux alcalines non ferrugineuses de Soultzmatt, 1859 ; — Grimaud : De la gravelle urique et de son traitement par l'eau minérale de Soultzmatt, 1865 ; — Robert : Guide du médecin et du touriste aux bains de la vallée du Rhin, des Vosges et de la Forêt-Noire, 2e édit. 1869.

Stalapos (Cantal). — Eaux ferrugineuses bicarbonatées froides.

Sylvanès (Aveyron). — Eaux ferrugineuses thermales.

Tercis (Landes). — Eaux chlorurées sodiques thermales.

Ternant (Puy-de-Dôme). — Eaux bicarbonatés sodiques ferrugineuses froides

Terrasse (La) (Isère). — Eaux sulfurées calciques thermales.

Tessières-les-Boulies (Cantal). — Eaux bicarbonatées sodiques froides.

Triers (Puy-de-Dôme). — Eaux ferrugineuses bicarbonatées froides.

Thuez (Pyrénées-Orientales). — Eaux sulfurées sodiques thermales.

Thueyt (Ardèche). — Eaux ferrugineuses, bicarbonatées froides.

Tramesaigues. (Hautes-Pyrénées). — Eaux sulfurées sodiques tempérées.

Trébas (Tarn). — Eaux sulfurées calciques thermales.

Trébons (Haute-Garonne). — Eaux ferrugineuses froides.

Tréminis (Isère). — Eaux sulfurées calciques froides.

Trémiseau (Cantal). Eaux ferrugineuses bicarbonatées froides.

Tresclêoux (Hautes-Alpes). — Eaux sulfurées calciques froides.

Trollière (La) (Allier). — Eaux ferrugineuses froides.

Turpenay (Indre-et-Loire). — Eaux bicarbonatées calciques froides.

Urbania (Pyrénées-Orientales). — Eaux ferrugineuses bicarbonatées froides.

URIAGE

(Isère.)

Itinéraire de Paris à Uriage. — Départ : gare de Lyon. — I. Chemin de fer de Paris à Lyon, et de Lyon à Chambéry par Valence et Grenoble jusqu'à la station de Gières. — Distance : 723 kil. — Durée du trajet : 17 h. 40 par l'express ; 26 h. par l'omnibus. — Prix : 1er cl., 99 fr. ; — 2e cl., 66 fr. 70 ; — 3e cl., 48 fr. 90. — II. Voitures de Gières à Uriage. — Distance : 7 kil.

Uriage est une petite ville de 2,500 habitants, située à 15 kilomètres de Grenoble, dans une vallée très-pittoresque, au pied du versant oriental des Alpes dauphinoises.

Les bains d'Uriage furent connus des anciens, ainsi que l'attestent les nombreux débris des thermes romains mis à découvert par les diverses fouilles pratiquées pour le captage des sources et pour la construction de l'établissement actuel. Leur renaissance remonte à une cinquantaine d'années. En 1822, en effet, grâce aux libéralités de la marquise de Gautheron, on jeta les fondements des thermes nouveaux qui furent terminés par les soins de son héritier, le comte de Saint-Ferriol.

Cet établissement, un des plus beaux et des plus complets de France, renferme plus de quatre-vingt-dix cabinets de bains spacieux et commodes. Quelques-uns à deux, trois et même quatre baignoires ; le plus grand nombre à une seule. Chaque baignoire est munie de quatre robinets : deux pour l'eau minérale à sa chaleur naturelle ou chauffée ; et deux pour l'eau ordinaire froide et chauffée. L'installation des douches est également très-complète : dix cabinets de douches générales et locales de toute sorte, deux cabinets destinés aux bains de vapeur et aux bains russes. Il existe enfin dans l'établissement une buvette analogue aux trinkhalles allemandes et deux salles de respiration, une de vapeur et de gaz, l'autre d'eau pulvérisée et de gaz. Enfin on peut prendre à Uriage des bains de petit-lait, dans une annexe de l'établissement spécialement affecté à cet usage.

Indépendamment du grand établissement, Uriage possède encore un établissement réservé aux indigents, aussi complet que possible et renfermant douze cabinets de bains, deux cabinets de douches et deux fontaines. Pour être admis à jouir du traitement gratuit, il suffit d'être porteur d'un certificat d'indigence délivré par le maire. Avec le traitement, les indigents reçoivent deux fois par semaine des secours alimentaires, produit de quêtes faites tous les huit jours dans le grand établissement. Quant au logement, l'administration ne peut pas encore le donner gratis, car Uriage ne possède pas encore d'hôpital, et Lyon, qui envoie chaque année de nombreux malades de ses hôpitaux, à cette station, y a loué pour eux une petite maison.

La source thermale qui alimente les deux établissements est celle qui alimentait jadis les thermes romains. Elle sort par plusieurs fissures, des schistes argilo-calcaires à bélemnites, que les géologues s'accordent à rapporter au terrain du lias, et coule dans des canaux de bois formés de troncs de sapins creusés au centre, et recouverts à leur partie supérieure par des planches épaisses, soigneusement lutées avec des étoupes enduites d'un corps gras, pour les maintenir à l'abri du contact de l'air. Ces canaux, qui, sont abrités par une galerie en maçonnerie de 300 mètres de longueur, conduisent l'eau dans un vaste réservoir contenant environ 1200 hectolitres d'eau. De là, elle est dirigée, par de nouveaux canaux, dans les diverses parties de l'établissement.

Les eaux de cette source ont une température normale de 27° centigrades. Parfaitement limpides, et incolores au moment même où elles jaillissent des fissures rocheuses dont nous avons parlé, elles se troublent au contact prolongé de l'air, par suite, dit M. Lefort, de la précipitation d'une partie du soufre qu'elles renferment. Leur odeur est manifestement sulfureuse et leur saveur, hépatique d'abord, devient très-salée et un peu amère.

ANALYSE CHIMIQUE.

EAU: UN LITRE.

Azote à zéro et à 760mm	19cc .5	
Acide carbonique libre	3 .2	ou 0gr.0062
— sulfhydrique	7 .3443	0 .0113
Chlorure de sodium		6 .0369
— de potassium		0 .4008
— de lithium		0 ,0078
— de rubidium		impond.
Iodure de sodium		impond.
Sulfate de chaux		1gr.5205
— de magnésie		0 .0048
— de soude		1 .1875
Bicarbonate de soude		0 .5555
Hyposulfite de soude		indices
Arséniate de soude		0 .0021
Sulfure de fer		impond.
Silice		0gr.0790
Matière organique		indices
		10gr.4262

(LEFORT, 1864.)

D'après l'analyse précédente, on voit que les principes minéralisateurs dominant dans les eaux d'Uriage sont le chlorure de sodium, le sulfate de chaux et le sulfate de soude. Ces eaux sont donc chlorurées sodiques sulfureuses.

Pour édifier le lecteur sur les divers modes d'emploi des eaux d'Uriage et sur leurs effets physiologiques, nous ne saurions mieux faire que de résumer le travail si consciencieux et si instructif de l'inspecteur actuel, le docteur Doyon, dont tout le monde connaît la belle traduction du *Traité des maladies de peau* du professeur Hebra, de Vienne, et les *Annales de dermatologie et de syphiligraphie* qu'il dirige depuis quatre ans.

Prises en boisson, à la dose d'un verre ou deux dans la journée, les eaux d'Uriage sont apéritives ; elles exercent une douce stimulation sur la muqueuse digestive, excitent légèrement la soif, et impriment une activité plus marquée aux fonctions de l'estomac et de l'intestin. A dose plus élevée, de trois à six verres, elles purgent facilement ; elles déterminent des évacuations abondantes, sans coliques, et tellement promptes que, le plus souvent, deux ou trois heures suffisent pour que l'effet soit complétement produit.

Les bains d'Uriage sont toniques et fortifiants ; c'est là leur résultat habituel caractéristique. Mais leurs effets varient suivant la température à laquelle on les administre. Frais et de peu de durée, ils ont une action tonique constante et amènent, surtout chez les névropathiques, une sédation très-manifeste du système nerveux. Ils n'activent d'aucune manière l'absorption. Tièdes, c'est-à-dire à une température de 32° centigrades, ils favorisent, au contraire, l'absorption cutanée, et sont accompagnés d'abondantes émissions d'urines. Chez les uns, ils déterminent une surexcitation nerveuse plus ou moins prononcée qui se dissipe au bout de quelques jours ; chez les autres, leur action tonique et vivifiante se manifeste par l'augmentation des forces, une activité musculaire plus grande, et un bien-être général très-appréciable. Très-chauds, ils tendraient à débiliter ; mais ils appellent sur la surface tégumentaire une excitation parfois très-vive, et un mouvement d'exhalation plus ou moins marqué.

Ce que nous venons de dire des bains s'applique aux douches, dont l'usage est toujours combiné avec le massage comme cela se pratique à Aix-la-Chapelle. Quant à l'atmosphère des salles de respiration, elle agit surtout par la présence du gaz acide sulfhydrique. Sous son influence, la circulation est activée, le pouls développé et accéléré, la peau devient chaude et moite, les organes pulmonaires sont d'abord excités, puis, on observe une tendance marquée à la résolution.

Il est un dernier mode d'emploi des eaux d'Uriage, très-efficace dans les inflammations aiguës de la peau: nous voulons parler des applications locales qui provoquent une sédation réelle des parties douloureuses que les topiques émollients exaspèrent souvent, ainsi que l'a observé M. Devergie.

D'après ce que nous savons maintenant de la composition chimique des eaux d'Uriage, et de leurs effets physiologiques, il nous sera facile de voir à quels genres de maladies elles s'adressent. Au premier rang, nous placerons le lymphatisme et la scrofule avec ses diverses manifestations muqueuses, cutanées, ganglionnaires, cellulaires et osseuses : ophthalmies, coryza, otite, amygdalites, leucorrhées; scrofulides érythémateuse, acnéique, pustuleuse, tuberculeuse et phlegmoneuse; écrouelles; abcès froids; ostéite, carie, nécrose, tumeurs blanches et coxalgies. Viennent ensuite les maladies chroniques de la peau et principalement les dartres humides, les affections eczémateuses et les jetées impétigineuses; les rhumatismes, les névralgies, les maladies utérines, les catarrhes des voies respiratoires et des voies urinaires.

Les eaux d'Uriage ne conviennent pas aux maladies aiguës, aux dégénérescences organiques avancées, à tous les sujets entachés d'une diathèse cancéreuse ou tuberculeuse arrivée à sa période ultime. Elles sont aussi contre-indiquées dans les tempéraments sanguins et pléthoriques, dans les maladies du cœur et des gros vaisseaux, et dans les apoplexies récentes.

Disons en terminant qu'Uriage possède une source ferrugineuse, découverte en 1845, dont l'usage sera souvent très-heureusement combiné, avec celui de la source chlorurée sodique sulfureuse, puisque la plupart des maladies justiciables de cette dernière, le sont également de la fontaine ferrugineuse.

Uriage possède un très-joli casino comprenant de vastes et beaux salons de bals, de conversation et de lecture; des salles de jeu et de billard, un estaminet, et une salle de concerts. Quant à ses environs ils sont des plus pittoresques et des plus curieux, et offrent aux baigneurs de nombreuses excursions parmi lesquelles: le château d'Uriage et sa belle galerie de tableaux qui compte des Paul Véronèse, des Rubens, des Téniers, des van Ostade, des Carrache, des Albert Dürer, etc.; la statue colossale des Alpes due au ciseau de M. Sappay; l'église *Saint-Firmin;* les villages de *Saint-Martin*, *Saint-Nizier* et *Villeneuve;* les montagnes des *Quatre seigneurs* et du *Combeloup;*

les ruines de l'abbaye de *Preinol;* la *grande Chartreuse* si célèbre par ses moines et surtout par sa liqueur, etc.

Bibliographie. — GERDY : Recherche et observation sur les eaux d'Uriage, 1838; — LE MÊME: Recherche et observation nouvelles sur les eaux d'Uriage, 1840; — LE MÊME : Étude sur les eaux minérales d'Uriage, 1849 ; — LEFORT : Analyse chimique des eaux d'Uriage, 1864 ; — DOYON: Uriage et ses eaux minérales, 1865; — LE MÊME : Du traitement des maladies de la peau par les eaux minérales et en particulier par les eaux d'Uriage, 1869.

USSAT

(ARIÈGE.)

Itinéraire de Paris à Ussat. — Départ: gare d'Orléans. — I. Chemin de fer de Paris à Foix par Périgueux Agen et Toulouse. — Distance: 855 kil. — Durée du trajet: 20 h. par l'express; 29 h. par l'omnibus. — Prix: 1re cl., 105 fr.: —2e cl., 79 fr.; — 3e cl., 53 fr. 80. — II. Voitures de Foix à Ussat. — Distance 19 kil. — Trajet en 2 heures. — Prix: 2 fr. et 2 fr. 50.

USSAT est un village situé entre Foix et Tarascon, dans une riante vallée que dominent des montagnes granitiques complétement dénudées. L'établissement thermal, qui appartient à l'hospice de Pamiers, a été complétement reconstruit il y a une vingtaine d'années, d'après les plans du savant ingénieur hydrologue. M. François, par les soins de M. Durrieu. Il a la forme d'une longue galerie d'ordre dorique et comprend quarante quatre baignoires en marbre de Carrare, un cabinet de grandes douches, deux cabinets pour douches ascendantes vagino-utérines et rectales, trois cabinets munis chacun d'une baignoire à bains de siége, une salle de bains de vapeur, et un cabinet d'inhalation. Le système balnéaire usité à Ussat est des plus commodes et des plus ingénieux. Chaque baignoire est munie d'un robinet qui communique avec le réservoir des eaux appelé *galerie baigneuse;* leur alimentation est ainsi immédiate et continue. « La distribution de l'eau minérale, dit le docteur Blondin ex-médecin inspecteur, se fait d'une manière aussi simple qu'ingénieuse dans toutes les baignoires, au même instant si l'on veut, comme cela se pratique à chaque ronde; d'heure en heure, à l'époque de la saison, ou séparément, selon les besoins personnels des malades. Une condition spéciale à Ussat, c'est que, comme l'eau minérale perd de son calorique au fur et à mesure qu'elle s'écoule vers l'extrémité N.-E. de la galerie baigneuse, il est facultatif d'administrer des bains à une température très-variée selon l'affection à laquelle on a à faire. Ainsi, du n° 1 au n° 44, chaque cabinet varie de 1/9 de degré, en sorte que, lorsque au n° 1 l'eau a une température de 38° centigrades, elle a 31° au n° 44 ; et, successivement du premier au dernier cabinet, il y a une série de températures variées qu'il faut savoir utiliser. « C'est, comme le disait M. Ourgaud, une sorte de clavier difficile à manier, et l'habileté du médecin consiste à savoir en faire jouer les touches et à en tirer des sons plus ou moins en harmonie avec l'idiosyncrasie ou avec l'affection morbide du sujet soumis à l'épreuve balnéaire. »

L'administration de l'hospice de Pamiers a fait construire à Ussat un petit hospice qui reçoit régulièrement chaque année deux cents malades logés et nourris aux frais de l'établissement et soignés gratuitement par le médecin inspecteur. A cet hospice est annexée une petite pharmacie, indispensable pendant la saison des bains.

Les sources thermo-minérales d'Ussat prennent naissance dans le sein d'une montagne à base calcaire jurassique ; elles consistent en un certain nombre de filets d'eau minérale émergeant d'un réservoir commun ou lac souterrain, à travers les couches d'un schiste noir stratifié. Ces filets d'eau sont captés au moyen de plusieurs griffons et conduits par quatre galeries dans la *galerie baigneuse* ou réservoir commun, auquel ils fournissent par jour 1250 mètres cubes d'une eau limpide, incolore, inodore, à saveur légèrement styptique et amère, et onctueuse au toucher. Leur température normale est de 38° centigrades.

ANALYSE CHIMIQUE.

EAU : UN LITRE.

	Cent. cub.
Acide carbonique	16,37
Azote	20,58
Oxygène	1,05
	38,00
	Gram.
Carbonate de chaux	0,6995
— de soude	0,0381
— de magnésie	traces
— de fer	traces
Sulfate de magnésie	0,1791
— de soude	0,0583
— de potasse	0,0200
— de chaux	0,1920
Chlorure de magnésium	0,0420
Matière organique et perte	0,0471
(Filhol, 1856.)	1,2761

Il résulte de cette analyse que les eaux d'Ussat sont bicarbonatées calciques et sulfatées calciques faibles. Elles sont adoucissantes et sédatives du système nerveux lorsqu'on les emploie à une température modérée; elles deviennent, au contraire, manifestement excitantes, à une température trop élevée, surtout chez les personnes impressionnables.

C'est surtout en voyant l'immense clientèle féminine d'Ussat que l'on comprend combien Michelet est dans le vrai, lorsque, dans son admirable livre « *L'Amour*, » il définit notre époque : « *le siècle des maladies de matrice!* » En effet, les affections de la matrice constituent d'une manière toute particulière la spécialisation des eaux d'Ussat. Tous les médecins s'accordent pour constater les excellents effets de la cure d'Ussat dans les leucorrhées, les ulcérations de l'intérieur du col de l'utérus et de la surface externe du museau de tanche; les métrorrhagies, l'aménorrhée et la dysménorrhée; les hypertrophies du corps et particulièrement du col utérin; les diverses variétés de prolapsus, déviations et renversements de la matrice; les métrites chroniques qui souvent deviennent une cause occasionnelle prochaine de presque tous les désordres névropathiques, par suite de la répercussion de cet état anormal sub-inflammatoire sur le grand sympathique; enfin dans les spasmes du vagin et du col, la nymphomanie, l'hystérie et toutes les névropathies hystériques.

Les maladies des femmes ne constituent pas la seule clientèle d'Ussat. On y trouve encore des individus atteints de phlegmasies du tube digestif et des organes urinaires. Enfin, depuis trois ans, M. Bonnans y traite avec beaucoup de succès la chorée, surtout lorsqu'elle a déjà résisté aux traitements ordinaires.

Les environs d'Ussat sont très-curieux à visiter. Nous conseillons aux baigneurs de visiter plus particulièrement la *grotte de Sabat* qui servit longtemps de repaire à des faux-monnayeurs, notamment à ceux qui furent arrêtés à la fin du treizième siècle par le consul de Tarascon ; la *grotte de Lombrive* ou *des Échelles*, célèbre par les hauts faits d'une bande de brigands, vers le commencement de ce siècle, dont les baigneurs liront le récit dramatique dans le charmant volume du docteur Guitard, intitulé : *Souvenirs d'Ussat*; le village d'*Ornolac* dont l'église possède une cloche au millésime de 1079; les mines de fer de *Rancié;* le fameux château *des comtes de Foix;* les ruines du vieux *château fort de Tarascon;* la station thermale d'*Ax*, etc.

Bibliographie. — Vergé : Notice sur l'établissement des bains d'Ussat, 1842; — Dieulafoy : Notice sur les bains d'Ussat, 1848; — Vergé : Nouvelle notice sur les bains d'Ussat, 1856; — Filhol : Nouvelle analyse des eaux d'Ussat, 1856; — Bonnans : Guide pratique des bains d'Ussat, 1858; — Ourgaud : Étude médicale sur les eaux d'Ussat, 1859; — Bonnans : Guide pratique des bains d'Ussat, 1865;

— GUITARD : Guide d'Ussat-les-Bains, 1865 ; — LE MÊME : Souvenirs d'Ussat, 1865 ; — BLONDIN : Ussat-les-Bains, études médicales, 1865 ; — T*** C*** : Notice sur les bains d'Ussat, 1869 ; — BONNANS : Étude sur la chorée aux bains d'Ussat, 1869.

USSON (Ariége). — Eaux sulfurées sodiques thermales.

VACQUEIRAS (Vaucluse). — Eaux sulfatées magnésiques froides.

VAIRE (Vienne). — Eaux sulfurées calciques froides.

VALENCE (Drôme). — Eaux bicarbonatées calciques froides.

VALMONT (Seine-Inférieure). — Eaux bicarbonatées calciques froides.

VALS

(ARDÈCHE.)

Itinéraire de Paris à Vals. — Départ : gare de Lyon. — I. Chemin de fer de Paris à Privas, par Lyon et Livron. — Distance : 667 kil. — Durée du trajet : 15 h., 40 par l'express ; 21 h. 55, par l'omnibus. — Prix : 1re cl., 82 fr. ; — 2e cl., 61 fr. 60 ; — 3e cl., 45 fr. 15. — II. Voitures de Privas à Vals par Aubenas. — Distance : 27 kil. — Durée du trajet : 3 h. — Prix : 5 fr. et 4 fr.

VALS est une jolie petite ville, située à trois kilomètres d'Aubenas, au milieu des volcans éteints du Vivarais, dans une étroite vallée, arrosée par la Volane, un des affluents de l'Ardèche. Cette station thermale ne date ni des Grecs ni des Romains, comme tant d'autres ; elle est seulement connue depuis la fin du seizième siècle, et jouit d'une grande vogue sous Louis XIV, puisqu'on peut lire dans les lettres de Madame de Sévigné : « l'un va à Vals parce qu'il est à Paris, l'autre à Forges, parce qu'il est à Vals ; tant il est vrai que, jusqu'à ces pauvres fontaines, nul n'est prophète dans son pays. » Cette vogue se continue sous Louis XV, ainsi que le prouvent plusieurs lettres écrites de la cour de Versailles, parfaitement conservées, par lesquelles on demande des eaux de Vals pour le cardinal Fleury, le marquis de Rouillé et plusieurs autres personnages. Une de ces lettres entre autres, marque que le port seul de 12 bouteilles y revenait à 71 livres 2 sols ! Depuis cette époque Vals fut éclipsé par Vichy, et ce n'est que depuis quelques années que leur vogue est revenue, grâce aux nombreux travaux des chimistes et des médecins.

Vals possède aujourd'hui deux établissements thermaux. L'un, le plus important et le mieux aménagé, est placé depuis quelques années sous la haute et savante direction de notre excellent confrère de la presse médicale, le docteur Lesourd, rédacteur en chef de la *Gazette des hôpitaux*. Il est alimenté par les sources si connues sous les noms de : *Rigolette*, *Précieuse*, *Madeleine*, *Désirée*, *Saint-Jean*, et *Dominique*. L'autre est alimenté par sept sources principales désignées sous les noms de : *Marquise*, *Souveraine*, *Pauline*, *Cloé des convalescents*, *Saint-Louis* et *Constantine*.

Cette station thermale possède donc un ensemble de quatorze sources principales qui toutes sourdent sur la rive gauche de la Volane, dans un terrain formé de granite, de gneiss et de porphyre quartzifère. Ces sources peuvent se rattacher à deux grands groupes principaux : celui des sources bicarbonatées sodiques comprenant : les sources *Rigolette, Précieuse, Madeleine, Désirée et Saint-Jean* du premier établissement, et les sources *Marquise, Souveraine, Pauline des convalescents, Cloé* et *Constantine* du second ; celui des sources sulfatées-arsenicales-ferrugineuses comprenant : la source *Dominique* du premier établissement et la source *Saint-Louis* du second.

Chaque établissement compte ainsi plusieurs sources bicarbonatées sodiques et une source sulfatée-arsenicale-ferrugineuse. Nous nous occuperons tout d'abord des premières, comme étant de beaucoup les plus importantes.

Les sources bicarbonatées sodiques de Vals sont froides ; leur température, constante pour chacune, varie entre 13° et 16° centigrades. Elles donnent des eaux claires et limpides, douces au toucher, d'une odeur caractéristique due à la grande quantité d'acide carbonique qu'elles contiennent, et d'une saveur piquante et acidule très-prononcée, avec un arrière-goût alcalin.

ANALYSE CHIMIQUE

SOURCES DU PREMIER ÉTABLISSEMENT

EAU UN LITRE.	Madeleine.	Désirée.	Précieuse.	Rigolette.	Saint-Jean.
Acide carbonique libre.	2.050	2.145	2.218	2.095	2.425
	Grammes.	Grammes.	Grammes.	Grammes.	Grammes.
Bicarbonate de soude. .	7.280	6.040	5.940	5.800	1.480
— de potasse. . . .	0.255	0.263	0.230	0.263	0.040
— de chaux. . . .	0.520	0.571	0.630	0.259	0.310
— de magnésie. . .	0.672	0.900	0.750		0.120
— fer et manganèse	0.029	0.010	0.010	0.024	0.006
Chlorure de sodium.. .	0.160	1.100	1.080	1.200	0.060
Sulfate de soude, chaux.	0.255	0.200	0.185	0.220	0.054
Silicate, silice, alumine.	0.097	0.058	0.060	0.060	0.080
Iodure alcalin.. . . . . / Arsenic ou arséniate.. . / Bicarbonate de lithine. / Matière organique.. . .	traces	indices	indices	traces	indices
(O. Henry.)	9.248	9.142	8.885	8.826	2.151

SOURCES DU SECOND ÉTABLISSEMENT

EAU UN LITRE.	Marquise.	Constanti°	Souveraine	Cloé.	Convalesce'	Pauline.
Acide carbonique.	2.500	2.1000	2.2000	1.626	1.2400	1.0820
	Gram.	Gram.	Gram.	Gram.	Gram.	Gram.
Bicarbonate de soude.. .	7.154	7.0530	6.5150	5.289	1.7140	1.6117
— de potasse. .	»	0.0710	0.0690	0.045	traces	traces
— de chaux. . .	0.180	0.4370	0.2700	0.169	0.0538	0.0288
— de magnésie..	0.125	traces	0.0090	0.166	traces	0.0085
— de fer.. . . .	0.015	0.0067	0.0056	0.021	0.0475	0.00907
— lithine. . . .	»	traces	insens.	»	indices	sensib.
Chlorure de sodium. . . .	0.060	0.2800	0.3370	0.189	0.2280	0.0414
Sulfate de soude.			0.2610		0.4270	0.1696
	0.053	0.0204		0.173	»	»
— de chaux..			»			
Silicate et silice..				0.099		
	0.116	»	0.1020		0.1390	0.1824
Alumine, phosphate de fer				0.001		
Iodure alcalin.	»	»	»	»	»	»
Arsenic ou arséniate. . .	»	»	»	»	»	»
Matières organiques. . . .	»	traces	indices	»	»	»
	7.703	8.0517	7.5686	6.155	2.6095	2.05117
Auteurs des analyses :	Berthier.	O. Henry et Lavigne.		Dupasquier.	O. Henry et Lavigne.	

Comme on le voit, d'après les analyses précédentes, les eaux de Vals dont la composition chimique se rapproche de celles de Vichy, sont certainement les plus riches que l'on connaisse en bicarbonate de soude ; elles ne le sont pas moins en acide carbonique. En effet, nous voyons le bicarbonate de soude varier depuis 7^{gr},280 (*Désirée*) jusqu'à 1^{gr},423 (*Saint-Jean*); et l'acide carbonique, depuis 2,500 (*Marquise*) jusqu'à 1,0820 (*Pauline*). Cette échelle naturelle graduée constitue en faveur de Vals un immense avantage qui fait absolument défaut à Vichy; puisque la quantité de bicarbonate de soude contenu dans les diverses sources de cette dernière station varie seule, depuis 5^{gr},103 (*Célestins*), jusqu'à 3^{gr},537 (*Vaisse*) et celle de l'acide carbonique, depuis 2,183 (*Hauterive*), jusqu'à 0,768 (*Puits-Chomel*).

Les sources bicarbonatées sodiques de Vals peuvent, d'après leur composition chimique, être divisés en deux groupes : 1° sources bicarbonatées sodiques fortes ; 2° sources bicarbonatées sodiques moyennes et faibles.

Les eaux bicarbonatées sodiques fortes (*Madeleine*, *Marquise*, *Rigolette*, *Désirée*, etc.) sont éminemment stimulantes, résolutives et reconstituantes. « Prises en boisson, disait Patissier dans son rapport à l'Académie, en 1854, elles augmentent l'appétit, rendent la digestion plus facile, régularisent les évacuations alvines et produisent parfois un effet purgatif; sous leur influence, la circulation devient plus active, la peau plus chaude. Il se manifeste un sentiment de force et de bien-être inaccoutumé. Quelques verrées de ces eaux suffisent pour rendre alcalines les sueurs et les urines qui sont naturellement acides. »

Les eaux bicarbonatées sodiques moyennes et faibles (*Marie*, *Pauline*, *Saint-Jean*, etc.) possèdent, mais à un degré bien moindre, la plupart des propriétés des eaux fortes. Elles ont toutefois, ainsi que l'a très-bien fait remarquer, le docteur Ollier, une action beaucoup plus évidente sur les organes urinaires ; leurs propriétés diurétiques sont incontestables. En outre, la stimulation qu'elles produisent est beaucoup moins profonde ; aussi sont-elles mieux supportées par certains estomacs irritables.

Nous avons dit plus haut qu'indépendamment des sources bicarbonatées sodiques, Vals possédait des sources sulfatées-arsenicales-ferrugineuses. Ces sources, au nombre de deux (*Dominique* et *Saint-Louis*), n'offrent aucune analogie avec les eaux sodiques fortes ou faibles, et constituent un groupe distinct.

La source *Dominique*, ainsi nommée par un dominicain qui, le premier, en fit usage au commencement du dix-septième siècle et s'en trouva bien, sourd et coule au milieu des autres sources, et accuse une température de 14° 1/2 centigrades. Elle fournit une eau claire et limpide au sortir du rocher, mais qui ne tarde pas à louchir au contact de l'air et à produire un dépôt ocreux ; d'une saveur styptique atramentaire assez distincte, elle n'est nullement désagréable, car les malades la boivent avec plaisir.

ANALYSE CHIMIQUE. — EAU : UN LITRE.

				Gram.
Acide sulfurique. . .	1gr,75 ainsi distribués.	Acide sulfurique libre .		1,31
— arsénique . . .		Silicate acide.	Sesquioxyde de fer.	0,44
Sesquioxyde de fer. .		Arséniate »		
Chaux et soude . . .		phosphate »		
Acide silicique . . .		Sulfate »		
Chlore		Sulfate de chaux. . . .		
Acide phosphorique .		Chlorure de sodium . .		
Matière organique. .		Matière organique . . .		
(O. Henry.)				1,75

La source *Saint-Louis*, de découverte plus récente, contient les mêmes principes minéralisateurs essentiels, mais dans des proportions moindres, puisqu'elles n'atteignent par litre que 0gr,4647, ainsi que cela résulte des analyses de MM. O. Henry et Lavigne.

Les eaux sulfatées-arsenicales-ferrugineuses de Vals sont apéritives, reconstituantes et toniques, sédatives, fébrifuges et antipériodiques.

D'après ce que nous savons de la composition des eaux de Vals et de leurs effets physiologiques, il nous sera facile de comprendre à quelles espèces de maladies elles s'adresseront de préférence. Ces maladies, que nous ne ferons qu'énumérer, sont : les dyspepsies, les gastralgies et les entéralgies, les gastrites chroniques, les gastro-entérites et les entérites chroniques, les gastrorrhées, le vertige stomacal ; les maladies du foie telles que : hépatalgie, ictère, hépatite, hypertrophie et tumeurs anomales, coliques et calculs hépatiques, cirrhose, dégénérescence graisseuse ; le diabète et l'albuminurie ; la gravelle, les coliques néphrétiques, les calculs vésicaux, les catarrhes de la vessie et les engorgements de la prostate, les cystites ; les métrites, les leucorrhées et les aménorrhées ; les diathèses goutteuse et rhumatismale ; la chlorose, l'anémie, les névroses et les névralgies ; les engorgements de la rate et les fièvres intermittentes, la cachexie paludéenne ; enfin diverses manifestations de la diathèse scrofuleuse et de la diathèse tuberculeuse.

Il est indispensable que les malades, qui vont faire une cure thermale à Vals, consultent les médecins de cette station, afin de recevoir d'eux les indications spéciales de source et de mode d'administration des eaux que réclame leur état particulier.

Les eaux de Vals se transportent en très-grande quantité, sans subir la moindre altération, grâce aux soins apportés à leur embouteillage. Parmi les sources qui fournissent surtout à l'exportation, nous citerons : les sources *Saint-Jean*, *Précieuse*, *Désirée* et *Dominique*. Leurs eaux peuvent se boire à domicile pures et à jeun, ou coupées avec du vin aux repas.

Le séjour à Vals est très-agréable pour le baigneur qui y trouvera tout le confortable voulu, tant au point de vue médical qu'au point de vue matériel. Quant aux environs, ils fourmillent de promenades, toutes plus riantes et plus agréables les unes que les autres.

Bibliographie. — Fabre : Traité des eaux minérales du Vivarais en général, et de celles de Vals en particulier, 1657 ; — Madier : Mémoire analytique sur les eaux minérales et médicinales de Vals, 1781 ; — Dupasquier : Notice sur une nouvelle source de Vals, 1845 ; — O. Henry : Analyse chimique des eaux de Vals

1856; — Chabannes : Études sur les eaux minérales de Vals, 1865; — Anonyme : Nouvelle étude médicale sur les eaux bicarbonatées sodiques de Vals, 1865; — Clermont : Recueil d'observations physiologiques et cliniques sur Vals, 1866; — Laforet : Les eaux de Vals, 1866; — Vaschalde : Vals autrefois, 1866; — X*** : Notice sur l'établissement thermal de Vals, 1867; — O. Henry, Lavigne et Chabannes : Notice chimique sur les sources minérales de Vals, suivie de la clinique de Vals, 1867; — V. Ollier : Des principaux groupes qu'on peut établir dans les eaux de Vals et de quelques-unes de leurs spécialisations, 1868; — Le même : De l'action physiologique et des propriétés antipériodiques des sources ferro-arsenicales de Vals; 1869; — Bougarel : Étude sur les eaux de Vals, 1869.

Varennes (Maine-et-Loire). — Eaux ferrugineuses froides.

Vaugnières (Drôme). — Eaux bicarbonatées calciques ferrugineuses froides.

Velleron (Vaucluse). — Bicarbonatée sodique froide.

Verderie (Oise). — Eaux ferrugineuses froides.

Verger-Mondon (Vienne). — Eaux ferrugineuses froides, contenant par litre plus de 9 centigrammes de carbonate de protoxyde de fer.

VERNET (LE)

(PYRÉNÉES-ORIENTALES.)

Itinéraire de Paris à le Vernet. — Départ : gare d'Orléans. — I. Chemin de fer de Paris à Perpignan, par Périgueux, Agen, Toulouse et Narbonne. — Distance : 985 kil. — Durée du trajet : 23 h. par l'express; 33 h. 30 par l'omnibus. — Prix : 1re cl., 122 fr.; — 2e cl., 91 fr. 60; — 3e cl., 67 fr. 15. — II. Voitures de Perpignan à Le Vernet. — Distance : 54 kil. — Durée du trajet : 6 heures.

Le Vernet est un village situé à 8 kilomètres de Prades, aux pieds du Canigou, dans une petite vallée que traverse en bondissant un torrent connu sous le nom de Castell. Cette station thermale, à peine connue il y a quelques années, mérite de fixer l'attention des médecins et des malades, par la nature de ses eaux et par l'installation balnéaire. Elle possède deux thermes connus sous les noms de *thermes Mercader* et *thermes des Commandants*, comprenant chacun plusieurs bâtiments destinés, les uns aux logements des baigneurs, les autres aux salles de bains, de douches, d'inhalation et de pulvérisation, aux étuves et aux buvettes.

Les sources thermo-minérales de l'établissement Mercader sont au nombre de cinq. Deux sources seulement sont employées en boisson : la *Buvette de Santé* et la *Bienfaisante Adélaïde*. Deux sources sont employées seulement en bains : La *Source de la Providence* et la *Source du chemin-de-Casteil*. Enfin la *Source Ursule* est employée en bains et en douches et, de plus, alimente la salle d'inhalation et de pulvérisation.

Les sources thermo-minérales de l'établissement des commandants sont au nombre de sept; on les désigne d'ordinaire par les numéros 1, 2, 3, 4, 5, 6, 7; cependant certains médecins les désignent encore par leurs anciens noms : *Source des anciens Thermes* ou *Eaux bonnes*, *Source du Vaporium*, *Source Saint-Sauveur*, *Source Elisa*, *Source Mère*, *Source de la Comtesse* et *Source Aglaé*. Le trop-plein de ces sources alimente une vaste piscine de natation mesurant 35 mètres de long sur 13 mètres de large. Cette piscine est couverte, dans toute sa longueur, par une voûte éclairée sur toutes les faces par des demi-croisées rondes, s'ouvrant à volonté, de façon à renouveler l'air à volonté. Elle est entourée de quarante cabinets-vestiaires fort commodes et d'une galerie en pierre où les baigneurs peuvent circuler.

Toutes ces sources, dont la température varie entre 18° et 95° centigrades, ont une origine commune, et appartiennent à la classe des sources sulfurées sodiques. Elles donnent des eaux claires, limpides, à odeur et saveur sulfureuses plus ou moins intenses suivant les sources, onctueuses au toucher, et déposant de la barégine dans les réservoirs. Leur composition chimique est sensiblement la même et leur degré de minéralisation varie entre 0gr,2276 et 0gr,2734 par litre.

ANALYSE CHIMIQUE.

EAU : UN LITRE.	S. DE LA PROVIDENCE.
	Gram.
Sulfure de sodium	0,0420
Sulfite de sodium	0,0050
Sulfate de sodium	0,0215
— de magnésium	0,0035
— de calcium	0,0010
Silicate de sodium	0,0628
Carbonate de sodium	0,0910
— de potassium	0,0100
— de magnésium	0,0020
— de calcium	0,0010
Chlorure de sodium	0,0160
Alumine	0,0010
Glairine	0,0150
Iodure de potassium	0,0001
	0,2734

(Buray, 1853.)

Prises en boisson, les eaux de Vernet excitent ordinairement l'appétit; elles sont diurétiques et constipent quelquefois; chez beaucoup de malades elles augmentent d'abord l'expectoration ; mais, au bout de quelques jours, celle-ci se modifie, devient moins épaisse et tend à disparaître, sans qu'il y ait eu hémoptysie. Enfin elles exercent une action excitante sur la circulation et sur le système nerveux.

Les bains produisent une excitation générale sur la digestion, la respiration, la circulation et le système nerveux. Ils agissent aussi sur la peau qu'ils excitent et tonifient. Les douches produisent des effets locaux identiques.

Quant à l'inhalation et à la pulvérisation, tout le monde sait aujourd'hui leurs effets. Sous leur influence, la muqueuse aérienne se modifie, la toux diminue en même temps que l'oppression, l'expectoration devient plus facile et la respiration plus libre.

Au premier rang des affections dans lesquelles les eaux de Vernet trouvent leur indication, nous citerons les maladies chroniques de l'appareil respiratoire ; bronchites, laryngites, catarrhes, phthisie au premier degré. Viennent ensuite les rhumatismes simples, scrofuleux et névropathiques, les maladies de peau de nature herpétique ; les affections chroniques de la muqueuse utérine et vaginale, et de la muqueuse qui tapisse les voies urinaires chez l'homme. Les eaux de Vernet conviennent enfin dans la goutte asthénique, et la syphilis constitutionnelle et l'hydrargyrisme.

Les conditions spéciales de climat, de site et d'aménagement dans lesquelles se trouve le Vernet, font de cette station un excellent séjour hivernal pour les malades affectés de maladies de l'appareil respiratoire.

Peu de stations thermales présentent des environs aussi propres à satisfaire la curiosité des baigneurs. Au nombre des excursions intéressantes que ceux-ci pourront faire, nous citerons les mines de fer de *Torrent*, d'*Escaro* et de *Fillols*, les mines de cuivre de *Canaveilles*; les ruines du *Monastère de Saint-Martin*, l'*Abbaye de Saint-Michel* ; le *fort de Villefranche* bâti par Vauban ; la *grotte de Fulla* et la *fontaine de las Esquières* ; les forges de *Sahorre* et de *Ria*, et enfin le *mont Canigou*, haut de 2787 mètres, d'où l'on jouit, lorsque le temps est favorable, d'un des plus beaux spectacles qu'on puisse voir.

Bibliographie. — X*** : Notice sur le grand établissement thermal de Vernet-les-Bains, 1851 ; — Filhol : Notice sur les eaux minérales sulfureuses de Vernet, 1853; — Piglowski : Quelques considérations sur l'emploi des eaux minérales sulfureuses du Vernet, 1856; — Viallanes : Étude sur les eaux sulfureuses de Vernet-les-Bains, 1865; — Masse : Notice sur les eaux thermales sulfureuses de Vernet-les-Bains, 186?.

Vernet (Le) (Puy-de-Dôme). — Eaux ferrugineuses froides.

VERSAILLES

(SEINE-ET-OISE.)

VERSAILLES, depuis bientôt dix-huit mois siége du gouvernement, de par le courage de l'Assemblée rurale qui compte dans son sein les Cumont, les Kerdrel, les Belcastel, les Changarnier, les Batbie, les Rouher, les Jean Brunet et autres monarchico-légitimisco-orléanistico-bonapartistico-cléricaux, — comme dirait Gagne, le célèbre avocat, — Versailles, dis-je, outre cette belle Assemblée à jamais illustre que l'Europe nous envie, possède deux sources d'eaux minérales.

La première, et la plus avantageusement située, sourd à travers le mur d'enceinte de *Trianon*, entre la Grille-Neuve et la porte Saint-Antoine. La seconde coule à *Porchefontaine*, près de la barrière de Versailles du côté sud de l'Avenue de Paris.

Ces deux sources sont ferrugineuses froides et présentent une composition à peu près identique.

ANALYSE CHIMIQUE.

EAU : UN LITRE.	S. DE TRIANON.
Acide carbonique libre	quant indét.
Azote	
	Gram.
Bicarbonate de chaux	0,21
— de fer	0,02
Sulfate de magnésie	0,05
Chlorure de sodium	0,02
Azotates	traces
Alumine et acide silicique	0,01
Iode	au moins 1/100 de milligr.
Cuivre	traces
Arsenic	traces
Matière organique azotée	0,05
	0,34

(CHATIN.)

Comme toutes les eaux ferrugineuses, les eaux de Trianon et de Porchefontaine sont toniques et reconstituantes. Il faut donc croire que l'Assemblée ignore l'existence de ces deux sources, car elle n'aurait pas manqué, se voyant si faible, si anémique, si délabrée, d'aller s'y reconstituer ! M. Thiers, lui, les connaît et je suis sûr que depuis longtemps il en boit, en compagnie de la République, car ils ont tous deux l'air de fort bien se porter, surtout depuis la dernière déconfiture de la droite et du centre droit.

Veyrasse (Hérault). — Eaux bicarbonatées sodiques et calciques froides.

Vic-le-Comte (Puy-de-Dôme). — Eaux bicarbonatées et chlorurées sodiques thermales.

Vic-sur-Cère (Cantal). — Eaux bicarbonatées et chlorurées sodiques et ferrugineuses froides.

VICHY

(ALLIER.)

Itinéraire de Paris à Vichy. — Départ : gare de Lyon. — Chemin de fer de Paris à Vichy. — Distance : 365 kil. — Durée du trajet : 8 h., par l'express; 11 h. 20, par l'omnibus. — Prix : 1re cl., 45 fr. 20 ; — 2e cl., 33 fr. 80 ; — 3e cl., 24 fr. 65.

Vichy, que l'on suppose être l'ancien *Vicus Calidus* des Romains, depuis que des fouilles ont amené la découverte de traces non douteuses de thermes anciens, est une délicieuse petite ville de 6,000 habitants, située sur les rives de l'Allier, au centre d'un bassin fertile entouré de toutes parts de collines vertes et de moyenne élévation. Cette station thermale, depuis longtemps célèbre, est sans contredit une des plus importantes de la France au triple point de vue de ses eaux, de son établissement thermal et du nombre toujours croissant des baigneurs. Actuellement le chiffre de ces derniers dépasse 25,000 par saison.

Nous comprendrons dans cet article, non-seulement les eaux de Vichy, mais encore celles d'*Hauterive* et de *Cusset*, car elles ont toutes une composition analogue et une origine commune.

Les thermes de Vichy, propriété de l'État, dont une compagnie s'est rendue concessionnaire, ont été commencés en 1642, continués sous Louis XVI, agrandis sous Napoléon le Grand, et considérablement agrandis, améliorés et embellis sous Napoléon le Petit. Ils figurent aujourd'hui parmi les plus beaux du monde. Leur ensemble comprend deux bâtiments principaux et les *bains de l'Hôpital* ou de la *source Rosalie*.

Le premier de ces bâtiments, affecté aux *bains de première classe*, se compose de 100 baignoires, sans compter les cabinets pour douches de toute espèce. Il a la forme d'un vaste parallélogramme rectangle de 57 mètres de long, sur 76 de large. Sa façade qui regarde le parc est percée de 17 arcades monumentales. Une immense galerie, servant de promenoir, la traverse du nord au sud et donne accès aux galeries des cabinets de bains dont les fenêtres donnent sur les jardins. La galerie est est réservée aux dames, et la galerie ouest aux hommes. Dans les différentes galeries sont installés des libraires et des cabinets de lecture. A l'extrémité de la grande galerie-promenoir, sont situés, à droite, les bains et inhalations d'acide carbonique ; à gauche, les bureaux pour l'inscription des baigneurs et la vente des cachets de bains.

Le second bâtiment, affecté aux *bains de deuxième et de troisième classes*, entièrement séparés entre eux, a une forme rectangulaire. Il comprend 180 baignoires de deuxième classe et 24 de troisième, sans compter les cabinets de douches. Comme le premier, le second bâtiment est traversé par une galerie-promenoir, reliant les galeries des cabinets. Comme dans le premier aussi, il y a le côté des dames et le côté des hommes.

Avant d'aller plus loin, deux mots d'explication au sujet de cette division des bains en *bains de première, de deuxième* et *de troisième classe*. Ces bains réunissent tous les mêmes conditions comme quantité et qualité des eaux ; la seule différence qui existe entre eux consiste seulement dans leurs dimensions, leur confortable et la quantité de linge donné à chaque baigneur.

Les *bains de l'Hôpital*, ou de la *Source Rosalie*, sont situés à côté de l'Hôpital civil qui leur a donné son nom. Ils renferment 30 baignoires, 6 cabinets de douches, dont 4 ascendantes et une piscine, la seule, croyons-nous, qui existe à Vichy.

Grâce à cette riche installation les thermes de Vichy peuvent donner près de 3,000 bains par jour !

Vichy possède encore un hôpital militaire, dont la fondation remonte à 1846. Il renferme 120 chambres d'officiers et des dortoirs pour 60 soldats, qui peuvent prendre leurs bains et leurs douches dans l'hôpital même, où un établissement thermal a été construit spécialement pour eux.

On trouve enfin à Vichy un établissement hydrothérapique à l'eau froide, placé sous l'habile direction du docteur Jardet.

Les sources de Vichy et des environs jaillissent en se faisant jour à travers des marnes calcaires tertiaires et des alluvions anciennes de l'Allier. D'après l'ingénieur François, elles paraissent liées de position et d'origine, soit aux roches de porphyre rouge quartzifère, dont la vallée de l'Allier marque sensiblement la limite occidentale depuis l'amont de Vichy jusqu'au-dessus de Chateldon, soit aux roches de Basalte et de Trapp qui se sont fait jour au travers des porphyres.

Les sources de l'État qui alimentent les thermes de Vichy, sont au nombre de dix. Le tableau suivant donne avec leurs noms, leur température et leur débit en vingt-quatre heures.

		Gram.
Grande-Grille	41°	96,000
Puits carré	44°5	200,000
Source Chomel	44°5	
Source de l'Hôpital	30°	60,000
Source des Célestins	14°	500
Source nouvelle des Célestins	14°	7,000
Source Lucas	29°8	86,000
Source Brosson ou du Parc	22°	48,500
Puits de Mesdames	25°	20,000
Puits d'Hauterive	14°	86,000

La *Source de la Grande-Grille* est peut-être la plus connue du bassin de Vichy. Son nom lui vient d'une grande grille de fer, qui autrefois la protégeait, et que des travaux récents ont fait disparaître. Elle est située dans l'angle nord-est du grand établissement, à une des extrémités de la galerie des sources. Le service de la buvette est installé dans un petit enfoncement qu'entoure une grille qui lui sert de rampe, et dans lequel on descend des deux côtés, par un escalier de deux marches. Pendant longtemps la Grande-Grille n'eut qu'une émergence; elle en a deux aujourd'hui, une pour le jour, l'autre pour la nuit. Le jour, elle jaillit à la buvette et lui fournit environ 75,000 litres d'eau. Son émergence de nuit est cachée aux yeux du public; elle est située plus bas, et fournit environ 96,000 litres d'eau qui servent à l'exportation et à l'alimentation des bains.

Le *Puits carré* s'appellait autrefois *Source des Capucines*. Elle est située au milieu de la galerie nord de l'établissement, à droite, en entrant dans la galerie centrale. Pendant longtemps elle alimenta une buvette, qui est aujourd'hui supprimée, et actuellement toute l'eau qu'elle débite servent à préparer les bains.

La *Source Chomel*, découverte en 1775 par le professeur Chomel, était située à l'origine, à 2 ou 3 mètres du *Puits carré*. Elle occupe dans l'établissement actuel le milieu de la galerie nord, et ses eaux vont se confondre avec celle du *Puits carré* pour alimenter les bains.

La *Source de l'Hôpital*, qui doit son nom à la position qu'elle occupe dans le vieux Vichy, en face de l'hôpital civil, jaillit dans un vaste bassin circulaire en pierre, posé sur quatre rangs de marches et exhaussé de près de 2 mètres au-dessus du sol. Elle alimente la buvette et le petit établissement de bains de l'hôpital.

La source des *Célestins* doit son nom à un couvent de Célestins qui existait jadis en cet endroit et dont on voit encore quelques pans de murs ébréchés. Elle est située derrière le vieux Vichy, sur les bords de l'Allier, et jaillit directement du sein d'une énorme rocher d'aragonite ; un large bassin carré, taillé dans la pierre, reçoit les eaux à leur sortie, et un système de pompe les amène ensuite à la hauteur du sol. A quelques pas de la source on a construit une rotonde rustique, qui communique avec la buvette par une galerie couverte. Un petit jardin anglais entoure la source.

La *nouvelle source des Célestins* est située sur le même emplacement que la précédente, dans le même petit jardin anglais, et elle jaillit directement du même rocher. Son eau, que l'on voit sourdre au niveau du sol, est reçue dans une petite conque qu'on lui a taillée dans la pierre, et s'échappe ensuite par des conduits souterrains.

La *Source Lucas* est située en face de l'hôpital militaire, à 150 mètres environ de l'établissement thermal. Son point d'émergence est placé à 7 ou 8 mètres sous terre où ses eaux sont prises par des pompes qui les amènent en partie à la buvette, en partie dans les réservoirs de l'établissement thermal, et en partie aux bains de l'hôpital militaire.

La *Source Brosson* ou *du parc*, placée en face de l'établissement thermal, est située à 200 mètres du *Puits carré*. Elle provient d'un forage de 48 mètres de profondeur, et présente des intermittences très-irrégulières, dont la durée normale aurait, d'après les calculs de M. Dufresnoy, une durée ordinaire de quarante-cinq à cinquante-cinq minutes. Les jaillissements de l'eau sont accompagnés de violentes détonations et précédés d'une émission considérable de gaz. L'eau monte ensuite et coule par jets brusques et saccadés. Elle alimente une buvette abritée par un élégant pavillon ; mais elle est surtout employée pour le service balnéaire des thermes.

Le *Puits de Mesdames* est situé à un kilomètre et demi de Vichy, sur la route de Cusset, sur la rive gauche du Sichon. Ses eaux sont conduites à l'établissement thermal par un tube en fonte, et coulent à l'extrémité opposée à celle qu'occupe la *Grande-Grille*.

Le *Puit d'Hauterive*, foré dans le village d'Hauterive, situé à 5 kilomètres de Vichy, alimenta pendant quelque temps un tout petit établissement thermal, placé sous la surveillance d'un médecin inspecteur, puis, la compagnie fermière acheta la source qui devint avec le petit établissement la propriété de l'État. Aujourd'hui l'établissement est démoli ; on n'a même pas conservé la buvette, et les eaux de la source sont exclusivement réservées à l'exportation.

NOM DES SOURCES APPARTENANT AUX THERMES DE L'ÉTAT.	VICHY									
	GRANDE-GRILLE.	PUITS CHOMEL.	PUITS CARRÉ.	LUCAS.	HOPITAL.	CÉLESTINS.	NOUVELLE SOURCE DES CÉLESTINS.	PUITS BROSSON.	PUITS DE MESDAMES.	PUITS D'HAUTERIVE.
Acide carbonique libre. . . .	$0^{lit}.908$	$0^{lit}.768$	$0^{lit}.876$	$1^{lit}.751$	$1^{lit}.067$	$1^{lit}.049$	$1^{lit}.299$	$1^{lit}.555$	$1^{lit}.908$	$2^{lit}.183$
	Grammes.	Grammes.	Grammes.	Grammes.	Grammes.	Grammes.	Grammes.	Grammes.	Grammes.	Grammes.
Bicarbonate de soude.	4.883	5.091	4.893	5.004	5.029	5.103	4.101	4.857	4.016	4.687
— de potasse.	0.352	0.371	0.378	0.282	0.440	0.315	0.231	0.292	0.189	0.189
— de magnésie.	0.303	0.338	0.335	0.275	0.200	0.328	0.554	0.213	0.425	0.501
— de strontiane. . . .	0.003	0.005	0.003	0.005	0.005	0.005	0.005	0.005	0.003	0.003
— de chaux.	0.434	0.427	0.421	0.545	0.570	0.462	0.699	0.614	0.604	0.432
— de protoxyde de fer.	0.004	0.004	0.004	0.004	0.004	0.004	0.044	0.004	0.026	0.017
— de manganèse. . . .	traces	traces	traces	traces	traces	traces	traces	traces	traces	traces
Sulfate de soude.	0.291	0.291	0.291	0.291	0.291	0.291	0.314	0.314	0.250	0.291
Phosphate de soude.	0.130	0.070	0.028	0.070	0.046	0.091	traces	0.140	traces	0.046
Arséniate de soude.	0.002	0.002	0.002	0.002	0.002	0.002	0.003	0.002	0.003	0.002
Borate de soude.	traces	traces	traces	traces	traces	traces	traces	traces	traces	traces
Chlorure de sodium.	0.534	0.534	0.534	0.518	0.518	0.534	0.550	0.550	0.355	0.534
Acide silicique.	0.070	0.070	0.068	0.050	0.050	0.060	0.065	0.055	0.032	0.071
Matière organique bitumineuse	traces	traces	traces	traces	traces	traces	traces	traces	traces	traces
(BOUQUET, 1855.)	7.914	7.959	7.833	8.797	8.222	8.244	7.865	8.601	7.811	8.956

A côté des sources appartenant à l'État, on trouve encore à Vichy d'autres sources exploitées par des particuliers. Ce sont les *Sources Lardy* et *Larbaud*, et les sources de *Cusset*.

La *Source Lardy* est située dans l'enclos de l'ancien couvent des Célestins. Elle provient d'un forage de 150 mètres de profondeur et débite par jour, plus de 7,000 litres d'eau à 23° centigrades. Cette eau, qui alimente une buvette très-fréquentée, est, de toutes les eaux de Vichy, la plus fortement minéralisée. Elle contient par litre 9gr,165 de principes minéralisateurs, parmi lesquels l'acide carbonique figure pour 1gr,750, le bicarbonate de soude pour 4gr,910, le bicarbonate de protoxyde de fer pour 0gr,028 et l'arséniate de soude pour 0gr,003.

La *Source Larbaud* a une température de 22° et contient par litre 4gr,850 de bicarbonate de soude. Elle sert principalement à l'exportation.

Cusset, qui touche à Vichy, puisqu'une distance de 3 kilomètres à peine les sépare, possède un établissement thermal fort bien aménagé, quoique construit dans de petites proportions. On y trouve 24 cabinets de bains, 6 salles de douches, 1 cabinet de douches ascendantes, une salle de bains et de douches de vapeur minérale, et une salle pour les applications générales et locales du gaz acide carbonique. Il est alimenté par trois sources dont la température égale 16°,8 centigrades. Le tableau suivant donne leurs noms et leur composition.

ANALYSE CHIMIQUE.

EAU UN LITRE.	PUITS L'ABATTOIR.	PUITS SAINTE-MARIE.	PUITS ÉLISABETH.
Acide carbonique libre.	1lit.405	1lit.642	1lit.770
	Gramm.	Gramm.	Gramm.
Bicarbonate de soude.	5.130	4.733	4.837
— de potasse.	0.274	0.262	0.255
— de magnésie..	0.532	0.463	0.460
— de strontiane.	0.003	0.003	0.003
— de chaux.	0.725	0.692	0.707
— de prot. de fer.	0.040	0.053	0.022
— de manganèse.	traces	traces	traces
Sulfate de soude.	0.291	0.310	0.340
Phosphate de soude.	traces	traces	traces
Arséniate de soude..	0.003	0.003	0.003
Borate de soude.	traces	traces	traces
Chlorure de sodium.	0.534	0.453	0.468
Acide silicique..	0.032	0.025	0.034
Matière organique, bitume.	traces	traces	traces
(Bouquet, 1855.)	8.971	3.069	0.897

Ces sources sont placées sous la surveillance du médecin inspecteur, l'honorable docteur Cornil, le père de notre savant ami le docteur V. Cornil, agrégé de la Faculté et médecin des hôpitaux de Paris, ex-préfet de l'Allier et aujourd'hui membre du conseil général de ce département, où il défend avec ardeur les principes républicains, en attendant que ces électeurs l'envoient les proclamer à la prochaine Assemblée nationale.

Toutes les eaux de Vichy, de quelque source qu'elles proviennent, se ressemblent par l'aspect et par le goût, et ne diffèrent que par leur degré de thermalité. Elles sont claires, demi-limpides et gazeuses. Quand on les puise dans un verre, elles dégagent une quantité de bulles d'acide carbonique, qui s'attachent aux parois du vase et montent à la surface. — C'est cet acide qui leur donne la propriété de faire revivre les roses fanées, phénomène qui émerveillait madame de Sévigné, et que son médecin, galant homme qu'elle aimait beaucoup « parce qu'il était amusant », ne pouvait pas lui expliquer. — Les eaux de Vichy ont un goût piquant et aigrelet, mêlé cependant d'une odeur fade et d'une saveur nauséeuse. Elles ont toutes une faible odeur d'œufs couvés, due à la présence de l'hydrogène sulfuré, qui est surtout sensible dans celles des sources *Chomel*, *Lardy*, *Lucas* et *Brosson*.

En examinant attentivement la composition chimique des eaux de Vichy, et en se rappelant l'action physiologique des principes minéralisateurs qu'elles contiennent, il est facile de voir qu'elles sont primitivement stimulantes, progressivement altérantes, et ultérieurement toniques et reconstituantes, ainsi que l'a très-bien démontré M. Durand de Lunel.

Quelles sont les propriétés thérapeutiques des eaux de Vichy ? Si l'on s'en rapportait aux habitudes de la pratique, à Vichy, et à la réputation particulière de chaque source, on pourrait croire que chacune d'elles présente des propriétés particulières à chacune des affections que l'on traite à Vichy. En effet, la source de l'*Hôpital* semble réservée aux affections du foie, celle des *Célestins* à la goutte et aux maladies des voies urinaires, celle de la *Grande-Grille* aux personnes lymphatiques ou très-débilitées par la cachexie paludéenne, etc. Cette pratique a sans doute sa raison d'être, dirons-nous avec l'éminent hydrologue, M. Durand-Fardel ; mais si on y attachait une idée de spécificité proprement dite, de telle source pour tel ordre d'affections, on se tromperait beaucoup. On doit avoir habituellement beaucoup plus d'égards, pour le choix de la source, aux conditions générales du malade qu'à la nature de la maladie. Seulement, comme la plupart des malades atteints d'une même affection se présentent dans des conditions générales assez semblables, il en résulte des indications analogues pour la majorité d'entre eux.

. Les affections que l'on traite à Vichy, sont assez nombreuses ; inutile d'ajouter qu'elles sont toutes chroniques. Nous allons les passer successivement en revue.

1° *Affections de l'appareil digestif.* — Ces affections sont de beaucoup les plus nombreuses à observer dans la pratique thermale de Vichy, et, hâtons-nous de le dire, l'efficacité des eaux est à la hauteur de leur réputation, principalement dans les dyspepsies idiopathiques ou symptomatiques, dans la gastrite chronique, l'entérite, la dysenterie, les diarrhées anciennes et les engorgements des viscères qui les accompagnent si fréquemment. Dans ces divers cas, les eaux de l'*hôpital*, administrées à faibles doses et souvent coupées, agissent d'une manière merveilleuse, ramènent l'appétit, facilitent la digestion, calment les douleurs et font cesser promptement les diarrhées. Les eaux des *Célestins* ou de *Mesdames* conviennent mieux à quelques malades.

2° *Maladies du foie et de la rate.* — Les eaux de Vichy ont une action manifestement curative sur les maladies de ces organes, pourvu qu'ils ne soient pas dans un état de dégénérescence organique ; car, dans ce cas, loin d'enrayer la maladie, elles en accéléreraient plutôt le dénoûment fatal. Elles sont véritablement souveraines contre les engorgements du foie et de la rate survenus accidentellement ou liés à la cachexie paludéenne, ainsi que cela résulte des nombreux cas observés par M. Durand de Lunel et notre excellent ami le docteur Daumas, dans leurs services de l'hôpital militaire. On sait que nos colonies y envoient une foule de soldats et de marins minés, depuis longues années, par des affections hépatiques et paludéennes, endémiques dans les pays chauds. « Dans ce cas, dit M. Daumas, c'est merveille de voir souvent avec quelle facilité des foies gonflés, volumineux, dépassant l'ombilic et envahissant une grande partie de la cavité abdominale, se fondent en quelque sorte, après deux ou trois semaines de traitement, sous les yeux du médecin qui les observe... en même temps les symptômes généraux s'amendent, les voies digestives reprennent leur intégrité, la teinte ictérique de la peau s'efface, tout annonce le repos des forces et le retour de la santé. » C'est l'usage de l'eau de la *Grande-Grille*, aidé de celui des eaux de *Mesdames* ou de *Lardy* qui amène ces excellents résultats. Inutile d'ajouter, l'usage interne des eaux est combiné avec l'emploi des douches minérales chaudes et surtout froides sur l'organe malade.

5° *Maladies des voies urinaires.* — La gravelle et les coliques néphrétiques sont soignées avec succès et guéries par les eaux de Vichy, que la gravelle soit d'acide urique, d'urate de chaux de sulfate ammoniaco-magnésien, ou d'oxalate de chaux. Toutefois nous devons dire que la première est de beaucoup la plus fréquente et qu'elle forme la presque totalité des observations de gravelle recueillies à Vichy par les différents médecins. La *Grande-Grille* est la source que M. Daumas conseille d'employer de préférence au commencement du traitement à cause de ces qualités moins excitantes que celle des *Célestins ;* c'est seulement au bout de quelques jours, qu'il ordonne cette dernière à la dose de deux à quatre verres. Nous aimons mieux prescrire le traitement mixte qui consiste à donner l'eau de la *Grande-Grille* le matin et celle des *Célestins* le soir.

La *goutte* est tributaire des eaux de Vichy. Cependant on ne doit pas s'attendre à une action curative spécifique de leur part dans cette affection. Elles atténuent simplement ses manifestations. Sous leur influence, les accès de la goutte aiguë et régulière deviennent moins fréquents et moins graves ; les déformations et les raideurs articulaires de la goutte chronique se modifient et s'amoindrissent, et on a vu des membres tout à fait impotents recouvrer la plupart de leurs mouvements. Mais les goutteux devront être prudents, prendre les eaux à petites doses, ainsi que l'a justement recommandé M. Daumas, et seulement dans l'intervalle des accès et à l'époque la plus éloignée possible du dernier.

Quant au *diabète*, certains médecins ont prétendu le guérir par les eaux de Vichy. Nous ne connaissons, pour notre part, aucune observation de guérison radicale ; mais en revanche nous savons que plusieurs diabétiques sont morts après quinze jours de traitement par les eaux de Vichy. Nous en dirons à peu près de même l'*albuminurie*.

Les eaux de Vichy peuvent enfin produire de bons résultats dans la chlorose, l'engorgement de l'utérus, la métrorrhagie et dans les maladies de peau de nature arthritique.

Il nous reste pour compléter cet article à dire un mot des *Eaux de Vichy transportées*, de *Vichy chez soi*, des *bains de Vichy artificiels préparés avec les sels de Vichy*, des *pastilles de Vichy*, etc.

Le transport des eaux de Vichy prend tous les ans une extension plus considérable. Cela tient à ce que presque tous les malades, après avoir fait une saison à Vichy, se trouvent bien de l'usage de ses eaux, prolongé pendant un certain temps, après leur rentrée chez eux. Depuis quelques années la compagnie fermière des eaux expédie aussi les sels qu'elle extrait des eaux sous forme de rouleaux destinés à préparer chez soi des bains de Vichy artificiels, et sous forme de pastilles digestives. Afin que la fraude soit impossible, les eaux aussi bien que les sels et les pastilles sont placés sous le contrôle de l'État, par un arrêté ministériel qui remonte à 1857. Il est clair que les eaux de Vichy prises à domicile sous ces diverses formes ne remplaceront jamais une saison passée à cette station, mais elles seront toujours utiles et pourront être employées efficacement dans tous les cas qui ressortissent de leur indication.

Vichy possède un très-beau Casino qui ne le cède en rien aux plus beaux établissements de ce genre d'outre-Rhin. On y trouve salles de bal, de lecture, de conversation, de jeux, de concert, de billard, fumoir, salon pour les dames, salle de spectacle, etc. Un très-beau parc l'entoure de toutes parts. La promenade de la ville la plus fréquentée est l'*Allée des Dames*, bordée de peupliers superbes et qui longe les bords pittoresques du Sichon.

Parmi les principales excursions des environs, nous signalerons plus particulièrement à l'attention des baigneurs : *Cusset*, la *Montagne Verte*, la vallée des *Malavaux*, la côte de *Saint-Amand*, la station thermale de *Chateldon*, l'*Ardoisière*, la filature de *Grivats*, où se fabrique la fameuse toile de Vichy, les châteaux de *Charmeil* et d'*Effiat*, etc.

Bibliographie. — LONGCHAMP : Analyse des eaux de Vichy, 1825 ; — NOYER : Lettre à Civiale sur les eaux de Vichy, 1836 ; — CHEVALLIER : De l'action des eaux de Vichy sur la gravelle et les calculs, 1838 ; — BARTHEZ : Guide pratique des malades aux eaux de Vichy, 1849 ; — PETIT : Du mode d'action des eaux de Vichy et de leurs applications thérapeutiques, 1850 ; — DURAND-FARDEL : Mémoire sur les réactions acides et alcalines présentées sur l'urine des malades soumis au traitement des eaux de Vichy, 1850 ; — FINOT : Observations sur l'action thérapeutique des eaux de Vichy, 1850 ; — DURAND-FARDEL : Des eaux de Vichy considérées sous le rapport clinique et thérapeutique, 1851 ; — PETIT : Lettre à M. le docteur Latour sur les eaux de Vichy, 1851 ; — BOUCHET : Impressions médicales sur Vichy, 1851 ; — PETIT : De la matière organique des eaux de Vichy, 1855 ; — ANONYME : Notice sur les eaux de Vichy, 1855 ; — BOUQUET : Histoire chimique des eaux minérales et thermales de Vichy, Cusset, etc., 1855 ; — DURAND-FARDEL : Lettres médicales sur Vichy, 1857 ; — WILLEMIN : De l'emploi des eaux de Vichy dans les affections chroniques de l'utérus, 1857 ; — BARTHEZ : Guide pratique du malade aux eaux de Vichy, 6e éd., 1859 ; — C. DAUMAS : Les eaux minérales de Vichy, 1860 ; — DURAND-FARDEL : De la goutte et de son traitement par les eaux minérales, 1861 ; — LE MÊME : Le diabète et son traitement par les eaux de Vichy, 1862 ; — WILLEMIN : Des coliques hépatiques et de leur traitement par les eaux de Vichy, 1862 ; — C. DAUMAS : Notice scientifique et médicale sur les eaux de Vichy, 1862; — Le même : Note sur l'utilité des verres gradués pour boire l'eau de Vichy à la source, 1864; — Baradon : Conseils médicaux aux malades de Vichy, 1864; — Durand de Lunel : Des incidents du traitement thermo-minéral de Vichy, 1864; — Le même : Notice sur le mode d'action des eaux de Vichy dans le traitement des affections consécutives aux fièvres intermittentes, 1865; — Thiaudière : Souvenirs de Vichy, 1865; — Larbaud : De l'identité d'origine de composition et des propriétés médicales des sources minérales du bassin de Vichy, 1865; — Durand-Fardel : Lettres médicales sur Vichy, 4e éd., 1866; — C. Daumas : Des eaux minérales de Vichy, etc., 4e éd., 1866; — Durand de Lunel : Note sur le traitement de la goutte et du rhumatisme goutteux par les eaux de Vichy, 1866; — Gaudin : Vichy au point de vue de l'hygiène et du traitement, 1867; — Lavigerie : Guide médical aux eaux de Vichy, 1868; — Barbier : La vie ecclésiastique et les maisons religieuses au point de vue des maladies qu'on y observe chez l'homme et chez la femme et les eaux de Vichy appliquées au traitement qu'elles comportent, 1868; — Collongues : Le livre du malade à Vichy, 1868; — Souligoux : De l'examen organique et physiologique du malade pendant son séjour à Vichy, 1869; — Commandré : Utilité des eaux minérales de Vichy transportées, 1869; — Durand de Lunel : Des indications et des contre-indications des eaux de Vichy, 1872.

Vicoigne (Nord). — Eaux sulfatées sodiques froides.

Vignolles (Vienne). — Eaux chlorurées sodiques froides.

Villefranche (Aveyron). — Eaux sulfurées calciques froides.

Villeminfroy (Haute-Saône). — Eaux sulfatées calciques froides.

Vinça (Pyrénées-Orientales). — Eaux sulfurées sodiques thermales.

Viscos (Hautes-Pyrénées). — Eaux sulfurées calciques froides.

Visos (Hautes-Pyrénées). — Eaux sulfurées calciques froides.

Vitré (Ille-et-Vilaine). — Eaux ferrugineuses froides.

Vitry-sur-Marne (Marne). — Eaux ferrugineuses froides.

VITTEL

(VOSGES)

Itinéraire de Paris à Vittel. — Départ : gare de l'Est. — I. Chemin de fer de Paris à Neufchâteau, par Chaumont. — Distance : 325 kil. — Durée du trajet : 8 h. 30, par l'express ; 13 h. 15, par l'omnibus. — Prix : 1re cl., 40 fr. ; — 2e cl., 30 fr. ; — 3e cl., 22 fr. — II. Voitures de Neufchâteau à Vittel. — Distance : 32 kil.

Vittel est un chef-lieu de canton de l'arrondissement de Mirecourt, situé dans une vallée qu'arrose la Vair, au pied d'une montagne couronnée de bois, qui doit sa célébrité à ses eaux minérales, de découverte toute moderne, puisqu'elle remonte à une vingtaine d'années à peine.

L'établissement thermal, aujourd'hui sous l'habile direction de son propriétaire, notre ami le docteur Bouloumié, est situé à 500 mètres de la ville. Il se compose d'une vaste et belle galerie fermée, de 44 mètres de longueur, qui sert de promenoir aux buveurs lorsque le temps ne leur permet pas de se promener dans le parc; d'un salon commun où l'on trouve des journaux et des jeux; d'un cabinet de lecture; d'appareils complets de bains et de douches variées.

Trois sources, de composition différente, connues sous les noms de *Grande Source*, *Source Marie* et *Source des Demoiselles*, alimentent l'établissement.

La première ou *Grande Source* coulait jadis dans une prairie et se jetait dans le ruisseau. Elle à été captée par les soins de M. Bouloumié père, et elle donne aujourd'hui plus de 1,200 hectolitres d'eau par jour. Cette eau, dont la température ne dépasse pas 11° centigrades, est fraîche et limpide, d'une odeur faiblement martiale, et d'une saveur aigrelette et légèrement atramentaire. Elle laisse dégager des bulles d'acide carbonique, se recouvre au bout d'un certain temps d'une légère pellicule irisée et laisse déposer sur les parois de son réservoir une matière ocreuse.

ANALYSE CHIMIQUE.

EAU : UN LITRE.	GRANDE SOURCE.
Acide carbonique libre	1/10 du vol.
	Gram.
Bicarbonate de chaux	0,185
— de magnésie	0,079
— de soude	
— de protoxyde de fer	0,010
— — de manganèse	traces
Sulfate de chaux	0,440
— de magnésie	0,432
— de soude	0,326
— de strontiane	traces
Chlorure de sodium	0,220
— de magnésium	
Silice, alumine	0,047
Phosphate de chaux	
Sel de potasse et ammoniacal	
Iodures, indice	
Principe arsenical, sensible	
Matière organique de l'humus	
	1,739

(O. Henry, 1856.)

La *Source Marie*, voisine de la Grande Source, captée à quelque distance de son émergence, est reçue dans un bassin hexagonal enfermé dans un pavillon de même forme, et couronné d'une galerie d'où l'on jouit d'un très-joli point de vue. Elle fournit par jour près de 1,300 hectolitres d'eau à 11°, 38 centigrades. Cette eau présente les mêmes caractères physiques que la précédente; toutefois elle a une saveur plutôt fade et amère.

ANALYSE CHIMIQUE.

EAU : UN LITRE.	SOURCE MARIE
	Gram.
Acide carbonique libre	fort peu
Bicarbonate de chaux — de magnésie	0,310
Sulfate de chaux	1,100
— de magnésie	1,020
— de soude	0,350
Chlorures alcalins et terreux	0,100
Silice, alumine Phosphate Oxyde de fer, traces Matière organique de l'humus	0,400
	3,280

(O. Henry, 1856.)

La *Source des Demoiselles* est captée sous un pavillon circulaire construit en pierres ferro-manganiques rouges avec de larges taches brunes d'un effet très-pittoresque. Son eau présente les caractères communs aux deux autres sources, avec prédominance de la saveur ferrugineuse.

ANALYSE CHIMIQUE.

EAU : UN LITRE.	SOURCE DES DEMOISELLES.
	Gram.
Acide carbonique libre	0,080
Bicarbonate de chaux — de magnésie	0,730
— de protoxyde de fer avec crénate et manganèse	0,041
Sulfate (supposé anhydre) de chaux	0 440

Sulfate de magnésie	0,610
— de soude	
Silice, alumine, phosphate, iode et principe arsenical (*indices*)	0,480
Matières organiques de l'humus	
	2,501

(O. Henry, 1856.)

Il résulte de l'analyse de ces trois sources, que la première est sulfatée calcique, la seconde sulfatée calcique et magnésique et la troisième bicarbonatée ferrugineuse. La première qui rappelle par sa composition celle du *Pavillon* de Contrexéville, est éminemment diurétique, ne fatigue nullement l'estomac et se digère très-facilement. La seconde, diurétique comme la première, a de plus une action assez énergique sur les sécrétions intestinales et provoque des selles purgatives. La troisième, grâce au fer et aux traces d'iode qu'elle renferme, est tonique et reconstituante.

Les eaux de la *Grande Source* et de la *Source Marie* sont très-efficaces dans le traitement de la gravelle, de la goutte, de la cystite chronïque, du catarrhe vésical, des rétrécissements de l'urèthre récemment opérés; celles de la *Source Marie* conviennent plus spécialement dans les dispepsies, les entérites chroniques, et les constipations. Quant aux eaux de la *Source des Demoiselles*, elles seront ordonnées avec succès dans la chlorose, l'anémie, l'aménorrhée, la leucorrhée, et en général dans toutes les affections où le fer est indiqué.

Les eaux de Vittel se conservent très-bien et se boivent transportées. Depuis quelques années, M. Patezon, a fait fabriquer des dragées ferrugineuses-manganésiennes-crénatées avec les dépôts énormes que laisse dans son réservoir la Source des Demoiselles. Ces dragées que tous les estomacs supportent très-bien, réussissent souvent dans des cas où les préparations ferrugineuses pharmaceutiques ont échoué.

Bibliographie. — Peschier : Notice sur les eaux minérales de Vittel, 1855; — O. Henry : Analyse des eaux minérales de Vittel, 1856; — Patezon : Vittel, ses eaux minérales, 1859; — Le même : Études cliniques sur les eaux minérales de Vittel, 1862; — Le même : Guide aux eaux minérales de Vittel, 1867.

Vrécourt (Vosges). — Eaux sulfatées sodiques froides.

Watwiller (Haut-Rhin). — Eaux ferrugineuses bicarbonatées froides.

FIN DES EAUX MINÉRALES.

NOUVEAU
GUIDE PRATIQUE
AUX
BAINS DE MER DE FRANCE

NOUVEAU

GUIDE PRATIQUE

AUX

BAINS DE MER DE FRANCE

LA MER

La mer est un immense amas d'eau salée qui couvre la plus grande partie du globe. La superficie totale du globe est évaluée à 5,100,000 myriamètres carrés; celle des mers et des lacs à 3,700,000 myriamètres carrés, et celles des terres et des îles à 1,400,000 myriamètres carrés. D'après ces calculs, on voit que la mer forme à peu près les trois quarts de notre planète. Quant à sa profondeur elle est très-variable. On donne en général à l'océan Atlantique une profondeur moyenne de 1,000 mètres, et à l'océan Pacifique de 4,000 mètres. Ces mesures, on le conçoit, ne sont qu'approximatives, car le fond de la mer présente autant d'inégalités que la surface de la terre. « Si on veut, dit Buffon dans sa *Théorie de la Terre*, avoir une idée de la quantité énorme d'eau que contiennent les mers, on peut supposer une profondeur commune et générale de l'Océan, et en ne la faisant que de 200 toises, ou de la dixième partie d'une lieue, on verra qu'il y a assez d'eau pour couvrir le globe entier d'une hauteur de 600 pieds. » On peut affirmer, sans crainte de se tromper, que le grand naturaliste était bien au-dessous de la vérité, et ce n'est pas trop s'avancer que d'affirmer que la masse totale des eaux de la mer égale en moyenne une couche liquide qui aurait 1,000 mètres d'épaisseur et qui couvrirait tout le globe.

Chacun veut voir la mer, « ce pays des grands enchantements », comme à dit Buffon. Quel spectacle plus imposant et plus grandiose en effet ! Avant d'y arriver, le voyageur la devine déjà ! Mais, pourquoi essayer une description? J'aime mieux céder la plume au grand philosophe et au grand poëte Michelet.

« L'introduction naturelle, le vestibule de l'Océan, qui prépare à le bien sentir, écrit-il dans son admirable livre « *La mer* », c'est le cours mélancolique des fleuves du Nord-Ouest, les vastes sables du Midi, ou les landes de Bretagne. Toute personne qui va à la mer par ces voies est très-frappée de la région intermédiaire qui l'annonce. Le long de ces fleuves, c'est un vague infini de joncs, d'oseraies, de plantes diverses, qui, par les degrés des eaux mêlées et peu à peu saumâtres, deviennent enfin marines. Dans les Landes, c'est, avant la mer, une mer préalable d'herbes rudes et basses, fougères et bruyères. Étant encore à une lieue, deux lieues, vous remarquez les arbres chétifs, souffreteux, rechignés, qui annoncent à leur manière par des attitudes, j'allais dire par des gestes étranges, la proximité du grand tyran, et l'oppression de son souffle. S'ils n'étaient pris par les racines, ils fuiraient visiblement; ils regardent vers la terre, tournent le dos à l'ennemi, semblent tout près de partir, en déroute, échevelés. Ils ploient, se courbent jusqu'au sol, et ne pouvant mieux, fixés là, se tordent au vent des tempêtes. Ailleurs encore, le tronc se fait petit et étend ses branches indéfiniment dans le sens horizontal. Sur les plages où les coquilles, dissoutes, élèvent une fine poussière, l'arbre est envahi, englouti. Ses pores se fermant, l'air lui manque ; il est étouffé, mais conserve sa forme et reste là arbre de pierre, spectre d'arbre, ombre lugubre qui ne peut disparaître, captive dans la mort même !

« Bien avant de voir la mer, on entend et on devine la redoutable personne. D'abord, c'est un bruit lointain, sourd et uniforme. Et peu à peu tous les bruits lui cèdent et en sont couverts. On en remarque bientôt la solennelle alternative, le retour invariable de la même note, forte et basse, qui de plus en plus roule, gronde. Moins régulière l'oscillation du pendule qui nous mesure l'heure. Mais ici, le balancier n'a pas la monotonie des choses mécaniques. On y sent, on croit y sentir la vibrante intonation de la vie. En effet, au moment du flux, quand la vague monte sur la vague, immense, électrique, il se mêle au roulement orageux des eaux, le bruit des coquilles et de mille êtres divers qu'elle porte avec elle. Le reflux vient-il, un bruissement fait comprendre qu'avec les sables elle emporte ce monde de tribus fidèles, et le recueille en son sein.

« Que d'autres voix elle a encore ! Pour peu qu'elle soit émue, ses plaintes et ses profonds soupirs contrastent avec le silence du morne rivage. Il semble se recueillir pour écouter la menace de celle qui le flattait hier d'un flot carressant. Que va-t-elle bientôt lui dire ? Je ne veux pas le prévoir. Je ne veux point parler ici des épouvantables concerts qu'elle va donner peut-être, de ces duos avec les rocs, des basses et des tonnerres sourds qu'elle fait au fond des cavernes, ni de ces cris surprenants où l'on croit entendre : au secours !...

« Aux premières visites qu'on fait à la plage, l'impression est peu favorable. C'est monotone et c'est sauvage, aride. La grandeur inusitée du spectacle fait, par contraste, sentir qu'on est faible et petit; le cœur est un peu serré. La délicate poitrine qui respirait dans une chambre, et qui tout à coup se trouve en cette chambre de l'univers, au soleil et au grand vent, éprouve de l'oppression.... Tout cela changera. Affermissez-vous. L'impression sera tout autre, lorsque, connaissant mieux la mer, vous la sentirez si peuplée. La constriction pénible que vous sentez à la poitrine disparaîtra par l'habitude. Il faut se faire à cet air frais, mais salé et âpre, qui ne rafraîchit nullement. Il faut s'y faire lentement, ne pas vouloir expressément l'aspirer. Peu à peu, n'y songeant plus, dans les recoins abrités, en jouant avec votre enfant, vous respirerez librement et vous vous dilaterez...

« Pour entrer en relation sincère avec la mer, les grandes plages sablonneuses sont bien les plus commodes. Elles permettent des promenades infinies. Elles laissent rêver. Elles souffrent entre l'homme et la mer, des épanchements mystérieux. Jamais je ne me suis plaint de ces vastes et libres arènes où d'autres trouvent un grand ennui. Je ne m'y trouve pas seul. Je vais, je viens, je le sens. Il est là le grand compagnon. Pour peu qu'il ne soit pas trop ému, de mauvaise humeur, je me hasarde à lui parler, et il ne dédaigne pas de répondre. Que de choses nous nous sommes dites aux paisibles mois où la foule est absente sur les plages illimitées... C'est là qu'en un long tête-à-tête, quelque intimité s'établit. On y prend comme un sens nouveau pour comprendre la grande langue !... »

Mais j'arrête ici mes citations. Il faudrait le transcrire en entier ce livre admirable de l'illustre écrivain dont le beau talent a jeté tant d'éclat tour à tour sur la poésie, la philosophie et l'histoire ! Je ne puis que vous conseiller de le lire et de le relire. Quand vous aurez lu *La mer*, lisez : *Les travailleurs de la mer* de notre grand poëte national, Victor Hugo, vous y trouverez des descriptions magistrales de la mer calme et de la mer gonflée par la tempête, dignes de son génie; lisez : *Les derniers Bretons* de Souvestre, le *Pasteur du-désert* de Pelletan, l'*Histoire de Rose Duchemin par elle-même*, de Alphonse Karr, *La Normandie inconnue* de François-Victor Hugo ; ces livres vous initieront aux mœurs et aux habitudes des pêcheurs, des marins et des habitants des côtes. Lisez-les surtout lorsque vous serez au bord du rivage, assis à l'ombre d'un rocher, sur le sable, avec la mer devant vous, car alors l'impression du milieu viendra s'ajouter à celle du livre, et votre jouissance sera doublée.

PREMIÈRE PARTIE

DES BAINS DE MER EN GÉNÉRAL

Sans chercher à faire l'historique des bains de mer, nous pouvons dire cependant que leur usage remonte aux temps les plus reculés. On sait que les Romains opulents poussaient le luxe jusqu'à faire venir, — pensez à quels frais ! — les eaux de la mer Morte à Rome, comme étant les plus riches en principes salins. Le passage suivant, emprunté à Pline le naturaliste, prouve que les médecins ordonnaient les eaux de la mer à l'intérieur : « *Aquam maris efficaciorem discutiendis tumoribus putant medici quidam, et quartanis dedere eam bibendam in tenesmis.* » Enfin, on peut lire dans Sénèque le passage dans lequel, parlant de son arrivée aux bains de mer d'Ostie, il s'écrie qu'il devient, « *haud aliter quam mures qui ferrum edunt* », comme les rats qui mangent le fer lui-même ! Façon pittoresque d'exprimer à quel point l'air et les eaux de la mer lui ont ouvert l'appétit.

En France, les bains de mer n'ont commencé à être employés comme méthode de thérapeutique réglée, que dans les premières années de ce siècle. Vers 1812, en effet, parut la traduction de l'ouvrage anglais de Buchan : *Observations pratiques sur les bains d'eau de mer.* » Depuis cette époque, Gaudet, Lecœur, Viel, Pouget, Auber, Quissac, Roccas, Claparède, Rochard, Carrière, Fonssagrives, Brochard, Bertillon, Dutroulau, etc., ont publié leurs recherches et leurs travaux sur ce sujet, et ont ainsi éclairé cette importante question, et la vogue des bains de mer a toujours été croissant, tant et si bien, qu'aujourd'hui les personnes bien portantes s'y rendent au moins en aussi grand nombre que les malades !

Pour bien comprendre l'action des bains de mer, il faut connaître l'eau de mer, ses caractères, sa composition, son action physiologique et thérapeutique: Nous allons donc les étudier successivement.

EAU DE MER

Caractères. — Les caractères que présente l'eau de la mer peuvent être divisés en deux grandes classes : 1° les *caractères physiques;* 2° les *caractères chimiques.*

1° Caractères physiques. — Parmi les principaux caractères physiques de l'eau de mer qui frappent nos sens, et que nous allons passer en revue, nous signalerons sa couleur, son odeur, sa saveur, sa densité, sa température, sa phosphorescence et son flux et reflux qui constitue la marée.

Couleur. — Transparente et incolore, lorsqu'on l'observe en petite quantité, dans un creux de rocher ou dans un verre, l'eau de la mer, présente une belle couleur verte dans les vagues et paraît bleue ou noirâtre au large. Ces variations tiennent bien moins à la mer elle-même qu'à certaines circonstances particulières à son bassin ou à l'atmosphère. Ainsi la couleur bleue qu'elle présente au large, dans des endroits profonds et par un ciel serein, s'éclaircit à mesure qu'on la regarde plus près du rivage et dans des endroits peu profonds, et devient bleue noirâtre en pleine mer par les temps agités. Cette coloration, qui, hâtons-nous de le dire, n'est qu'apparente, tient comme celle de l'atmosphère à ce que les rayons violet, indigo et bleu étant très-réfrangibles et facilement absorbés par l'eau, sont renvoyés en plus grande quantité par ce liquide.

Odeur. — L'odeur de la mer est une odeur *sui generis* qui paraît due principalement à la présence des matières organiques, animales et végétales, qu'elle tient en décomposition. Cette odeur n'a pas toujours la même intensité, et l'observateur attentif remarquera facilement que celle-ci varie suivant l'heure du jour, l'état de l'atmosphère et la nature de la plage. C'est ainsi qu'il la trouvera plus grande le matin que pendant le reste de la journée, par un temps agité que par un temps calme, sur une plage à galets recouverts de varechs que sur une plage sablonneuse.

Saveur. — L'eau de mer, bue à flot et sur le rivage, a une saveur salée, amère et nauséabonde due à la présence de sels de soude et de magnésie qu'elle tient en dissolution en quantités notables, et à l'accumulation des matières animales et végétales de nature diverse qu'elle renferme dans un état plus ou moins complet de putréfaction. S'il faut en croire Sperman, cette saveur diminue d'intensité à mesure qu'on puise l'eau plus profondément, et à une profondeur de 60 à 70 toises, celle-ci est à peu près insipide.

Densité. — Toujours supérieure à celle de l'eau ordinaire, la densité de l'eau de mer varie suivant sa richesse de minéralisation, les lieux et la profondeur d'où on la tire. D'après Marsigli elle serait en moyenne de 1,0289, et d'après Gay-Lussac et Desprets, elle serait un peu moindre et atteindrait, toujours en moyenne, 1,0272.

Température. — La température de l'eau de mer est beaucoup moins variable que celle des lacs, des fleuves et des rivières. On attribue ce phénomène à la densité de l'eau d'une part, et d'autre part à sa surface plane, à ses ondulations et aux phénomènes constants du flux et reflux. Elle est cependant loin d'être toujours semblable et varie suivant les saisons, les heures, les localités, les vents, la profondeur, etc.

D'après Gaudet, qui a étudié ses variations pendant dix années consécutives, aux mois de juillet, août et septembre, elle s'élèverait progressivement de trois ou quatre degrés pendant le mois de juillet, resterait stationnaire pendant le mois d'août (presque indépendante des variations thermométriques de l'atmosphère qui peuvent être de 7° et plus dans la même journée), et diminuerait pendant le mois de septembre, graduellement, comme elle avait augmenté en juillet. D'après Auber, elle s'élève progressivement de 4° à 5° à dater du 15 juin jusqu'à la fin de septembre. Elle est environ de 18° centigrades au mois de juin, et il n'est pas rare qu'elle s'élève à 20° et même à 25° durant les mois de juillet et de septembre.

La température de la mer, avons-nous dit, varie aussi suivant les heures du jour. Ce fait est facile à constater, et le baigneur attentif, qui passe une saison au bord de la mer, sait bien que l'eau est plus froide le matin que le soir. A partir de midi, sa température s'élève sensiblement, surtout lorsque la mer monte à ce moment-là et qu'elle vient s'étendre sur une plage sablonneuse réchauffée par les rayons d'un soleil ardent.

Quant aux localités, on conçoit combien doit être manifeste leur influence sur la température, et tout le monde sait, que celle-ci diminue de l'équateur au pôle, et s'élève plus sur le littoral qu'en pleine mer. Ainsi, pour ne parler que des mers qui baignent nos côtes, sur les côtes de la Manche à Dieppe, la température moyenne de la mer, pendant les trois mois d'été, est de 18° centigrades; ses extrêmes de 15° en juillet et de 20° en août, chiffres ronds, ainsi que l'a constaté le docteur Dutroulau. Dans la Méditerranée, à Cette, sa moyenne est de 22° ; elle ne descend pas au-dessous de 18°, et monte fréquemment au-dessus de 28°, à la marée montante, quand le sable s'est échauffé. Dans le bassin d'Arcachon, sa moyenne est de 20°,7, son minimum de 18°, son maximum de 25°; le sable échauffé par le soleil la fait aussi monter de 3 à 5 degrés, au moment du flot.

Au nord comme au sud, les vents font varier sensiblement les chiffres que nous venons de donner. Ainsi, M. Dutroulau a observé que, par les vents pluvieux du nord-ouest et du sud-ouest, la mer baisse de 2°,5 en une nuit; par les vents de l'est au sud, elle s'échauffe et peut monter d'un degré d'un jour à l'autre. A Cette, par la violence des vents du nord, M. Vieil a vu la température de la mer baisser de 6, 8 et 10 degrés, tandis qu'elle s'élève proportionnellement par les vents du sud.

La température de la mer est aussi plus élevée à la surface de la mer qu'à une certaine profondeur. Ainsi, d'après le capitaine Sabine, l'eau de l'Océan marquait 28° centigrades à la surface et seulement 7°,5 à 1833 mètres de profondeur. Cette observation confirmée par Aimé, de Humboldt, William, etc., permet de supposer que les abîmes les plus profonds des mers, de même que les sommets des plus hautes montagnes, sont éternellement glacés.

Phosphorescence. — Tous les navigateurs ont observé maintes fois ce phénomène si remarquable et si somptueux de la phosphorescence de la mer. La nuit, autour des navires, et particulièrement à la poupe, dont la marche occasionne des bouillonnements, des remous et des tourbillons, on voit se produire au sommet des vagues de nombreuses étincelles lumineuses qui augmentent d'intensité au moment où les vagues supérieures retombent en s'ouvrant ou en glissant sur les vagues inférieures. Le sillage que laisse après lui le navire se dessine longtemps sous la forme d'une espèce d'écume nacrée, qui lui donne de loin l'aspect d'une brillante étoffe d'argent. Mais il n'est pas besoin de faire de longs voyages en mer pour observer la phosphorescence, on peut aussi la constater sur la côte. En effet, chaque nuit dans nos parages, surtout quand le vent du nord souffle, la mer est frappée de petites lueurs verdâtres et opalines, qui forment en se confondant comme des traînées de punch ardent. Toutefois, il n'y a guère que les parties agitées, telles que le sommet des vagues et les flancs de l'eau frappée soit par le choc des rochers ou des rames, qui présentent ce phénomène à un degré très-marqué.

Quelle est la cause de cette phosphorescence? Rien n'est aussi difficile à déterminer. Chacun a donné la sienne. Les uns ont dit : La phosphorescence est seulement le résultat de phénomènes électro-magnétiques qui se produisent à la surface de l'eau, et qui sont eux-mêmes le résultat des frottements qui s'exécutent dans l'eau par la rencontre des courants et par la pression directe et sans cesse accidentée de l'atmosphère. Les autres l'ont attribuée à une sorte de combustion chimique particulière aux matières organiques végétales et animales en décomposition et semblable à celle qui s'opère sur le bois mort et sur le poisson pourri. M. Quatrefages, MM. Littré et Robin attribuent la phosphorescence des eaux de la mer à la lumière phosphorescente que dégagent des myriades de *noctilocula miliaris*, à chaque contraction volontaire ou déterminée par une irritation quelconque.

Flux et reflux. Marée. — Le grand phénomène des oscillations, c'est-à-dire du flux et du reflux, qui a lieu d'après des lois invariables n'est pas moins intéressant à étudier que celui de la phosphorescence. Il est de plus, au moins aussi imposant, et pour notre part, nous devons à la vérité d'avouer que la première fois que nous l'avons observé à Granville, ce n'a pas été sans ressentir une sorte de frayeur, à laquelle assurément aucun homme ne peut se soustraire. Nous trouvons dans Quinte-Curce une description de l'effroi qu'éprouvèrent les soldats d'Alexandre lorsqu'ils furent témoins pour la première fois, à l'embouchure de l'Indus, du phénomène du flux et du reflux, si peu sensible dans les mers de la Grèce. Il termine sa narration par cette phrase qui dépeint parfaitement le phénomène de la marée et l'étonnement qu'il occasionna dans l'armée du grand général : « *Unde tantum redisset subito mare? quo pridie refugisset? quænam esset ejusdem elementi natura, modo discors, modo imperio temporum obnoxia mirabundi requirebant.* »

La mer dans son mouvement d'oscillation perpétuelle, s'élève et s'abaisse alternativement deux fois en vingt-quatre heures, envahissant et délaissant tour à tour la plage. C'est ce grand phénomène vital qu'on nomme marée. Voici comment il s'accomplit. La mer monte graduellement pendant six heures ; elle reste à peu près un quart d'heure stationnaire, puis elle redescend pendant six heures pour recommencer le même mouvement après un quart d'heure de repos, et ainsi de suite. La mer montante constitue le flux et la mer descendante le reflux. La mer est *pleine* ou *haute* lorsqu'elle est arrivée à son plus haut degré d'élévation; elle est *basse* lorsqu'au contraire elle est parvenue à son niveau le plus bas. La mer sur certaines plages se retire très-loin ou *découvre beaucoup*, comme disent les marins; sur d'autres plages, elle ne s'éloigne qu'à une faible distance ou *découvre* peu. Dans quelques localités, le flux avance et se retire lentement; dans d'autres localités, au contraire, il avance et se retire avec une très-grande rapidité. Ainsi dans la baie de Cancale, par exemple, il s'opère deux fois en vingt-quatre heures une différence de six mètres de hauteur dans le niveau de la mer; dans les grandes marées de Saint-Malo et de Granville, la différence est de 12 mètres, et au Mont-Saint-Michel, la différence est de 15 mètres, et un cheval au galop peut à peine lutter de vitesse avec le flot quand la mer monte. Dans la Méditerranée, au contraire, la marée est à peine sensible.

Sous quelle influence se produisent les marées? Une foule d'hypothèses ont été émises pour expliquer ce flux et ce reflux quotidien de la mer. Les anciens soupçonnèrent l'influence de la lune, car ils avaient remarqué la concordance des fluctuations de la mer avec les mouvements de cet astre. Pline, le naturaliste, soupçonna l'influence simultanée du soleil et de la lune puisqu'il écrivit : « *œstus maris causam habent in luna...* » et ailleurs : « *avidum sidus secum trahit haustu maria.* » Mais ses explications sont vagues et très-incomplètes. C'est à Kepler que revient le mérite d'avoir reconnu le premier que la principale cause des fluctuations de la mer était l'attraction exercée par la lune sur les eaux, et au génie de Newton d'avoir prouvé l'harmonie parfaite de cette théorie avec les lois générales de la gravitation universelle. En effet, en déduisant les conséquences du principe posé par Kepler, l'illustre savant anglais démontra que le phénomène de la marée était dû à l'attraction exercée par les corps célestes, laquelle agit toujours en raison directe des masses et en raison inverse des distances, et il expliqua ainsi pourquoi les marées se forment à la fois sur les deux côtés de la terre qui se trouvent diamétralement opposés à la lune.

Mais, nous n'avons pas à faire ici un traité de météorologie. Aussi serons-nous sobres de détails, renvoyant le lecteur aux ouvrages spéciaux. Pour nous médecins, il nous suffit de savoir que lorsque la lune est pleine, le soleil et la lune se trouvant dans le même méridien, les forces attractives de ces deux astres agissent dans le même sens, et les marées sont plus fortes; lorsque, au contraire, la lune est dans son premier ou son dernier quartier, le soleil et la lune n'étant plus dans le même méridien, leurs forces attractives agissent en sens inverse et les marées sont alors plus faibles. Autrement dit : les marées les plus hautes ont lieu à la pleine lune et les plus basses aux nouvelles lunes. Mais comme d'un autre côté les forces attractives du soleil et de la lune, qui agissent tantôt dans le même sens et tantôt en sens contraires, varient suivant que ces deux astres sont plus ou moins rapprochés de la terre, il en résulte encore que les plus grandes marées ont lieu aux pleines lunes des équinoxes, aux mois de mars et de septembre.

Enfin, notons en terminant deux points intéressants : les marées ne se produisent pas sur nos côtes au moment même où le soleil et la lune exercent leur action sur les eaux de la mer ; elles suivent en général de 36 heures le moment réel des phases astronomiques. Le retard qu'éprouve chaque jour la marée est due à la différence qui existe entre le jour solaire et le jour lunaire. Le premier est de 24 heures et le second de 24 heures 50 minutes environ. La marée retardera donc chaque jour de 50 minutes.

Inutile d'ajouter que les vents, les courants, la nature et la disposition des plages, des falaises, des détroits, et une foule d'autres actions locales exercent sur les marées, aux environs des côtes, une influence modificatrice.

2° Caractères chimiques. — L'eau de mer est une eau essentiellement minérale, dont les principes minéralisateurs atteignent des proportions très-fortes. Elle appartient par sa composition chimique à la classe des eaux chlorurées sodiques fortes. Cette composition chimique a été l'objet des recherches d'un grand nombre de chimistes habiles, et cependant on peut dire qu'elle n'est pas exactement et complétement connue. M. Forchhammer a signalé dans l'eau de mer la présence de trente et un éléments, en y comprenant les gaz qu'elle tient en dissolution. Parmi ces corps, un certain nombre de métaux, tels que l'argent, le cuivre, le plomb, le zinc, le cobalt, le nickel, n'ont été rencontrés que dans les cendres des plantes fucoïdes qui, végétant au sein de la mer, les avaient évidemment empruntées à l'eau. On a signalé aussi dans l'eau de mer la présence du lithium, du cœsium et du rubidium. Les substances dominantes sont les chlorures de sodium, de potassium et de magnésium, les sulfates de magnésie et de chaux, les carbonates de magnésie, de chaux et de potasse, les bromures et les iodures.

Indépendamment des substances que nous venons d'énumérer, l'eau de mer renferme encore une autre substance signalée par Bory de Saint-Vincent sous le nom de *mucosité de la mer*. « Cette substance organique des eaux de mer, disent MM. Littré et Robin, est analogue à certaines des substances coagulables des êtres vivants, mais on ne sait encore si elle est azotée ou analogue aux mucilages. » Elle concourt à donner à la peau une onctuosité légère qu'elle offre tant qu'elle est mouillée, effet que ne produisent ni les eaux de rivière ni les eaux potables. Cette substance est-elle une exudation des algues, vient-elle des animaux et des végétaux morts, devenus liquides et solubles par la putréfaction? C'est ce qu'on ne sait pas. Quoi qu'il en soit, elle se putréfie très-rapidement et devient cause de l'odeur fétide que répand l'eau de mer lorsqu'elle a séjourné quelques jours dans un vase, abandonnée à elle-même.

La composition chimique de l'eau de mer présente des variations qui trouvent leur raison d'être dans le climat, la latitude, le voisinage des côtes, les cours d'eau, etc., et dans bien d'autres causes encore dont on ne détermine pas bien la nature. Toutefois, sur nos côtes, la proportion de ses principes ne diffère pas au point de constituer un changement notable dans son action minérale.

Le tableau suivant nous donne les résultats obtenus par Schweitzer et Laurens, dans leurs analyses de l'eau de la Manche et de l'eau de la Méditerranée.

ANALYSE CHIMIQUE.

EAU UN KILOGRAMME.	MANCHE.	MÉDITERRANÉE.
Eau..	964.74372	959.26
Chlorure de sodium..	27.05948	27.22
— de potassium..	00.76552	0.01
— de magnésium..	3.66658	6.14
Sulfate de magnésie..	2.29578	7.02
— de chaux.	1.40662	0.15
Bromure de magnésium..	0.02929	0.00
Carbonate de chaux..	0.03301	0.20
Noms des auteurs :	SCHWEITZER.	LAURENS.

Nous allons donner successivement l'analyse des eaux de l'Océan, de la Manche et de la Méditerranée, afin que le médecin ait une idée juste des différences qui existent dans la quantité des principes minéralisateurs de ces trois mers.

ANALYSES CHIMIQUES.

OCÉAN

EAU RECUEILLIE DANS LE BASSIN D'ARCACHON

	Gram.
Chlorure de sodium.	27,965
— de magnésium.	3,785
— de calcium.	0,325
Iodure et bromure..	indét.
Sulfate de magnésie..	5,575
— de chaux..	0,225
— de soude.	0,485
Carbonate de chaux. . . . . } — de magnésie. . . . . }	0,515
Matière organique animalisée	0,052
	38,727

(Fauré.)

MANCHE

EAU PUISÉE AU HAVRE A QUELQUES KILOMÈTRES DE LA CÔTE

	Gram.
Chlorure de sodium..	25,704
— de magnésium..	2,905
Bromure de magnésium..	0,030
— de sodium.	0,103
Sulfate de chaux.	1,210
— de magnésie.	2,462
— de potasse.	0,094
Carbonate de chaux..	0,152
Silicate de soude.	0,017
Carbonate et phosphate de magnésie.. . } Oxydes de fer et de manganèse. . . . . }	traces
	32,657

(Figuier et Mialhe.)

MÉDITERRANÉE

EAU PUISÉE A UN KILOMÈTRE DE LA CÔTE DE CETTE

	Gram.
Chlorure de sodium..	30,182
— de potassium.	0,518
— de magnésium.	3,302
Bromure de sodium.	0,570

Carbonate de chaux	0,118
Sulfate de magnésie	2,541
— de chaux	1,392
Oxyde de fer	0,003
	38,625

(Usiglio.)

Il résulte des analyses précédentes que, de tous les sels contenus dans l'eau de mer, le chlorure de sodium est celui dont les proportions subissent le moins de variations. Les proportions des sulfates au contraire présentent des différences très-sensibles. D'après M. Forchhammer, lorsque le fond de la mer est de nature argileuse, l'eau devient plus riche en chaux et plus pauvre en magnésie. C'est qu'alors, dit ce savant, une partie du carbonate de chaux est remplacée par de la magnésie provenant du sulfate magnésique dissous, et il se forme un silicate double de magnésie et d'alumine insoluble. Si le fond de la mer est formé de coquillages, de craie ou de sable quartzeux, la proportion de manganèse ne change pas. Cette circonstance contribue à restituer à l'eau de mer le carbonate de chaux que lui enlèvent les coquillages et que l'eau ne peut retrouver qu'après la destruction de ces derniers, lorsque leur poussière a été mélangée avec de l'argile.

Si, grâce aux analyses chimiques, nous avons des données positives sur la composition de l'eau de mer, nous n'avons que des hypothèses vagues sur l'origine et sur la cause première de sa salure. Les uns admettent l'existence de plusieurs mines de sel gemme dans son bassin; d'autres ont pensé que les matières salines se forment successivement par la combinaison des matériaux nécessaires à leur production, et qui se trouvent dans les eaux de la mer. Ceux-ci attribuent cette salure aux fleuves et aux rivières qui se jettent dans la mer et y entraînent, depuis le commencement du monde, les sels que leurs eaux ont dissous, à la surface de toutes les terres du continent et des îles.

Modes d'administration de l'eau de mer. — L'eau de la mer s'administre en *boisson*, en *bains* et en *lames froides*, en *bains* et en *douches chaudes*.

1° *Eau de mer en boisson.* — Nous avons vu plus haut que l'usage de l'eau de mer à l'intérieur remontait aux temps les plus reculés. Ainsi nous avons vu dans Pline que les médecins de son temps les ordonnaient en boisson; mais ils avaient soin de l'adoucir et d'en mitiger l'action en la mêlant avec du miel ou des raisins écrasés.

Ainsi coupée, cette eau constituait, paraît-il, une boisson très-agréable. De nos jours, les Anglais en font un grand usage, les Français, au contraire, se décident difficilement à la boire, et c'est suivant nous bien à tort.

La dose de l'eau de mer prise à l'intérieur n'a rien de fixe. Elle varie depuis un quart de verre jusqu'à un litre par jour, suivant l'effet que l'on veut obtenir. Nous reviendrons du reste sur ce sujet à propos de l'action physiologique de l'eau de mer prise en boisson.

2° *Eau de mer en bains froids.* — L'eau de mer prise en bain, à la mer, constitue l'élément principal du traitement marin. Aussi croyons-nous utile de rappeler ici les principales règles du bain de mer, car la règle pour le bain de mer, c'est la formule pour le médicament, comme l'a dit fort judicieusement M. Dutroulau; et s'en affranchir, c'est nier l'utilité des poids et mesures et du mode d'administration en matière médicale.

Règles des bains de mer. — En arrivant aux bains de mer, la première chose à faire c'est de se promener au bord de la mer afin de s'accoutumer à son atmosphère, et de parcourir la plage, à la marée basse, afin de bien la connaître et de ne pas avoir peur de l'eau quand on s'y plongera. Après quelques jours, on pourra commencer à prendre des bains.

Quel costume adopter? le plus simple sera le meilleur. Celui de notre premier père, avant qu'il eût partagé la pomme avec Ève, serait notre idéal. Malheureusement, il est impossible de s'en contenter dans une société comme la nôtre. Le simple et vulgaire *caleçon de bain*, tel est le meilleur costume pour les hommes lorsqu'ils se baigneront dans un endroit où les deux sexes sont séparés. Lorsque les bains se prendront en commun, hommes et femmes, adopteront un même costume, assez ample pour ne pas gêner les mouvements et une fois mouillé se coller sur le corps, assez long pour ne pas offusquer la pudeur, quelquefois par trop *tartuffe*, de certaines personnes. Il sera, de plus, d'un tissu souple et léger pour que l'eau le traverse entièrement et se mette en contact constant avec la peau. Pour la tête, les hommes aux cheveux longs et les femmes adoptent généralement un bonnet de percale fermant à pattes sur les oreilles et fixé sous le menton, ou encore une calotte en taffetas gommé. Nous préférons de beaucoup un simple filet à larges mailles. Pour les pieds, rien si la plage est sablonneuse ; des chaussons de lisière munis d'une forte semelle de cuir, si la plage est à fond de galets.

Il faut être à jeun pour prendre son bain, si on le prend le matin, ou avoir mangé depuis trois heures, si on le prend dans l'après-midi.

Cette règle qu'il semble inutile de rappeler est souvent violée, et tous les ans un certain nombre de baigneurs périssent par suite de sa violation.

A quelle heure faut-il prendre son bain? Il est impossible de répondre à cette question d'une manière précise, attendu que le temps, la marée, les habitudes et la susceptibilité du malade sont autant de causes qui peuvent le faire varier. M. Dutroulau considère que le moment le plus propice pour prendre son bain est le matin, avant la grande chaleur solaire, c'est-à-dire entre neuf heures et onze heures. La plupart des médecins préfèrent les faire prendre dans l'après-midi entre trois heures et cinq heures; l'eau, à ces heures, étant plus chaude que le matin.

L'heure fixée pour le bain, il faut s'y préparer. Cette préparation consiste dans un exercice modéré destiné à donner à la peau une température faiblement élevée, tout en évitant cependant de déterminer la transpiration. Puis on s'habille dans sa cabine, on fait un petit tour sur la plage et on prend son bain.

Mais comment entrer dans la mer? Les uns s'assoient sur la plage et y attendent le flot; les autres s'avancent un peu dans l'eau et exécutent des mouvements alternatifs de flexion et de redressement; ceux-ci se font porter dans la mer par les guides baigneurs, le corps immobile et faisant la planche; ceux-là se plongent rapidement entre deux lames, la tête la première, et cela huit ou dix fois en quelques minutes. Toutes ces manières d'entrer dans l'eau sont plus ou moins mauvaises. La meilleure consiste à entrer franchement dans l'eau jusqu'au cou et d'emblée. Nous disons ceci pour ceux qui ne savent pas nager; car les nageurs, eux, prennent la mer d'assaut, piquent une tête, disparaissent momentanément entre deux eaux et reparaissent un peu plus loin en nageant chacun à sa manière.

Une fois dans l'eau, il est très-important de ne pas y rester immobile; il faut marcher, sauter, se faire recouvrir souvent par la lame qu'on reçoit tantôt sur le dos, tantôt sur le côté, en un mot remuer pendant toute la durée du bain et se tenir toujours dans l'eau.

Quelle doit être la durée du bain? encore une question à laquelle on ne peut répondre d'une manière précise, l'impression produite par l'eau variant suivant les individus. On peut cependant dire d'une manière générale : Aussitôt que l'on sent le corps se refroidir, et sans attendre qu'on ait eu des frissons, il faut quitter l'eau. La première sensation de froid se produit chez les uns au bout de cinq minutes, chez d'autres au bout de vingt minutes et quelquefois au bout d'un temps encore plus long.

En sortant du bain, quelques baigneurs, quittent leur costume, se revêtent d'un peignoir et se promènent quelques instants sur la plage, pour donner à l'air et au soleil le temps de les sécher. Le plus grand nombre court à sa cabine, s'essuie à la hâte et s'habille le plus promptement possible, en ayant soin de prendre, suivant les plages, un bain de pieds destiné surtout à les débarrasser du sable de la grève. Une fois habillé, il est important, pour favoriser la réaction, de marcher et de se promener. Les individus faibles chez lesquels celle-ci tarderait à se manifester, pourront l'aider en buvant un verre de vin généreux sucré, froid ou chaud. Les hommes aiment mieux un verre de madère ou de vermouth.

Pour en finir avec les préceptes relatifs aux bains de mer, disons un mot qui concerne plus spécialement les dames. Il est urgent pour elles de faire sécher leurs cheveux en sortant du bain. Dans ce but elles les feront essuyer avec un linge très-sec et non chauffé, ou mieux avec un morceau de flanelle. Puis, elles les laisseront pendant quelque temps épars sur les épaules, exposés au grand air. De temps en temps, deux fois par semaine par exemple, elles pourront les laver avec de l'eau tiède d'abord, ensuite avec de l'eau de son, chauffée et additionnée de cinq ou six cueillerées d'eau de Cologne. Le docteur Marie de Saint-Ursain, à qui nous sommes redevables de ce moyen, déclare que toutes les dames qui l'ont employé s'en sont fort bien trouvées.

Bains de mer chauds. — On prépare dans toutes les villes de la côte fréquentées par les baigneurs des bains à l'eau de mer. Ces bains se prennent à une température qui varie de 22° à 35° centigrades, suivant les tempéraments et le genre d'affection des malades. Ces sortes de bains dont l'usage se répand de plus en plus, peuvent se prendre à l'eau de mer pure ou coupée avec de l'eau ordinaire. Ils sont très-utiles et produisent de bons effets dans certaines affections déterminées. Ces résultats n'ont rien qui doive surprendre lorsqu'on voit ceux que produisent les bains chauds que l'on prend avec les eaux chlorurées sodiques de Salins, de Salies de Béarn et de Niederbroon.

Douches à l'eau de mer. — L'hydrothérapie à l'eau de mer tend tous les jours à prendre plus de faveur. « Employée par les mêmes procédés que l'eau douce, dit avec raison M. Dutroulau, l'eau de la mer a de plus que celle-ci, les propriétés que lui communique sa constitution médicale. Des établissements spéciaux, munis de tous les appareils usités dans ce genre de traitement, existent aujourd'hui près de plusieurs stations de bains de mer. Au point de vue du traitement marin, les procédés hydrothérapiques sont des auxiliaires du bain à la lame, dont nous vérifions tous les jours l'utilité et l'efficacité ; la piscine à douche de lame sert à prendre le bain quand le temps le rend impraticable à la mer, et la douche révulsive et reconstitutive peut être ajoutée au traitement et alterner avec le bain, attendu qu'elle agit dans le même sens que lui. On se tromperait, d'ailleurs, si l'on pensait que l'eau de mer n'a pas, en été, une température assez basse pour servir aux usages hydrothérapiques ; recueillie la nuit, et restée plusieurs heures à couvert, elle baisse de 3 à 4 degrés et descend même un degré au-dessous de l'eau douce placée dans les mêmes conditions qu'elle. » L'eau de mer s'emploie encore en lavements et en douches vaginales.

Bains de sable. — La mer communique au sable de la plage qu'elle baigne tous les jours des propriétés analogues à celles qui lui sont propres. Aussi les médecins ont cherché à tirer parti de ce sable et sur les plages de la Méditerranée et du bassin d'Arcachon on les emploie aujourd'hui très-fréquemment et avec succès en bains. D'après M. Marchant, l'arène sur laquelle il se prend doit être visitée par la mer de temps en temps ; la fosse qui doit servir de baignoire est creusée une heure avant le bain, afin que le sable ait le temps de sécher et de s'échauffer ; le baigneur y entre entièrement nu et est recouvert d'une couche de sable de 4 à 5 centimètres d'épaisseur ; il est abrité du vent et du soleil. L'ensablement ne doit pas durer plus de quinze minutes, et le traitement, la cure se compose de six à quinze bains, pris de deux jours l'un.

Action physiologique de l'eau de mer.—Nous examinerons l'action physiologique de l'eau de mer suivant ses divers modes d'administration.

Eau de mer prise en boisson. — Les effets de l'eau de mer prise en boisson sont variables. Nous distinguerons avec notre ami Rabuteau : 1° Ceux qui résultent de l'ingestion de l'eau de mer à haute dose, 2° ceux qui résultent de son ingestion à faible dose.

1° « A haute dose, dit-il dans son excellent ouvrage en cour de publication et qui a pour titre : *Éléments de thérapeutique et de pharmacologie*, l'eau de mer produit une action laxative. Il suffit de deux ou trois verres au plus, chez un adulte, pour que la purgation ait lieu. Cette action est la résultante des propriétés reconnues aux sels contenues dans l'eau de mer. Nous savons en effet, que le chlorure de sodium purge à haute dose, et j'ai démontré que le chlorure de magnésium est un excellent purgatif. L'eau de mer contenant de petites quantités de chlorure de potassium, et 2 à 3 pour 1,000 de sulfate de magnésium, les actions de ces deux composés, qui seraient sans efficacité si elles étaient seules, deviennent efficaces en s'ajoutant à celles des précédents.

2° « Administrée à petite dose, l'eau de mer ne purge pas ; elle est absorbée et agit alors sur la nutrition. Elle élève la température et active la circulation. Nous savons que les chlorures augmentent la production et l'acidité du suc gastrique : il en est de même de l'eau de mer. On sait que l'augmentation de l'appétit est l'un des premiers signes que l'on observe non-seulement après l'usage interne de cette eau, mais encore après les bains de mer. »

L'eau de mer est peu agréable à boire, à cause de sa saveur amère et nauséabonde. Pour la rendre plus agréable et même transportable, on l'a filtrée et on y a incorporé de l'acide carbonique. M. Pasquier, pharmacien à Fécamp, envoya, il y a déjà plusieurs années, à l'Académie de médecine, des bouteilles d'eau de mer préparée ainsi par lui depuis quatre ou cinq mois, et voici les conclusions du rapport que Rayer fit à ce sujet : « J'ai pu constater : 1° que c'était un purgatif puissant, qu'une bouteille d'eau de mer purge davantage qu'une bouteille d'eau de Sedlitz de 32 grammes ; 2° que les malades l'ont prise sans répugnance et l'ont trouvée agréable au goût ; 3° qu'aucun accident, aucune incommodité n'ont suivi son administration. Nous croyons, en conséquence, que l'eau de mer gazeuse préparée par M. Pasquier, peut être employée avec avantage dans tous les cas où les purgatifs salins sont indiqués. Nous avons remarqué de plus, qu'elle a une action spéciale et favorable sur les individus atteints d'affections scrofuleuses. »

Il y a quelques mois à peine, Rabuteau imagina de faire fabriquer du pain avec de l'eau de mer. Nous avons vu et goûté ce pain. Il avait un degré de saveur voulue et était agréable. Il se conservait frais pendant plus de huit jours, c'est-à-dire beaucoup plus longtemps que le pain ordinaire. Ce pain, Rabuteau l'a expérimenté. Il en a fait un usage exclusif pendant plusieurs jours et il a trouvé qu'il augmentait l'appétit et favorisait la digestion ; qu'il ne constipait en aucune façon ; et qu'il rendait même parfois les exonérations plus faciles. On peut donc dire que le pain à l'eau de mer est un aliment hygiénique et même un médicament qui présente les avantages de l'eau de mer à petite dose.

Bains de mer froids. — En lisant les descriptions que font les divers auteurs des effets physiologiques des bains de mer, on trouve entre elles des différences sensibles. Aussi, ne croyons-nous pouvoir mieux faire que de nous en rapporter à notre propre observation. Voici d'après ce que nous avons ressenti en prenant des bains de mer, les phénomènes qui se produisent. Lorsqu'on entre dans l'eau, on éprouve presque toujours un saisissement général, voisin du malaise; malgré soi on est envahi par un frisson plus ou moins intense, et on éprouve un engourdissement des extrémités des membres. Bientôt survient une sensation de suffocation, de constriction du thorax, et, presque en même temps, le visage pâlit, la peau prend un aspect rugueux et mamelonné, en un mot on sent que le sang, abandonnant la périphérie, est refoulé vers le centre; la respiration est généralement anxieuse et se ralentit; le pouls devient plus petit et diminue de fréquence. Quelques secondes suffisent souvent pour amener une sensation de bien-être qui fait bientôt oublier la sensation pénible que l'on a d'abord éprouvée. La respiration devient alors large et profonde, la chaleur augmente, la peau se colore, le pouls s'accélère; en un mot, on sent dans tout l'organisme, une énergie et une vitalité qui invite au mouvement. Cet état dure plus ou moins longtemps, suivant que la lame est plus ou moins forte, que l'individu est jeune et vigoureux, que l'on a plus ou moins l'habitude des bains de mer froids. Après un temps plus ou moins long, qui varie de 10 à 25 minutes, on éprouve un second frisson : c'est alors le moment de sortir du bain. Pour n'avoir pas tenu compte de cette loi formelle, il m'est arrivé une fois d'avoir des vomissements, et plusieurs fois d'être pris d'un violent mal de tête qui durait tout le reste de la journée, et quelquefois une partie de la nuit.

Tels sont les phénomènes physiologiques immédiats du bain de mer froid que nous avons observé sur nous-même. Il est bien évident qu'ils ne se reproduisent pas chez tout le monde absolument de la même manière. Ils varient suivant l'âge, le tempérament et la constitution des baigneurs.

Voyons maintenant quels sont les effets consécutifs du bain de mer froid. Nous parlons toujours d'après notre propre expérience. A la sortie du bain, on éprouve, pendant les premiers jours, une lassitude générale plus ou moins marquée qui invite au sommeil; aussi la nuit est-il plus profond que d'habitude. Mais cette sensation de lassitude, cette paresse du corps, ne tardent pas à disparaître, et on voit alors le teint se colorer sous l'influence d'une vascularisation plus grande, et, les phénomènes du colapsus nerveux faire place aux phénomènes contraires de l'état physique et moral.

A côté de ces phénomènes communs à presque tous les baigneurs, viennent s'en placer d'autres que nous devons mentionner. Nous venons de parler de la vascularisation périphérique ; c'est surtout chez les enfants que cette augmentation est la plus marquée. L'action irritante de l'eau de mer agit plus énergiquement chez certains individus que chez d'autres; ainsi, chez plusieurs, on voit apparaître des rougeurs par petites plaques, qui durent à peine quelques heures pour apparaître de nouveau à chaque bain, pendant les quatre ou cinq premiers jours. Les désordres digestifs ne sont pas rares dans les premiers jours; mais ils cessent rapidement, et alors on voit se développer et se régulariser simultanément les fonctions digestive, musculaire, circulatoire et nerveuse; dès lors l'assimilation est plus active. Quelquefois on observe après le premier et le second bain un petit mouvement fébrile analogue à la fièvre thermale que déterminent souvent les eaux minérales.

Quant aux effets physiologiques des bains de mer froids chez les enfants, nous ne saurions en donner une meilleure idée qu'en reproduisant le passage suivant de l'excellent ouvrage de M. Brochard, si compétent sur cette matière. « Les capillaires cutanés se dessinent, le tissu cellulaire sous-jacent s'injecte, la peau se vascularise ; elle devient moins sèche et conserve une chaleur qui ne lui était pas ordinaire. Le système musculaire acquiert de l'énergie ; l'appétit est plus vif, principalement à la sortie du bain. Chez certains sujets nerveux et impressionnables, le sommeil est agité, mais au bout de quelques jours il devient plus profond. Le contact journalier de l'eau de mer occasionne chez un grand nombre d'enfants de vives démangeaisons ou des éruptions de formes diverses. L'urticaire, dans ce cas, apparaît fréquemment. Au bout d'un temps un peu plus prolongé de l'usage des bains de mer, on remarque chez les enfants les phénomènes physiologiques suivants : le besoin de prendre de la nourriture est plus fréquent, les digestions sont meilleures. La circulation générale devient plus active et imprime une énergie toute nouvelle à la circulation périphérique. La peau subit d'importantes modifications dans son tissu et dans son aspect ; elle devient plus ferme, plus rose, plus chaude ; elle ne tarde pas à brunir. Les mouvements respiratoires acquièrent de l'ampleur et de la régularité. L'hématose se fait mieux ; le sang appauvri se modifie sous le rapport de la quantité et de la qualité. La maigreur des enfants disparaît, leurs chairs flasques et blafardes deviennent fermes et colorées. Chez plusieurs d'entre eux, on remarque un accroissement rapide qui ne s'accompagne ni d'amaigrissement, ni de faiblesse comme cela se voit souvent. Presque toujours, au contraire, sous l'influence de la médication maritime, des enfants qu'une croissance excessive avait courbés et fatigués au point de faire concevoir des inquiétudes pour leur taille ou pour leur poitrine, se redressent et prennent de la force. » Bien entendu, ces phénomènes physiologiques varient de rapidité et d'intensité suivant la nature des individus.

Bains de mer chauds. — Les bains de mer chauds pris dans une baignoire ne peuvent avoir, on le comprend, des effets identiques aux bains de mer à la lame. Leur action cependant est analogue, mais bien moins intense.

Douches à l'eau de mer. — Les douches s'emploient froides ou chaudes. Elles agissent par leur action révulsive sur la peau qu'elles rougissent rapidement. Lorsqu'elles sont de courte durée elles procurent une réaction vive, favorisent la circulation et augmentent les fonctions de la surface cutanée, en même temps qu'elles impriment à l'organisme entier un ébranlement salutaire. Lorsqu'on les prolonge, au contraire, au lieu d'être excitantes, elles sont hyposthénisantes et sédatives, elles concentrent le sang, ralentissent le pouls et déterminent un sentiment de calme et de bien-être chez les individus qui s'y soumettent.

Bains de sable. — Quant aux bains de sable, voici en peu de mots leurs principaux effets physiologiques : chez l'individu qui y est soumis, on voit la peau devenir rouge, la face s'animer, une sueur abondante s'échapper de tous ses pores et dissoudre les sels marins, d'où une sorte d'imbibition cutanée qui ajoute à la surexcitation causée par la température élevée du bain. Ces bains sont donc révulsifs et dépuratifs.

Action thérapeutique des bains de mer. — Nous allons passer en revue les affections qui ressortent de la thérapeutique maritime.

Scrofule. — Au premier rang de ces affections, il faut placer la diathèse scrofuleuse. « Tous les médecins ont dans leur clientèle, dit M. Brochard dans son excellent traité des *Bains de mer chez les enfants*, de ces enfants au teint pâle, verdâtre, dont les yeux sont cernés, les paupières rouges et châssieuses. Ces enfants sont d'une extrême maigreur, ont l'air ennuyé, la démarche languissante; d'autres, au contraire, ont la peau blanche et rose, des cils magnifiques, des chairs flasques, un peu bouffies ; leur aspect extérieur rappelle celui des chérubins. Malheureusement ce teint frais et rose dont les mères sont quelquefois si fières, ne cache que trop souvent une constitution lymphatique, qui se décèle aux yeux des praticiens par d'imperceptibles nodosités que ces enfants présentent toujours sur les parties latérales du cou. La plupart de ces jeunes sujets ont au nez, aux lèvres, aux oreilles ou ailleurs, des éruptions dont la forme varie, mais qui sont toujours de nature strumeuse. On attache en général peu d'importance à ces éruptions, et l'amour-propre des mères permet rarement au médecin de leur donner la seule et véritable dénomination qui leur convienne. » A cette prédominance des tissus blancs qui se traduit par les signes que M. Brochard décrit dans le passage que nous venons de rapporter, viennent s'ajouter la langueur de l'appétit, la fréquence des indigestions, le développement exagéré de l'abdomen, la vitesse et la variabilité du pouls, le retard de la croissance, et souvent l'apparition de quelque localisation plus ou moins grave. Chez le plus grand nombre de ces enfants, cet état constitutionnel est héréditaire ; mais, chez plusieurs autres, il provient de la mauvaise nourriture qu'ils ont eue, du défaut du régime auquel on les a soumis pendant leur première enfance, du séjour prolongé dans une grande ville à l'air vicié, ou dans un logement humide et mal aéré, etc. C'est surtout à ces enfants-là que conviennent les bains de mer et un séjour prolongé sur la côte. Leurs effets toniques et reconstituants ne tarderont pas à se manifester d'une manière sensible.

La scrofule, on le sait, a de nombreuses manifestations dans les divers tissus du corps humain : tissu ganglionnaire, tissu muqueux, tissu cutané, tissu osseux. Les bains de mer agissent-ils également sur les manifestations qui se produisent dans tous ces tissus. La création de l'hôpital d'enfants de Berck-sur-Mer, spécialement consacré aux scrofuleux, a permis de chercher la solution de cette importante question. Voici les résultats auxquels est arrivé M. Perrochaud médecin de cet hôpital. « La plupart des enfants admis à l'hôpital de Berck, présentent à la fois plusieurs formes de scrofules. Les scrofulides, les abcès froids suppurés sont, de toutes les formes de cette maladie, celles qui guérissent le plus facilement. Ordinairement au bout de quinze jours, je remarque une amélioration très-prononcée. En général, j'ai pu constater que dans ces formes la durée moyenne de la guérison était de soixante-dix à quatre-vingts jours. De vastes abcès froids suppurés ont à mon grand étonnement guéri en six ou huit semaines. La cicatrisation des ulcérations scrofuleuses et des abcès ulcérés se fait plus facilement pendant la saison des bains. Les engorgements ganglionnaires sont très-heureusement et très-promptement modifiés par le séjour au bord de la mer et l'hydrothérapie marine... Presque toujours, chez nos malades l'amélioration se fait sentir au bout d'un mois, six semaines. Les ganglions diminuent de volume très-rapidement. Les ostéites, particulièrement celles des pieds et des mains, guérissent très-promptement; habituellement l'amélioration se manifeste au bout d'un mois, six semaines... Il m'a été permis de constater au bout de dix à douze mois la guérison des manifestations les plus graves de la scrofule. » M. Brochard, dans sa grande pratique a obtenu les mêmes résultats.

Maladies des femmes. — Après les maladies de l'enfance, les maladies des jeunes filles et des femmes sont celles qui réclament le plus souvent les effets curatifs de la thérapeutique marine, et Michelet a raison, lorsqu'il dit en parlant de la mer : « Elle est bonne et large pour tous, mais plus bienfaisante, ce semble, plus sympathique pour les créatures moins éloignées de la vie naturelle, pour les enfants innocents qui souffrent des péchés de leurs pères, pour les femmes, victimes sociales, dont les fautes sont surtout l'amour, et qui, moins coupables que nous, portent cependant bien plus le poids de la vie. La mer, qui est une femme, se plaît à les relever; elle dissipe leurs langueurs; elle les pare et les refait belles, jeunes de son éternelle fraîcheur. Vénus, qui jadis sortit d'elle, en renaît encore tous les jours, — non pas la Vénus énervée, la pleureuse, la mélancolique, — la vraie Vénus victorieuse, dans sa puissance triomphale de fécondité, de désir ! »

Parmi les affections du sexe, qui sont le plus heureusement traitées par les bains de mer, nous citerons : les troubles qui accompagnent la croissance trop rapide et la difficulté de la première menstruation à l'époque de la puberté; ceux qui se manifestent lors de la ménopause à l'âge critique; et enfin ceux qui surviennent dans l'intervalle, les ménorrhagies, les aménorrhées et les dysménorrhées; la chlorose et la chloro-anémie; les déplacements de la matrice consécutifs aux accouchements laborieux, ou aux avortements naturels ou provoqués; les engorgements et les ulcérations du col de l'utérus dus aux mêmes causes ou à des excès de coït, ou à de simples dérangements de la menstruation de l'utérus; et certaines formes de l'hystérie, et surtout la forme convulsive.

Névroses. — Parmi les maladies du système nerveux susceptibles du traitement marin, nous donnerons la première place au nervosisme que les femmes appellent état nerveux et qui est souvent lié aux troubles des fonctions ou de la sensibilité de l'utérus; certaines formes de l'hystérie, principalement la forme convulsive; l'hypochondrie chez l'homme qui a tant d'analogie avec l'hystérie de la femme, et la chorée. Viennent ensuite certaines névralgies locales, telles que les névralgies de la face et du crâne, la névralgie de la cinquième paire ou sciatique.

Affections des voies digestives. — Certaines gastralgies et certaines dyspepsies, principalement celles qui dépendent d'un défaut d'acidité du suc gastrique sont heureusement influencées par l'usage interne de l'eau de mer sagement combiné avec l'usage externe. Il en est de même des diarrhées chroniques et des engorgements de diverses natures ayant leur siége dans les glandes et les viscères abdominaux.

Affections de la peau. — La thérapeutique marine peut être employée très-avantageusement dans toutes les manifestations cutanées du lymphatisme et de la scrofule. M. Roccas a guéri une éruption pemphigoïde chez une petite fille de cinq ans. M. Gaudet a vu des herpès préputialis qui n'avaient pu tolérer les bains de sous-carbonate de potasse, guéris à la suite d'une saison de bains de mer. Enfin, plusieurs médecins ont vu les bains de mer exercer une influence bienfaisante sur l'impétigo, la teigne faveuse, le lichen, le prurigo, l'icthyose et le pityriaris capitis.

Rhumatisme. — Il résulte d'une longue et laborieuse discussion de la Société d'hydrologie, sur le traitement de rhumatismes par l'hydrothérapie marine, que les formes atoniques avec empâtement des articulations sont seules justifiables de ce traitement. Encore faudra-t-il employer l'hydrothérapie à l'eau chaude, et dans quelques cas les bains de sable.

Phthisie. — Tout le monde sait aujourd'hui, que c'est notre vénérable collègue de la presse médicale, M. Amédée Latour, directeur de l'*Union médicale*, qui a introduit le chlorure de sodium dans le traitement de la phthisie pulmonaire. Voici en quelques mots le traitement. M. Amédée Latour fait prendre au malade le sel marin dans le lait, ou mieux, le lait chloruré produit par une chèvre à laquelle on donne une nourriture saine et abondante, composée en partie d'herbes vertes et de racines fraîches, et additionnée d'une certaine quantité de sel dont on peut élever progressivement la dose jusqu'à 50 grammes par jour. Le chlorure de sodium s'élimine en partie par le lait, mais il a acquis alors des propriétés qu'il ne posséderait pas s'il avait été simplement mélangé avec ce liquide. Nous ne pouvons, il est vrai, expliquer actuellement ces différences entre le lait chloruré et le lait simplement additionné de sel marin, mais elles n'en existent pas moins, attendu que le chlorure de sodium peut très-bien se combiner avec les matières albuminoïdes et sucrées. Grâce à ce traitement suivi pendant un temps suffisant et combiné avec une hygiène convenable, M. Latour a guéri des phthisiques à la première période et souvent même ceux qui étaient arrivés à la seconde période.

Comment agit le chlorure de sodium dans la phthisie pulmonaire? Il résulte des expériences de Lehmann que ce sel diminue dans le sang des phthisiques, et on sait que ce sel exerce une action puissante sur ce liquide et sur la nutrition, d'abord en augmentant la sécrétion du suc gastrique et en le rendant plus acide, par conséquent en favorisant la digestion et s'opposant aux vomissements si fréquents chez les phthisiques ; d'un autre côté, on sait que les principaux effets du chlorure de sodium sur le sang et la nutrition sont les suivants : il retarde la coagulation du sang et le rend rutilant; il augmente le nombre des globules rouges et il active les oxydations.

De plus, on n'ignore pas que plusieurs médecins ont préconisé les sels de chaux dans la phthisie, et que le grand Laënnec considérait la respiration de l'atmosphère maritime comme si efficace dans la phthisie qu'il était allé jusqu'à faire mettre des algues dans les salles de son service hospitalier.

D'après tout ce qui précède, on ne doit donc pas s'étonner de l'action efficace de l'air marin et de l'eau de mer combinés avec une hygiène appropriée, dans le traitement de la phthisie. Seulement, on choisira de préférence les stations balnéaires du bassin d'Arcachon et de la Méditerranée comme étant plus chaudes et plus à l'abri des vents violents, et entre toutes, celles qui auront dans leur voisinage des forêts de pins.

Maladies chirurgicales. — Lombard, chirurgien militaire de la fin du siècle dernier, disait : « L'eau de mer, dont l'utilité en médecine est prouvée par des succès non équivoques, peut également produire de bons effets en chirurgie, toutes les fois que son emploi sera dirigé d'après une connaissance parfaite de la maladie. » Son action topique et détersive et reconstituante se fait surtout sentir dans les affections chroniques des articulations, dans les difformités consécutives aux fractures et aux luxations, dans les nécroses, les caries, les trajets fistuleux, dans les cicatrices vicieuses résultant de brûlures étendues, etc.

Coup d'œil sur les plages de la France. — « La France, a dit Michelet, a l'avantage admirable d'avoir les deux mers. De là des facilités d'alterner selon les saisons, les tempéraments, les degrés de la maladie, entre la tonicité salée de la Méditerranée et la tonicité plus moite, plus douce (n'étaient les tempêtes), que nous offre l'Océan.

« Sur chacune des deux mers, il y a une échelle graduée de stations plus ou moins douces, plus ou moins fortifiantes. Il est très-intéressant d'observer cette double gamme, et le plus souvent de la suivre, en allant du plus faible au plus fort.

« Celle de l'Océan, qui, par des eaux fortes et fortifiantes, ventées, agitées, de la Manche, s'adoucit extrêmement au midi de la Bretagne, s'humanise encore en Gironde, et trouve une grande douceur au bassin fermé d'Arcachon.

« Celle de la Méditerranée, pour ainsi dire circulaire, a sa note la plus haute dans le climat sec et vif de Provence et de Gênes. Elle s'amollit vers Pise ; elle s'équilibre en Sicile, obtient à Alger un degré remarquable de fixité. Au retour, grande douceur à Valence et à Majorque, aux petits ports du Roussillon, si bien abrités du nord. »

Ces remarques sont très-justes et sont de tous points confirmées par tous les médecins qui se sont occupés de la géographie et de la climatologie côtière de France.

M. Dutroulau, un des plus compétents entre tous, divise nos côtes en trois régions, comme Michelet, et voici les caractères distinctifs qu'il reconnaît à chacune de ces trois régions. « ..... La première qui prend de l'embouchure de la Loire à Dunkerque, est très-irrégulièrement découpée, dans la première moitié surtout ; elle présente quelques plages plus abritées que les autres, mais son exposition générale au nord-ouest et sa latitude lui rendent le climat vif et saturé d'air marin. La température annuelle y est de 10°, 9, celle de l'été et celle de l'hiver de 17°,6 et de 3°,95 avec 13°,6 d'écart ; le vent dominant est le Sud-Ouest qui vient de l'Atlantique et souffle un tiers de l'année, et après lui, le Nord-Ouest et le Nord-Est venant des mers situées plus au nord, vents toujours vifs et souvent violents, même pendant l'été ; les pluies y sont fréquentes en toute saison. Ce climat est regardé par les météorologistes comme un climat égal, essentiellement marin et se rapprochant de ceux de la Hollande et de l'Angleterre ; les étés n'y sont jamais très-chaud, les hivers tiennent le milieu entre les hivers doux et les hivers rigoureux. — La seconde division s'étend de la Loire à la frontière d'Espagne et forme la partie centrale des côtes maritimes de l'Europe en même temps que de la France; elle suit une direction presque rectiligne du nord au sud et ne présente guère qu'une succession de plages plates et de dunes de sables, interrompues seulement par quelques baies ouvertes et des embouchures de rivières; l'exposition générale est à l'ouest. Là, le climat est plus doux; on compte pour température annuelle 12°,7, et pour moyenne de l'été et de l'hiver, 20°,6 et 5°,0; le vent dominant est encore le Sud-Ouest soufflant de l'océan Atlantique, mais le dessus rectiligne de la côte diminue les points de contact avec l'air de la mer et affaiblit d'autant le caractère marin du climat; les bourrasques et les pluies sont d'ailleurs assez fréquentes dans ces régions, surtout en automne. En somme, le climat tient le milieu entre le précédent et celui de la division du sud. Celle-ci, baignée par la Méditerranée, s'étend de l'est à l'ouest, entre l'Italie et l'Espagne, exposée en plein sud, et présente des différences notables de dessin et de topographie, suivant les parties où on l'observe. La moitié Ouest, formant le golfe du Lion, est plate, sablonneuse, sans anfractuosités et coupée seulement par des embouchures de rivières et des entrées d'étangs entourées de marais très-étendus; tandis que la moitié Est, faisant saillie vers le sud, est très-escarpée et très-inégalement découpée, formée par une succession de caps et de belles baies sablonneuses, et couronnées à petites distances par de hautes montagnes. Là, le climat, par ses hautes températures, se rapproche de celui des pays chauds pendant l'été, mais il est très-inégal par rapport à ses diverses saisons. La température annuelle y est de 14°,8; celle de l'été et de l'hiver de 22°,6 et de 7°,5; mais ce qui les caractérise au point de vue hygiénique, c'est le vent sec et violent du Nord-Ouest qu'on nomme *mistral*, vent continental, soufflant par séries de trois jours en moyenne et repoussant l'accès de l'air marin sur le littoral; la sécheresse extrême des trois quarts de l'année n'y est compensée que par des pluies d'automne souvent excessives; en un mot, le climat méditerranéen des côtes de France est beaucoup plus inégal et beaucoup moins marin que ceux du Nord et de l'Ouest. »

BIBLIOGRAPHIE DES BAINS DE MER EN GÉNÉRAL.

1769. *Marcet*, Mémoire sur les bains de mer et d'eau douce.
1770. *Marteau*, Traité historique des bains d'eau simple et d'eau de mer.
1811. *Buchan*, Observations pratiques sur les bains d'eau de mer.
1825. *Assegond*, Manuel hygiénique et thérapeutique des bains de mer.
1828. *Blot*, Manuel des bains de mer.
1835. *Buchan*, Observations pratiques sur les bains d'eau de mer.
1844. *Gaudet*, Recherches sur l'usage et les effets des bains de mer. (2e édit.)
1846. *Lecœur*, Des bains de mer.
1847. *Vieil*, Bains de mer, de leur puissance hygiénique et thérapeutique.
1848. *Usiglio*, Analyse de l'eau de la Méditerranée sur les côtes de France.
1851. *Pouget*, Des bains de mer, recherches et observations sur l'emploi hygiénique et médical de l'eau de mer.
1851. *Auber*, Guide médical et hygiénique du baigneur à la mer.
1853. *Quissac*, De l'abus des bains de mer, de leur danger, des cas où ils conviennent.
1855. *Vertlæghe*, Traité pratique des bains de mer.
1856. *Fonssagrives*, Traité d'hygiène navale.
1856. *Rochard*, De l'influence de la navigation et des pays chauds sur la marche de la phthisie pulmonaire.
1857. *Roccas*, Des bains de mer, de leur action physiologique et thérapeutique.
1857. *Boudin*, Traité de géographie médicale.
1858. *Carrière*, Recherches expérimentales sur l'atmosphère maritime.
1861. *Garnier*, De l'influence de l'air marin sur la phthisie.
1862. *Dutroulau*, De l'hygiène au bord de la mer.
1862. *Roccas*, Traité pratique des bains de mer.
1864. *Brochard*, Des bains de mer chez les enfants.
1865. *Duriau*, Hygiène des bains de mer.
1865. *Claparède*, Études sur les bains de mer, conseils aux baigneurs.
1866. *D'Auriac*, Guide aux bains de mer.
1866. *Gillebert-d'Hercourt*, Présence du sel marin dans l'atmosphère maritime.
1867. *Lee*, Nice et son climat!
1867. *Buttura*, L'hiver à Cannes, les bains de mer de la Méditerranée.
1867. *De Miramont*, Guide médical et hygiénique aux bains de mer.
1868. *Dupouy*, Étude sur l'action physiologique et thérapeutique des bains de mer froids.
1869. *Brouinau*, Des bains de mer, guide médical et hygiénique du baigneur aux plages de l'Ouest.
1869. *Michelet*, La mer, 3e édition.

DEUXIÈME PARTIE

LES BAINS DE MER EN PARTICULIER

AMBLETEUSE

(PAS-DE-CALAIS.)

Itinéraire de Paris à Ambleteuse. — Départ : gare du Nord. — I. Chemin de fer de Paris à Boulogne (voyez *Boulogne*). — II. Voitures de Boulogne à Ambleteuse. — Distance : 8 kil. — Trajet en une heure.

AMBLETEUSE est un bourg maritime situé à 8 kilomètres de Boulogne, qui possédait autrefois un port, aujourd'hui comblé, défendu par une tour élevée au sommet d'un rocher. On y trouve une belle plage à fond de sable, fréquentée surtout par les petites bourses, et un petit établissement de bains.

ARCACHON

(GIRONDE.)

Itinéraire de Paris à Arcachon. — Départ : gare d'Orléans. — Chemin de fer de Paris à Bordeaux, et de Bordeaux à Arcachon. — Distance : 641 kil. — Durée du trajet : 12 h. 30, par l'express ; 17 h. 25, par l'omnibus. — Prix : 1re cl., 75 fr. 85 ; — 2e cl., 59 fr. 65 ; — 3e cl., 42 fr. 10.

ARCACHON est une petite ville charmante, qui s'élève sur les bords de la baie à laquelle elle donne son nom. Elle présente, dit M. Dubarreau, deux physionomies distinctes : en bas, longeant la plage, les pieds dans l'eau, presque, les mille chalets de la ville proprement dite, avec ses pignons bleus, ses clochers, ses tourelles, ses carillons, ses charmilles touffues et ses nids de fleurs ; puis, dans les plis des dunes géantes, sur les sommets, aux flancs, partout, cachée dans les hautes branches des pins, la croisée joyeuse ouverte aux brises de la forêt, à l'air fortifiant de la mer, cette création légendaire, cette autre ville pleine déjà de foule et de bruit, et qu'une main puissante a jetée là...

La plage est sablonneuse, vierge de tout galet, et s'étale le long de la baie, dont la vaste superficie mesure environ 15,000 hectares. Elle est abritée de la haute mer par les dunes de sable plantées des fameuses *pignadas* séculaires qui exhalent une bienfaisante odeur résineuse. Une ouverture, de trois kilomètres de largeur environ, y laisse pénétrer l'eau de mer, qui perd ainsi ses ballotements et devient bientôt calme et tranquille. Cette baie offre ainsi, selon l'expression poétique de Michelet, « le contraste d'un calme profond à côté d'une mer terrible. Hors du phare, le furieux golfe de Gascogne. Au dedans, une eau sommolente et la longueur d'un flot muet qui ne fait guère plus de bruit que n'en peut faire le petit pied sur le coussin élastique de la molle algue marine dont on affermit un sable trop mou. »

On trouve à Arcachon un casino splendide, et parfaitement en rapport avec les exigences de la haute et riche société qui fréquente cette station. Quant aux promenades, elles sont charmantes.

—

Arromanche (Calvados). — Petit village de 500 habitants, situé à douze kilomètres de Bayeux, où l'on trouve un établissement de bains de mer et une belle plage sablonneuse.

—

Asnelles (Calvados). — Petit village de 400 habitants, situé à dix kilomètres de Bayeux. La plage de cette station de bains est à fond de sable.

—

Audierne (Finistère). — Petite ville de 1,800 habitants, située à quarante et un kilomètres de Quimper, à l'embouchure de la rivière de Goayen, qui possède une belle plage à fond de sable, parsemée de petits rochers.

—

Ault (Seine-Inférieure). — Petit village situé à 9 kilomètres du Tréport, au fond d'une gorge étroite formée par de hautes falaises creusées en forme de croissant. Sa plage est à fond de sable et bordée de galets. Il y a un petit casino et un petit établissement de bains de mer chauds.

—

BARFLEUR (Manche). — Village de 4,300 habitants, situé à vingt kilomètres de Cherbourg. Sa plage est hérissée de rochers.

—

BATZ (Loire-Inférieure). — Petit bourg voisin du Croisic, où l'on trouve plusieurs plages.

—

BERC-SUR-MER (Pas-de-Calais). — Petit village situé à quatre kilomètres de Vorton, connu comme station de bains de mer, depuis que l'Assistance publique de Paris y a fait construire un magnifique hôpital pour les enfants scrofuleux qu'elle recueillait avant dans ses hospices. Il serait à désirer que l'État en fît construire plusieurs sur différents points de nos côtes françaises.

—

BEUZEVAL (Calvados). — Petit bourg situé à dix-sept kilomètres de Trouville, entre Dives et Houlgate. Sa plage à fond de sable est très-belle, mais elle est malheureusement fort mal abritée contre les ardeurs du soleil.

BIARRITZ

(BASSES-PYRÉNÉES.)

Itinéraire de Paris à Biarritz. — Départ : gare d'Orléans. — Chemin de fer de Paris à Biarritz par Bordeaux et Bayonne. — Distance : 793 kil. — Durée du trajet : 16 h., par l'express ; 22 h. 30, par l'omnibus. — Prix : 1re cl., 96 fr. 80 — 2e cl., 72 fr. 55 ; — 3e cl., 53 fr. 70.

BIARRITZ est une petite ville de 4,000 habitants, située à dix kilomètres de Bayonne, sur les bords du golfe de Gascogne, au-dessus d'une haute falaise escarpée et rocheuse.

Cette splendide station maritime possède trois établissements de bains situés sur trois plages d'orientations différentes. La plage de l'impératrice, où se baigna jadis le rejeton scrofuleux de Bonaparte et de Montijo, et qui a repris aujourd'hui son ancien nom de *Côte-du-Moulin*, est sablonneuse. Elle est limitée par des terre-pleins bitumés, avec des pelouses gazonnées. Elle est située au nord et convient aux baigneurs qui n'ont besoin que de la percussion modérée des lames. La plage du *Port-Vieux* est toute petite, encaissée entre de hauts rochers à pic, et particulièrement recherchée par les familles qui veulent prendre leur bain en commun. La plage de la *Côte-des-Basques* est plus au sud. Elle est pour ainsi dire reléguée hors de Biarritz, et tout entourée de falaises verticales, grises, argileuses et toujours ruisselantes. Son nom lui vient de ce que les Basques la préfèrent à cause de la puissance de la lame.

Les baigneurs qui se trouveront à Biarritz pendant le mois de septembre assisteront, sur la plage de la *Côte des Basques*, à un curieux spectacle dont nous empruntons la charmante description au livre *Biarritz et ses environs*, dû à la plume élégante de l'habile directeur de la *Gazette des Eaux*, M. Germond de Lavigne.

« Les Basques qui n'ont pas les moyens ou le loisir de faire une saison à Biarritz s'y donnent rendez-vous, une fois l'an, le premier dimanche de septembre, et descendent par bandes, de tous leurs villages du Labourd, de la Soule et même de la basse Navarre. Ils portent presque tous le costume national, pantalon de velours ou de cotonnade rayée, ceinture de soie rouge et veste sur l'épaule

« Chaque bande est précédée des instruments nationaux, un fifre aigu, un tambourin et un instrument inconnu, ayant quelque ressemblance, quant à la forme, avec la lyre ancienne, et garni de trois cordes, sur lesquelles frappent les exécutants avec une baguette de tambour.

« De la montagne à la mer, le chemin se fait lentement, bien que jamais on ne s'arrête; mais dès que la troupe voyageuse rencontre un terrain favorable, elle se met en danse.

« Enfin de tous les points de Biarritz, on entend le bruit des instruments, des chants, des cris sauvages; les Basques arrivent par tous les chemins. En un instant toute la ville est envahie, sur les places, dans les carrefours et partout où les rues s'élargissent, les groupes se forment. Le *Mouchico*, ou saut basque, commence. Les femmes occupent le centre et, sans quitter leurs places, chantent sur un rhythme monotone en pirouettant sur leurs talons. Autour d'elles les hommes dansent en décrivant un cercle et en improvisant les pas les plus étranges. Par intervalles, ils bondissent en poussant leurs cris étourdissants et en brandissant leurs bâtons de néflier, les *Makilas*, qui se croisent et se heurtent, puis, à un signal donné, ils se retournent et recommencent dans le sens opposé.

« Lorsqu'ils sont, non pas fatigués, — ils danseraient jusqu'au surlendemain, — mais satisfaits, ils s'acheminent vers la côte, descendent sur la grève à la file, se déshabillent, se placent sur une seule ligne, hommes et femmes, et, se tenant par la main, ils s'avancent en chantant, en criant, en hurlant. Un énorme flot arrive, large, en grossissant ; toute la ligne l'attend de pied ferme, courbe la tête, tend les épaules ; le flot passe et s'abat, aux cris des baigneurs, dont pas un n'a bronché.

« Le bain n'est pas de longue durée, mais il se renouvelle à tout instant. Chaque fois qu'ils ont soutenu le choc de quelques vagues, nos baigneurs courent s'étendre sur la grève, se sèchent au soleil, et recommencent tant que dure la haute mer. »

Outre ses trois plages et ses trois établissements de bains, Biarritz possède encore, dans l'intérieur même de la ville, deux maisons de bains chauds à l'eau de mer.

Cette station jouit d'un beau climat, d'un ciel pur, d'une température assez élevée mais douce. L'air qu'on y respire est toujours sain, chargé par les vents d'ouest des émanations salines de la mer, et par les vents du sud des émanations balsamiques venues des montagnes.

—

BIDART (Basses-Pyrénées). — Village de 1,400 habitants, voisin de Biarritz, où l'on trouve une bonne plage à fond de sable.

BOULOGNE

(PAS-DE-CALAIS.)

Itinéraire de Paris à Boulogne. — Départ : gare du Nord. — Chemin de fer de Paris à Boulogne — Distance : 254 kil. — Durée du trajet : 4 h. 45, par l'express ; 7 h. 10, par l'omnibus. — Prix : 1re cl., 31 fr. 25 ; — 2e cl., 23 fr. 45 ; — 3e cl., 17 fr. 20.

BOULOGNE est une ville de 40,000 habitants qui a des souvenirs historiques d'une certaine importance. C'est de Boulogne que partit César avec ses légions pour aller conquérir la Grande-Bretagne ; c'est à Boulogne que Napoléon le Grand réunit en 1804 la flottille avec laquelle il voulait faire une descente en Angleterre. C'est à Boulogne, enfin, qu'eut lieu, le 5 août 1840, la fameuse échauffourée qui valut à son auteur, Napoléon le Petit, la détention au fort de Ham d'où il n'aurait jamais dû sortir ! On sait, hélas ! ce que cet homme maudit nous a coûté, mais on ne sait pas ce qu'a reçu le docteur Conneau qui facilita son évasion. Encore un médecin dont on n'est pas fier d'être le confrère !

La plage, à fond de sable, est une des plus belles et des plus commodes du littoral. Mais elle est envahie tous les ans par une foule d'Anglais.

L'existence que mène le baigneur à Boulogne est assez monotone, quoique très-dispendieuse. Peu ou point de réunions, et, sauf son magnifique casino où l'on joue et où l'on fait de la musique, on y vit dans un isolement tout britannique.

—

Bourg-d'Anet (Somme). — Petit village maritime, situé entre le Tréport et Saint-Valery, à 20 kilomètres de cette dernière ville, dont la plage est fréquentée par les baigneurs qui aiment la vie calme et paisible. Il n'y a pas d'établissement.

CABOURG

(CALVADOS.)

Itinéraire de Paris à Cabourg. — Départ : gare Saint-Lazare. — I. Chemin de fer de Paris à Trouville. — Distance : 220 kil. — Durée du trajet : 5 h. 30, par l'express ; 7 h. 20, par l'omnibus. — Prix 1re cl., 27 fr. 10 ; — 2e cl., 20 fr. 55 ; — 3e cl., 14 fr. 90. — II. Voitures de Trouville à Cabourg. — Distance : 17 kil.

Cabourg est une petite ville toute moderne, située en éventail en face de la mer, et composée d'une foule de villas élégantes entourées d'arbres et de jardins. Cette station possède une vaste plage à fond de sable, vierge de galet, avec un bel établissement de bains de mer froids et chauds, et une annexe pour les bains d'eau douce. Un splendide casino, de construction récente, comprenant une salle de spectacle, des salons de lecture, de jeu, de danse et de billard, s'élève sur la belle terrasse qui domine la plage.

C'est à Cabourg que les auteurs dramatiques et les directeurs de théâtre se rendent de préférence en villégiature. Auguste Maquet, le fécond collaborateur de Dumas père, et d'Ennery, entre autres, y possèdent de délicieuses villas.

—

Calais (Pas-de-Calais). — Petite ville de 10,000 habitants, célèbre par le siége qu'en fit Édouard III, roi d'Angleterre, en 1347, et par le dévouement sublime d'Eustache de Saint-Pierre. Sa plage et son établissement de bains sont peu fréquentés.

—

Cancale (Ille-et-Vilaine). — Petite ville de 6,000 habitants, située sur les côtes de Bretagne à 14 kilomètres de Saint-Malo, célèbre par ses huîtres et sa bonne cuisine. Sa plage est moins fréquentée que ses hôtels par les baigneurs de Saint-Malo, de Dinard et de Saint-Servan.

CANNES

(ALPES-MARITIMES.)

Itinéraire de Paris à Cannes. — Départ : gare de Lyon. — Chemin de fer de Paris à Marseille et de Marseille à Nice. — Distance : 1057 kil. — Durée du trajet : 26 h. 25, par l'express ; 39 h., par l'omnibus. — Prix : 1re cl., 130 fr. 20 ; — 2e cl., 97 fr. 65 ; — 3e cl., 71 fr. 55.

CANNES est une ville de 9,000 habitants, où débarqua Napoléon à son retour de l'île d'Elbe en 1815, et où mourut la grande tragédienne Rachel en 1858. Bâtie sur une plage en pente douce au milieu d'une splendide végétation, et entourée de montagnes qui la mettent à l'abri des vents, cette station maritime jouit d'une température assez élevée qui est en moyenne de 16°,2 pour l'année, 10°,2 pour l'hiver, 17°,9 pour le printemps et 32° pour l'été. Cannes est donc une station hivernale avant tout. Cependant on va y prendre des bains de mer au printemps et à l'automne.

—

CAP-BRETON (Landes). — Petit village situé sur les bords du golfe de Gascogne entre Bayonne et Dax. La plage, distante d'un kilomètre du village, est sablonneuse. On y trouve un petit établissement.

—

CARNAC (Morbihan). — Petite ville de 4,000 habitants, située au fond de la baie de Quiberon, dont la plage est assez fréquentée. C'est à Carnac qne se trouvent les fameux *dolmens* et *tumuli* druidiques, qui attirent tous les ans un grand nombre de touristes. C'est à Carnac que les hideux royalistes émigrés, qui conspiraient le démembrement de la France au moment même où l'Europe conjurée la menaçait, débarquèrent le 17 juin 1795. C'est dans la presqu'île de Quiberon qu'ils furent taillés en pièces par le général républicain Hoche, dont notre grand patriote Gambetta nous a retracé l'héroïque histoire dans un si admirable discours. Quelle histoire, plus que celle de Hoche, pouvait en effet séduire le grand citoyen qui par son énergie et son patriotisme a sauvé l'honneur de la France dans la dernière guerre !

—

Cette (Hérault). — Ville de 24,000 habitants, agréablement située dans le golfe du Lion, sur le littoral de la Méditerranée, à 28 kilomètres de Montpellier. Sa plage à fond de sable est très-fréquentée, et possède un bel établissement. Cette station est une de celles où les bains de sable sont très-usités.

CHERBOURG

(MANCHE.)

Itinéraire de Paris à Cherboug. — Départ : gare Saint-Lazare. — Chemin de fer de Paris à Cherbourg. — Distance : 371 kil. — Durée du trajet : 10 h. 20, par l'express ; 13 h. 20, par l'omnibus. — Prix : 1re cl., 45 fr. 70 ; — 2e cl., 34 fr. 25 ; — 3e cl., 25 fr. 10.

Cherbourg, place de guerre de première classe et le premier port militaire de la France, s'est placée depuis quelques années au premier rang comme station de bains de mer. Son établissement situé à droite de la jetée de l'Est, devant une magnifique plage à fond de sable, est des plus complets et des plus remarquables. Hôtel, restaurant, casino, bains de mer chauds, hydrothérapie à l'eau de mer, rien n'y manque.

C'est à Cherbourg que s'embarqua Charles X, après la révolution de Juillet, emportant avec lui ses horribles ordonnances et le duc de Bordeaux, que les bons légitimistes de l'Assemblée de Versailles voudraient bien nous ramener, dans leurs accès de... *patriotisme* qui ressemble si bien à la *folie !* A bas Henri V, messieurs ! et vive la République !

—

Ciotat (La) (Bouches-du-Rhône). — Petite station maritime située à 29 kilomètres de Marseille, dont la plage est très-fréquentée par les baigneurs des pays environnants.

—

Concarneau (Finistère). — Petite ville de 4,000 habitants, située à 22 kilomètres de Quimper, dans un site très-pittoresque. Sa plage attire tous les ans un assez grand nombre de baigneurs.

C'est à Concarneau que se trouvent les fameux aquariums ou viviers-laboratoires de M. Coste, le savant professeur d'embryogénie comparée du Collége de France.

—

Courceulles (Calvados). — Petite ville de 1,600 habitants, située à

27 kilomètres de Caen, à l'embouchure de la Seulles. Sa plage sablonneuse est surtout fréquentée par les familles qui vont chercher le calme et le repos au bord de la mer, et non les plaisirs bruyants et souvent malsains que l'on rencontre dans certaines stations à la mode.

Les huîtres ont fait, avec les bains, la fortune de Courceulles. On n'évalue pas à moins de 40 millions le nombre des mollusques que ses cent parcs livrent tous les ans à la consommation.

CROISIC (LE)

(LOIRE-INFÉRIEURE.)

Itinéraire de Paris au Croisic. — Départ : gare de l'Ouest — I. Chemin de fer de Paris à Saint-Nazaire. — Distance : 460 kil. — Durée du trajet : 11 h. 20, par l'express ; 20 h., par l'omnibus. — Prix : 1re cl., 54 fr. 25 ; — 2e cl., 40 fr. 90 ; — 3e cl., 29 fr. 45. — II. Voitures de Saint-Nazaire au Croisic. — Distance : 29 kil. — trajet : 3 h. 1/2.

Croisic (Le) est un port de mer de 5,000 habitants, situé à 27 kilomètres de Saint-Nazaire, à l'extrémité de la presqu'île de Batz. La plage, dont l'inclinaison est très-faible, est formée de sable fin. Elle est dominée par une jetée d'un kilomètre de longueur, sur laquelle s'élève l'établissement de bains, où l'on trouve réunis hôtel, casino, salles de bains de mer chauds, installation hydrothérapique très-complète, et gymnase. On utilise au Croisic les eaux-mères des marais salins des environs.

Les baigneurs pourront faire des excursions intéressantes à Escoublac, à Pouliguen, à Batz et à Guérande.

—

Crotoy (Le) (Somme). — Petit village situé à 28 kilomètres d'Abbeville, sur la baie de la Somme, dont la plage à fond de sable est visitée tous les ans par quelques baigneurs. On y trouve un petit établissement et un casino.

DEAUVILLE

(SEINE-INFÉRIEURE.)

Itinéraire de Paris à Deauville — Départ : gare Saint-Lazare. — Chemin de fer de Paris à Trouville (voyez : *Trouville*).

Deauville, qui n'est séparé de Trouville que par un pont jeté sur la Touques, est une ville toute récente, composée de chalets et de châteaux somptueux. Elle doit son existence à feu Morny, le complice de l'homme du 2 décembre, et jouit pendant l'empire d'une grande vogue. Tous les aventuriers enrichis par le coup d'État venaient y manger gaiement l'argent pillé dans les caisses publiques, en compagnie des courtisanes du grand et du demi-monde. Aujourd'hui, Deauville a beaucoup perdu et le vide s'est fait sur sa plage et dans son casino où brillaient jadis les habits noirs et les robes décolletées parsemées de fleurs et de diamants! *Sic transit gloria mundi!*

DIEPPE

(SEINE-INFÉRIEURE.)

Itinéraire de Paris à Dieppe. — Départ: gare Saint-Lazare — Chemin de fer de Paris à Dieppe. — Distance: 201 kil. — Durée du trajet: 4 h. 45, par l'express; 6 h. 25, par l'omnibus. — Prix: 1re cl., 24 fr. 75; — 2e cl., 18 fr. 55; — 3e cl., 13 fr. 60.

Dieppe est une ville de 20,000 habitants, située sur la Manche entre deux rangées de collines ocreuses qui forment à droite et à gauche de hautes falaises blanches. La renommée de cette station balnéaire remonte à la Restauration. On y trouve une plage très-vaste, mais à fond de galet; un bel établissement de bains de mer chauds, de bains d'eau douce; et une installation hydrothérapique très-complète. Le Casino est très-élégant. Des bals, des concerts et des représentations théâtrales magnifiques s'y donnent tous les jours pendant la saison.

Les baigneurs de Dieppe sont des individus riches et ne trouvant jamais rien assez cher, endossant l'habit noir tous les soirs pour se rendre au Casino. Les baigneuses font par jour au moins une demi-douzaine de toilettes, toutes plus excentriques et plus extravagantes les unes que les autres! Et ces « gens de la haute » appellent cela se délasser! Qu'ils méditent ces paroles indignées de Michelet: « J'aime le peuple, et je hais la foule, surtout la foule bruyante des viveurs qui viennent attrister la mer de leur gaieté, de leurs modes, de leurs ridicules. Quoi! la terre n'est pas assez grande! il faut que vous veniez ici faire la guerre aux pauvres malades, vulgariser la majesté de la mer, la sauvage et la vraie grandeur! »

—

Dinard (Ille-et-Vilaine). — Charmant petit village qui s'élève à sept kilomètres de Saint-Malo, dont il n'est séparé que par la petite baie formée par l'embouchure de la Rance. On y trouve deux plages à fond de sable, situées, l'une du côté de la pleine mer, près du Casino, l'autre du côté de Saint-Servan, dans la baie ravissante qui reçoit les eaux de la Rance.

—

Dives (Calvados). — Petit hameau de 600 habitants, bâti à l'embouchure de la Dive, entre Cabourg et Beuzeval. Il n'y a pas de plage, mais les baigneurs y logent et vont se baigner à Cabourg.

Au haut de la falaise qui domine Dives, s'élève la colonne commémorative du départ de Guillaume le Conquérant pour l'Angleterre en 1066. C'est au port de Dives que se réunit la flotte qui porta l'armée en Angleterre.

—

Douarnenez (Finistère). — Petite ville de 5,000 habitants, située à vingt kilomètres de Quimper, sur la baie de ce nom, où se rendent tous les ans un certain nombre de baigneurs. La pêche à la sardine se fait sur une grande échelle à Douarnenez, puisque, pendant quatre mois de l'année, on en prend près de cinq millions par jour!

—

Dunkerque (Nord). — On trouve à deux kilomètres de cette ville une belle plage et un établissement de bains fréquentés par les habitants du département du Nord.

ÉTRETAT

(SEINE-INFÉRIEURE.)

Itinéraire de Paris à Étretat. — Départ : gare Saint-Lazare. — I. Chemin de fer de Paris à Fécamp (voyez *Fécamp*). — II. Voitures de Fécamp à Étretat. — Distance 17 kil.

Étretat est un bourg de 1,700 habitants, situé sur les bords de la Manche, abrité entre deux falaises de 90 mètres de hauteur, que la mer a découpées en arches immenses et en aiguilles gigantesques. Cette station balnéaire doit en grande partie sa fortune à Alphonse Karr, l'originalité faite homme, l'incarnation la plus franche et la plus vraie de la gaieté française, l'auteur des *Guêpes*, enfin, ce recueil ravissant qui restera comme un monument d'esprit, de verve franche et railleuse, dans lequel on trouve des méchancetés à l'adresse de Louis-Philippe, dans le goût de celle-ci : « Ces pauvres bêtes se sont couronnées, comme les rois obtiennent d'être couronnés aujourd'hui, en se mettant à genoux. »

« Étretat n'est pas proprement un port, dit Michelet. Fort bas au niveau de la mer, il en est défendu uniquement par une montagne de galets, barrière dont la tempête est le seul ingénieur, y poussant, y ajoutant de nouvelles jetées de cailloux. Aucun abri. Donc, il faut, selon l'ancien et rude usage celtique, que chaque barque qui arrive soit remontée sur le quai, tirée par une corde qui se roule sur un cabestan. Le cabestan, à quatre barres, est fort péniblement tourné par la famille du pêcheur, sa femme, ses filles et leurs amies; car les garçons sont à la mer. On comprend la difficulté. La lourde barque, en montant, heurte de galet en galet, d'obstacle en obstacle, et ne les franchit que par sauts. Chaque saut et chaque secousse retentit à ces poitrines de femmes, et ce n'est point une figure de dire que ce retour si dûr se fait sur leur chair froissée, sur leur sein, leur propre cœur. »

Étretat a une plage à fond de galets, et un établissement de bains de mer chauds et de bains d'eau douce. Le Casino est des plus simples.

Les artistes et les gens de lettres constituent la véritable clientèle de cette station balnéaire. C'est dire qu'on y rencontre plus de costumes de canotiers que d'habits noirs. Mais si l'étiquette y est rigoureusement interdite, l'esprit y est, en revanche, rigoureusement obligatoire. C'est bien une compensation, je pense.

C'est à Étretat que notre grand peintre Gustave Courbet peignit sa fameuse *Marine* qui fit l'admiration de tout Paris au salon de 1870. S'il voulait nous faire plaisir, Courbet nous rendrait avec son pinceau magique le tableau précédent, si bien tracé à la plume par Michelet! Qu'il se laisse tenter, et nous aurons un chef-d'œuvre de plus.

FÉCAMP

(SEINE-INFÉRIEURE.)

Itinéraire de Paris à Fécamp. — Départ : gare Saint-Lazare. — Chemin de fer de Paris à Fécamp. — Distance : 222 kil. — Durée du trajet : 4 h. 45 par l express; 6 h. 15, par l'omnibus. — Prix : 1re cl., 27 fr. 50; — 2e cl., 20 fr. 15; — 3e cl., 15 fr. 05.

FÉCAMP est une ville de 13,000 habitants, bâtie sur la côte de la Manche. Sa plage, trés-fréquentée pendant la saison, située à quelque distance de la ville, est grande, mais désagréable à cause des nombreux galets qui en forment le fond. L'établissement de bains chauds à l'eau de mer et à l'eau douce et le Casino s'élèvent en face de la plage, adossés aux falaises. A propos des bains de mer chauds, signalons l'excellente pratique de Fécamp, qui consiste à tapisser le fond des baignoires d'une épaisse couche de varechs, afin de communiquer à l'eau leurs propriétés adoucissantes et résolutives. Il serait bon de voir adopter cette coutume dans toutes les stations de la côte.

Les pêcheurs de Fécamp font surtout la pêche de la morue, du maquereau et du hareng. C'est à Fécamp que se fabrique la fameuse liqueur des moines de l'abbaye de ce nom. Et à ce sujet je me permettrai de faire une remarque que bien des personnes ont dû faire aussi. Depuis un certain nombre d'années, les couvents des divers ordres religieux inondent la France de leurs liqueurs, qui sont excellentes, je l'avoue, mais qu'ils vendent très-cher. Je croyais que les moines faisaient vœu de pauvreté, et voilà qu'ils s'enrichissent en devenant de vulgaires distillateurs ! Je croyais qu'ils devaient prêcher la tempérance et que la société fondée pour réprimer l'abus de l'alcool et des liqueurs fortes les comptait dans son sein, et voilà qu'ils encouragent au contraire la gourmandise et l'ivrognerie, en lançant de tous côtés des affiches, des annonces et des prospectus où ils vantent les hautes vertus de leurs produits ! Si encore ils consacraient les millions qu'ils gagnent à faciliter la libération du territoire ? mais, bast ! est-ce que les moines ont une patrie ?

—

Fouras (Charente-Inférieure). — Petit bourg de 1,000 habitants, situé à quatorze kilomètres de Rochefort, à l'embouchure de la Charente, dans une presqu'île. Sa plage sablonneuse est très-belle et reçoit tous les ans un certain nombre de baigneurs qui viennent y chercher le repos et la santé, plutôt que l'agrément.

—

Grandcamp (Calvados). — Petite ville maritime située à vingt-huit kilomètres de Bayeux et à quinze kilomètres d'Isigny. Sa plage patriarcale, à fond de sable, attire tous les ans un certain nombre de familles.

GRANVILLE

(MANCHE.)

Itinéraire de Paris à Granville. — Départ : gare Montparnasse. — Chemin de fer de Paris à Granville. — Distance : 328 kil. — Durée du trajet : 8 h. 05, par l'express ; 11 h. 15, par l'omnibus.— Prix : 1re cl., 40 fr. 40 ; — 2e cl., 30 fr. 30 ; — 3e cl., 22 fr. 10.

GRANVILLE est un port de mer de 15,600 habitants. La ville est divisée en deux parties. La basse ville, bâtie dans la plaine, entre la plage et le port, et la haute ville, bâtie sur une énorme roche dont la face nord s'élève à pic sur le bord de la mer. Sa plage est très-belle, sablonneuse, et dominée par de hautes falaises. On y arrive par une brèche large de cinq ou six mètres, taillée à pic dans un rocher très-élevé, dont les deux bords sont réunis par une passerelle en planches. Ce passage s'appelle la Brèche des Anglais. A gauche de la brèche se trouve le Casino, et à droite la plage.

Cette station est très-fréquentée, surtout depuis que le chemin de fer est terminé. J'ai vu Granville, il y a trois ans, et j'ai compris combien était juste le passage que Michelet a consacré à ce petit port. Comme lui « j'aimais cette petite ville singulière et un peu triste qui vit de la pêche lointaine, la plus dangereuse. La famille sait qu'elle est nourrie des hasards de cette loterie, de la vie, de la mort de l'homme. Cela met en tout un sérieux harmonique au caractère sévère de cette côte. J'y ai bien souvent goûté la mélancolie du soir, soit que je me promenasse en bas sur la grève déjà obscurcie, soit que, de la haute ville qui couronne le rocher, je visse le soleil descendre dans l'horizon un peu brumeux. Son énorme mappemonde, souvent rayée durement de raies noires et de raies rouges, s'abîmait, sans s'arrêter à faire au ciel les fantaisies, les paysages de lumière, qui souvent ailleurs égayent la vue. En août, c'était déjà l'automne. Il n'y avait guère de crépuscule. Le soleil à peine disparu, le vent fraîchissait, les vagues couraient rapides, vertes et sombres. On ne voyait guère que quelques ombres de femmes dans leurs capes noires doublées de blanc. Les moutons attardés aux maigres pâturages des glacis, qui surplombent la grève de quatre-vingts ou de cent pieds, l'attristaient de bêlements plaintifs. »

Je n'oublierai jamais les impressions que je ressentis lorsque, par un jour de tempête, je fis, seul avec un ami, le tour extérieur de la ville, en escaladant les rochers abruptes et fantasquement découpés que battaient, avec un bruit terrible, les flots courroucés et menaçants ! Ce jour-là, je devais faire l'excursion de Jersey, mais la mer était si violente, que *l'Ariel* ne partit pas de trois jours.

Je ne saurais trop recommander aux baigneurs qui passent une saison à Granville de faire l'excursion de Jersey, cette île hospitalière de l'Angleterre qui a abrité tant de proscrits au lendemain du coup d'État ; cette île qui a vu éclore les plus beaux vers de ce livre admirable de notre illustre poëte Victor Hugo : *les Châtiments !*

LE HAVRE

(SEINE-INFÉRIEURE.)

Itinéraire de Paris au Havre. — Départ : gare Saint-Lazare. — Chemin de fer de Paris au Havre. — Distance : 228 kil. — Durée du trajet : 4 h. 50 par l'express ; 8 h. 5 par l'omnibus. — Prix : 1re cl., 28 fr. 10 ; — 2e cl., 21 fr. 05 ; — 3e cl., 15 fr. 45.

Le Havre est un port de mer de 75,000 habitants, situé sur les côtes de la Manche et sur la rive droite de l'embouchure de la Seine. On y trouve plusieurs plages à fond de galet et plusieurs établissements de bains, entre autres Frascati, qui est en même temps hôtel, casino et établissement de bains. Nous ne pouvons conseiller cette station qu'aux baigneurs qui, en quittant Paris, aiment à retrouver son agitation et son mouvement, même à la mer.

Le Havre offre aux baigneurs plusieurs curiosités : le port, l'hôtel de ville, le Musée, la Bibliothèque, l'église Notre-Dame, le théâtre et le fameux aquarium, construit dans le square Saint-Roch, qui est une véritable merveille.

—

Hendaye (Basses-Pyrénées). — Petit bourg de 500 habitants, situé à 24 kilomètres de Biarritz, près de l'embouchure de la Bidassoa, qui possède une très-belle plage.

—

Hennebon (Morbihan). — Village situé à dix-huit kilomètres de Lorient, dont la plage est fréquentée par les habitants du département.

—

Honfleur (Calvados). — Ville de 10,000 habitants, bâtie en amphithéâtre sur un coteau pittoresque, à l'embouchure de la Seine. La plage où l'on se baigne se trouve à gauche de la ville, au pied du coteau de Grâce, haut de 90 mètres, au sommet duquel s'élève l'église Notre-Dame-de-Grâce, si connue des marins.

C'est près de Honfleur, dans la propriété du colonel Perthuis, que, après la révolution de février, Louis-Philippe, revenant de Trouville où la tempête ne lui avait pas permis de s'embarquer pour le Havre, reçut l'hospitalité.

—

HOULGATE (Calvados). — Petite ville maritime située entre Beuzeval et Dives, non loin de Trouville. Sa plage, fréquentée depuis quelques années seulement, est couverte d'un sable très-fin et s'étend à perte de vue devant le Casino. « Houlgate et Beuzeval, dit M. Luchet, ne font qu'un pour ainsi dire, si ce n'est qu'Houlgate représente la vie de château, et Beuzeval la vie de famille, le faubourg Saint-Honoré et l'île Saint-Louis. » Les baigneurs ne manqueront pas de visiter le fameux banc de rochers, les *Roches-Noires*, composé de pierres, de coquillages et de terre glaise finissant en falaises abruptes et très-bizarrement découpées.

—

HYÈRES (Var). — Petite station maritime de Provence qui est plutôt une station hivernale qu'une station balnéaire.

—

LANGRUNE (Calvados). — Petite station maritime, à dix-huit kilomètres de Caen, dont la plage sablonneuse est fréquentée par les familles patriarcales. On y trouve un petit établissement de bains.

—

LION-SUR-MER (Calvados). — Petit bourg de 1,000 habitants, situé à quinze kilomètres de Caen. On y trouve une plage à fond de sable très-fin, un petit établissement de bains et un casino.

—

LUC-SUR-MER (Calvados). — Petit bourg de 1,500 habitants, situé à dix-huit kilomètres de Caen. Sa plage, aussi belle que celle de Trouville, est garnie d'un sable très-fin. Son établissement de bains est assez bien organisé.

—

MARSEILLE (Bouches-du-Rhône). — On trouve à Marseille plusieurs établissements de bains de mer et de belles plages.

Mers (Seine-Inférieure). — Petit bourg situé à un kilomètre du Tréport, qui possède une assez jolie plage et un petit établissement de bains de mer chauds.

—

Mimisan-les-Bains (Landes). — Petit bourg situé entre Arcachon et Biarritz, sur le golfe de Gascogne, à l'embouchure d'une petite rivière nommée *le Courant*. Sa plage est à fond de sable et légèrement accidentée.

—

Montpellier (Hérault). — On trouve à quelques kilomètres de Montpellier, au lieu dit *les Cabanes*, une belle plage et un établissement de bains très-fréquentés par les habitants de la ville.

—

Nice (Alpes-Maritimes). — Nice, comme Cannes et Hyères, est une station hivernale plutôt qu'une ville de bains de mer.

—

Nouvelle (La) (Aude). — Petite ville de 2,000 habitants, située sur la Méditerranée, à vingt-six kilomètres de Narbonne. La plage y est très-belle, et l'établissement de bains assez confortable.

—

Paimpol (Côtes-du-Nord). — Petite ville de 2,000 habitants, située au fond d'une baie qui porte son nom, à quarante-cinq kilomètres de Saint-Brieuc. Sa plage est encore peu fréquentée.

—

Petites-Dalles (Seine-Inférieure). — Petit bourg situé à quelques kilomètres de Fécamp, dont la plage, à fond de sable fin, est surtout fréquentée par les familles qui veulent se baigner incognito.

—

Pléneuf-Dahouet (Côtes-du-Nord). — Petite ville de 2,000 habitants, située à vingt-six kilomètres de Saint-Brieuc et à quinze kilomètres de Lamballe. C'est à quelques kilomètres de Pléneuf, au village de Matignon, comme nous en avons donné la preuve dans notre livre sur *les Médecins contemporains*, et non à Lamballe, comme on l'a souvent écrit, que naquit, en 1802, Jobert, de Lamballe, mort d'une manière si triste en 1868.

Pontaillac (Charente-Inférieure). — Petit bourg, situé à trois kilomètres de Royan, dont la plage splendide attire tous les ans un grand nombre de baigneurs logés à Royan.

—

Pornic (Loire-Inférieure). — Petite ville de 1,500 habitants, située à vingt-deux kilomètres de Paimbœuf, au fond d'une anse profonde que bordent de hautes falaises. On y trouve une belle plage à fond de sable, un établissement de bains et un casino.

—

Port-en-Bessin (Calvados). — Petite ville de 2,500 habitants, située à huit kilomètres de Bayeux, que quelques baigneurs continuent à fréquenter, malgré sa plage très-rocailleuse.

—

Portrieux (Côtes-du-Nord). — Petit bourg de 1,000 habitants, situé sur le bord de la Manche, à dix-huit kilomètres de Saint-Brieuc. Sa plage est très-belle. C'est à Portrieux que se réunissent tous les ans les navires de la baie de Saint-Brieuc, au moment de leur départ pour la pêche de Terre-Neuve.

—

Port-Vendres (Pyrénées-Orientales). — Petite ville fortifiée, située sur le bord de la Méditerranée, non loin de la frontière d'Espagne. Sa plage est très-fréquentée par les habitants du département.

—

Pourville (Seine-Inférieure). — Petit bourg situé à trois kilomètres de Dieppe. Sa plage est beaucoup plus paisible et modeste que celle de Dieppe.

—

Puys (Seine-Inférieure). — Petit bourg perdu dans un charmant vallon, à deux kilomètres de Dieppe. On y trouve une très-jolie plage sablonneuse et un petit établissement de bains. Alexandre Dumas fils possède au Puys une délicieuse maison de campagne.

LA ROCHELLE

(CHARENTE-INFÉRIEURE.)

Itinéraire de Paris à la Rochelle. — Départ : gare d'Orléans. — Chemin de fer de Paris à la Rochelle. — Distance : 477 kil. — Durée du trajet : 10 h. 35, par l'express ; 12 h. 45, par l'omnibus. — Prix : 1re cl., 58 fr. 70 ; — 2e cl., 44 fr. 05 ; — 3e cl., 32 fr. 30.

La Rochelle est une ville de 20,000 habitants, située au fond d'une baie très-pittoresque. D'un côté de l'anse formée par le port et l'avant-port, se trouve une belle jetée plantée de tamarins ; de l'autre, une vaste promenade bordée d'arbres et appelée le Mail ; c'est de ce côté que sont situés les bains. « Toute la côte, dit le docteur Drouineau, médecin des hôpitaux de cette ville, est pour ainsi dire réservée aux bains de mer, et on peut en compter quatre, élevés avec plus ou moins de frais pour satisfaire aux différentes exigences de la population. Les bains de la *Concurrence* ont l'avantage d'une plage sablonneuse, assez belle, et sont réservés aux hommes. Les bains *Louise* ont été construits pour les femmes seulement. Ces deux établissements sont pour ainsi dire publics. Les bains du *Mail* et les bains *Richelieu*, que l'on trouve ensuite en remontant la côte, sont des établissements vastes, bien construits et disposés de façon à recevoir les étrangers, baigneurs ou malades. Ornés de beaux jardins, bien plantés et soigneusement entretenus, dominant la mer, ils offrent aux malades l'immense avantage de pouvoir respirer l'air marin dans des conditions particulières d'agrément, de commodité que l'on ne rencontre pas partout. La Rochelle, comme station maritime, s'adresse, en effet, moins aux baigneurs de fantaisie et un peu avides de plaisirs, qu'aux malades et aux baigneurs tranquilles, soucieux de leur santé plus que de leurs amusements, et qui veulent tirer un profit réel d'une saison passée aux bords de la mer. » Ajoutons que les bains *Richelieu* offrent, en outre, toutes les ressources modernes de l'hydrothérapie marine.

—

Roscoff (Finistère). — Petite ville de 4,000 habitants, très-pittoresque et digne d'attirer l'attention des artistes, située à vingt-six kilomètres de Morlaix. Sa plage est assez fréquentée.

ROYAN

(CHARENTE-INFÉRIEURE.)

Itinéraire de Paris à Royan. — Départ : gare d'Orléans. — I. Chemin de fer de Paris à Rochefort. — Distance : 474 kil. — Durée du trajet : 10 h. 30 par l'express ; 12 h., par l'omnibus. — Prix : 1re cl., 58 fr. 40; — 2e cl., 43 fr. 75; — 3e cl.; 32 fr. 10. — II. Voitures de Rochefort à Royan. — Distance 42 kil.

Royan est une petite ville bâtie en amphithéâtre à l'embouchure de la Gironde, dans le fond d'une gracieuse baie. « Elle possède, dit M. D'Auriac, des environs charmants avec de nombreuses plages toutes de sable doux et fin, des côtes pittoresques et par-dessus tout un casino avec son parc incomparable, ses bosquets, ses grands arbres, ses allées de tilleuls et ses fourrés de charmille. Le casino est à bon droit la perle de Royan. C'est une merveille de la nature, dont les habitants ont d'autant plus le droit d'être fiers que les autres plages le leur envient. » On trouve dans le Casino un établissement de bains de mer, muni de tous les appareils de l'hydrothérapie scientifique, et une salle de respiration à l'eau de mer pulvérisée.

SABLES-D'OLONNE (LES)

(VENDÉE.)

Itinéraire de Paris aux Sables. — Départ : gare d'Orléans. — Chemin de fer de Paris aux Sables-d'Olonne. — Distance : 507 kil. — Durée du trajet : 11 h. 15, par l'express ; 19 h. 55, par l'omnibus. — Prix : 1re cl., 62 fr. 45 ; — 2e cl., 46 fr. 75; — 3e cl., 34 fr. 30.

Les Sables-d'Olonne, petite ville de 7,000 habitants, située à trente-quatre kilomètres de la Roche-sur-Yon, bâtie sur une langue de sable au bord de l'Océan. Sa plage est bien, sans contredit, une des plus belles de nos côtes, pour ne pas dire la plus belle, et, si pendant longtemps elle n'a pas été très-fréquentée, cela tenait uniquement à la distance qui séparait les Sables des grands centres de population. Mais depuis que cette station est reliée à Nantes et à Paris par un chemin de fer, le nombre des baigneurs augmente tous les ans. La plage est splendide, avons-nous dit : elle a près de huit kilomètres de largeur et, sur toute cette étendue, elle est composée d'un sable très-fin et très-doux. On y trouve un casino et plusieurs établissements de bains de mer chauds.

L'air est très-pur aux Sables, grâce à sa situation sur la langue de sable, qui l'expose à tous les vents. La vie y est très-confortable, peu onéreuse et toute de famille.

—

SAINT-AUBIN-SUR-MER (Calvados). — Petit bourg de 1,100 habitants, situé à seize kilomètres de Caen, où l'on trouve une jolie plage à fond de sable très-fin, fréquentée par les baigneurs qui aiment à vivre en famille et à bon marché.

—

SAINT-ORIAC (Ille-et-Vilaine). — Petite ville de 2,000 habitants, située à onze kilomètres de Saint-Malo, à l'embouchure du Frémur. Sa plage est assez belle et attire tous les ans un assez grand nombre d'étrangers.

—

SAINT-ENOGAT (Ille-et-Vilaine). — Petit village de 2,600 habitants, situé à cinq kilomètres de Saint-Malo entre Dinart et Saint-Briac. Sa plage est abritée par de hautes falaises d'un aspect très-pittoresque.

—

SAINT-GEORGES (Charente-Inférieure). — Petit bourg situé près de Royan à l'embouchure de la Gironde. Sa plage pittoresque, que Michelet affectionnnait d'une manière toute spéciale, a inspiré à l'illustre écrivain plusieurs pages charmantes de son beau livre « *La Mer* » auquel nous avons fait de nombreux emprunts.

—

SAINT-GILDAS (Morbihan). — Village de 1,300 habitants, situé à trente kilomètres de Vannes, à l'extrémité de la presqu'île de Rhuis, où les religieuses, qui occupent le couvent où les Bretons prétendent qu'Héloïse vint rejoindre Abeilard, ont créé un établissement de bains de mer, divisé en deux sections, dont l'une est réservée aux familles et l'autre aux dames seules.

—

SAINT-JEAN-DE-LUZ (Basses-Pyrénées). — Jolie petite ville de 3,000 habitants, située à vingt kilomètres de Bayonne, au pied des Pyrénées, sur le golfe de Gascogne. La plage, une des plus belles de l'Océan, par son étendue et la finesse de son sable, se trouve à quelque distance de la ville.

—

SAINT-JOUIN (Seine-Inférieure). — Petit bourg voisin d'Étretat où les touristes ne manquent pas d'aller faire une excursion, et d'aller déjeûner à l'*Hôtel de Paris*, dont la propriétaire possède un album enrichi de dessins et d'autographes signés de nos artistes et de nos littérateurs les plus célèbres.

SAINT-MALO

(ILLE-ET-VILAINE.)

Itinéraire de Paris à Saint-Malo. — Départ : gare Montparnasse. — Chemin de fer de Paris à Saint-Malo. — Distance : 455 kil. — Durée du trajet : 11 h., par l'express; 14 h. 30, par l'omnibus. — Prix : 1re cl., 56 fr.; — 2e cl., 42 fr.; — 3e cl., 30 fr. 85.

« Sur le rivage de la Manche, qui forme la limite septentrionale du département, dit M. De Labigne dans sa *Bretagne contemporaine*, s'avance en mer un rocher de granit presque isolé de la côte, entouré d'écueils où viennent se briser les lames. Sur ce rocher, commandant l'embouchure de la Rance, une citadelle et une ville murée, c'est-à-dire un château gothique flanqué de tours et surmonté d'un vieux donjon, le tout relié à une ceinture de remparts d'aspect monumental mais sévère, décrivant une sorte de pentagone irrégulier; dans cette enceinte rétrécie, un fouillis, un pêle-mêle de rues et de petites places entassées, où l'espace et la lumière sont mesurées avec parcimonie, que bordent de hauts bâtiments variés d'aspect et de forme : là, hôtels somptueux, régulièrement alignés le long des remparts; ici, groupes bizarres et pittoresques de vieilles maisons étagées sur un sol accidenté : par-dessus toutes ces toitures inégales, amoncelées, un svelte clocher, semblable à un mât de navire, dominant de sa blanche et élégante flèche ajourée les grands combles de l'ancienne cathédrale; en dehors des murailles, un port magnifique et commode, avec bassin à flot, quais et cales de construction; voilà Saint-Malo. »

La plage de Saint-Malo, située aux portes de la ville, est très-belle et formée d'un sable très-fin. L'établissement des bains de mer chauds est très-confortable, et le casino bien installé au milieu d'un jardin.

Le nombre des baigneurs et des touristes qui se rendent chaque année à Saint-Malo est considérable. La mer, les souvenirs historiques, les curiosités de la ville, les excursions des environs, tout les attire à cette station. A Saint-Malo, en effet, sont nés : le célèbre marin Duguay-Trouin, le fameux médecin Broussais, le profond penseur Lamennais, l'auteur des *Paroles d'un croyant*, du *Livre du peuple*, de *l'Esclavage moderne*, écrits admirables dédiés au peuple, qu'il aima tant, et enfin Chateaubriand, qui naquit dans la chambre de l'*Hôtel de France* qui porte aujourd'hui le numéro 5. J'ai visité cette chambre, où j'ai surtout remarqué : un portrait de Chateaubriand, un crucifix en ivoire, une gravure du tableau de Schopin, *Atala et Chactas*, les armes de l'illustre écrivain avec sa devise « *Mon sang teint les bannières de France !* » Sur la grève, à la pointe occidentale du Grand-Bey, la plus avancée vers la mer, que les flots battent à chaque marée, se trouve son tombeau. Il se compose, selon son vœu formel, d'une simple pierre sans inscription, entourée d'une grille et surmontée d'une croix en granit.

Dans les environs, les baigneurs visiteront Saint-Servan, Dinard, Saint-Enoyat, Saint-Briac et Cancale. Ils n'oublieront pas l'excursion de Dinan par le bateau à vapeur qui remonte la Rance. Je ne connais pas de promenade plus pittoresque et plus agréable.

A cinquante kilomètres de Saint-Malo, se trouve le mont Saint-Michel, que l'on aperçoit de la Grève-Saint-Michel, immense bloc de granit situé à trois kilomètres du rivage, sur lequel se dresse la gigantesque abbaye, tour à tour cloître, forteresse et prison ! Je l'ai visitée, cette merveille des merveilles, et je ne saurais décrire les impressions que j'éprouvai, lorsque, du haut de la flèche de l'église, mon œil vit le spectacle si grandiose du soleil s'abîmant dans l'Océan! Je me souviens que, la nuit, accoudé à la fenêtre de la chambre de l'*Hôtel du Lion d'or*, qui donne sur la mer, je passai plusieurs heures à contempler les vagues qui se brisaient contre le mur et dont l'écume venait par moments mouiller mon visage ! Je pensai aux malheureux prisonniers politiques, à ces républicains outragés, calomniés, victimes des rois et des empereurs, qui avaient vécu pendant des années emprisonnés dans les cachots noirs, obscurs et étroits de la forteresse, pour avoir toujours tenu haut et inviolable le drapeau de la revendication des droits du peuple contre l'usurpation et le crime ! Je pensai, surtout à toi, Barbès, modèle de toutes les vertus privées et publiques, à toi, Barbès, que Proudhon a si justement appelé le *Bayard de la Démocratie* ; et je poussai un cri de haine et de malédiction à nos tyrans !

Saint-Pair (Manche). — Petit bourg situé à quelques minutes de Granville, dont la plage de sable est assez fréquentée.

—

Saint-Quay (Côtes-du-Nord).— Petite ville maritime de 3,000 habitants, située à vingt-neuf kilomètres de Saint-Brieuc, très-célèbre par ses grèves. Sa plage sablonneuse est très-fréquentée.

—

Saint-Valéry-en-Caux (Seine-Inférieure). — Petite ville maritime située à trente-huit kilomètres de Dieppe, au fond d'une petite anse resserrée entre deux falaises élevées. Sa plage est très-belle et très-fréquentée, surtout par les familles qui n'aiment pas les folles dépenses. On y trouve un petit établissement de bains et un casino.

—

Saint-Valéry-sur-Somme (Somme). — Petite ville maritime de 4,000 habitants, située, à vingt kilomètres d'Abbeville, sur la rive gauche de l'embouchure de la Somme. Sa plage devient de plus en plus fréquentée, depuis qu'un chemin de fer relie Saint-Valéry à Abbeville.

—

Sainte-Adresse (Seine-Inférieure).— Petite ville de 2,000 habitants située à quelques minutes du Havre, bien préférable par ses nombreuses et charmantes villas que par sa plage à fond de galets. Cette station est surtout fréquentée par les riches négociants du Havre, qui s'y rendent tous les soirs après leurs affaires, comme les Parisiens se rendent à Clamart ou à Chaville.

—

Socoa (Basses-Pyrénées). — Petit bourg situé sur le bord du golfe de Gascogne, à vingt-deux kilomètres de Bayonne. Sa plage est peu fréquentée.

TREMBLADE (LA)

(CHARENTE-INFÉRIEURE.)

Itinéraire de Paris à la Tremblade. — Départ : gare d'Orléans. — Chemin de fer de Paris à Rochefort. — Distance : 474 kil. — Durée du trajet : 10 h. 30, par l'express ; 16 h., par l'omnibus. — Prix : 1re cl., 58 fr. 40 ; — 2e cl., 43 fr. 75 ;

— 3e cl., 32 fr. 10. — II. Voitures de Rochefort à la Tremblade. — Distance : 28 kil. — Prix : 3 fr.

La Tremblade est une petite ville de 3,000 habitants, située à vingt-huit kilomètres de Rochefort, sur la côte de l'Océan, à l'embouchure de la Seudre, en face de l'île d'Oléron. Sa plage exclusivement sablonneuse est très-belle, d'une régularité parfaite et sans la moindre ondulation. Elle a la forme d'une demi-circonférence de plusieurs kilomètres de développement, et se trouve bordée en arrière par un double ou un triple rang de dunes. Cette heureuse disposition permet aux enfants, qui sont très-nombreux à cette station, de vivre pour ainsi dire sur la plage et de prendre leur bain dans une mer presque tiède, de courir dans l'eau, d'essayer de nager sans qu'il existe pour eux l'ombre même d'un danger. M. Brochard, depuis plusieurs années médecin de cette station, en vante beaucoup le climat. « Il est essentiellement tempéré, dit-il, et n'a ni les inconvénients du froid trop vif du Nord, ni ceux des chaleurs accablantes du Midi. Par son étendue, par sa beauté, par la sûreté rare qu'elle présente, cette plage convient aux enfants. Grâce à une forêt de pins qui l'abrite en partie des vents d'ouest et qui mêle son arôme salutaire à la brise de l'Océan, elle réunit tout ce que la mère la plus craintive, tout ce que le médecin le plus exigeant peuvent désirer sous le rapport de l'agrément, de l'hygiène et de la salubrité. »

TRÉPORT

(SEINE-INFÉRIEURE.)

Itinéraire de Paris au Tréport. — Départ : gare Saint-Lazare. — Chemin de fer de Paris à Dieppe (voyez *Dieppe*). — II. Voitures de Dieppe au Tréport. — Distance : 30 kil. — Prix : 4 fr.

Le Tréport est une petite ville maritime, située à trente kilomètres de Dieppe, à l'embouchure de la Bresle, dans une position très-pittoresque. On y trouve une vaste plage à fond de galet, un petit casino et un établissement de bains de mer chauds, et d'hydrothérapie à l'eau de mer. Cette station, beaucoup moins bruyante que celles de Boulogne, de Dieppe et de Trouville, est très-fréquentée par ceux qui veulent mener au bord de la mer une vie calme et tranquille.

TROUVILLE

(CALVADOS.)

Itinéraire de Paris à Trouville. — Départ : gare Saint-Lazare. — Chemin de fer de Paris à Trouville. — Distance : 220 kil. — Durée du trajet : 6 h. 15. — Prix : 1re cl., 27 fr. 10 ; — 2e cl., 20 fr. 35 ; — 3e cl., 14 fr. 90.

TROUVILLE est une jolie petite ville de 6,000 habitants, bâtie en amphithéâtre sur une belle colline au pied de laquelle coule la Touque. La plage est la seule de la côte normande qui soit formée par un sable fin, vierge de galet. Le Casino s'élève en face de la plage, sur une terrasse assez élevée qui domine la mer. Il est beaucoup plus fréquenté que la plage, car on va à Trouville comme on allait à Bade, non pas pour se baigner, mais pour *s'amuser* (?), si l'on peut qualifier d'amusement une existence qui consiste, pour les hommes comme pour les femmes, à faire par jour une foule de toilettes plus extravagantes et plus gênantes les unes que les autres, à se promener l'après-midi sur la plage, en grande tenue, et à suer, le soir, dans les salons du Casino !

—

VEULLES (Seine-Inférieure). — Charmant petit bourg, situé à vingt-deux kilomètres de Motteville, station du chemin de fer de Paris à Fécamp, sur un coin de terre des plus pittoresques et des plus romantiques. Sa plage est charmante et environnée de délicieuses villas, parmi lesquelles on remarque celles de Paulin Ménier, Mélingue, Lambinet, etc.

—

VILLERVILLE (Seine-Inférieure). — Petit bourg situé à huit kilomètres de Trouville. Sa plage est rocheuse et peu agréable ; elle reçoit cependant chaque année quelques baigneurs. On n'y trouve ni casino ni établissement de bains.

—

VILLERS (Calvados). — Petit bourg situé à six kilomètres de Trouville, très-fréquenté par les baigneurs qui vont demander à la mer, non pas des plaisirs folâtres et énervants, mais le repos et la santé. La plage à fond de sable est très-belle, et dominée par le Casino.

—

Yport (Seine-Inférieure).—Petit village aussi pittoresque qu'Étretat, situé à quatre kilomètres de Fécamp. La plage est sablonneuse et abritée par deux hautes falaises. Le Casino est dirigé par Nathan, le célèbre violoncelliste. Dans les environs se trouve la forêt des Hogues, pleine de sites romantiques.

FIN DES BAINS DE MER

MALADIES TRAITÉES

AUX

EAUX MINÉRALES ET AUX BAINS DE MER

MÉMENTO THÉRAPEUTIQUE

Il est évident que nous ne pouvons ici faire l'histoire de chaque maladie et discuter longuement, avec tous les développements voulus, les indications thérapeutiques propres non-seulement à chaque maladie, mais à chaque variété et à chaque période de la maladie. Ce travail mériterait à lui seul tout un volume.

Nous voulons seulement rédiger un simple mémento thérapeutique, dans lequel, passant rapidement en revue les principales maladies qui ressortissent de la thérapeutique hydro-minérale, nous indiquerons les sources qui semblent agir de la manière la plus efficace, renvoyant pour les détails au chapitre spécial consacré à chacune de ces eaux.

ABCÈS FROIDS. — Voyez : *Scrofule.*

ADÉNITE SCROFULEUSE. — Voyez : *Scrofule.*

ALBUMINURIE. — Quoique plusieurs médecins aient attribué à certaines eaux une spécificité curative dans l'albuminurie, le nombre des malades atteints de cette affection que l'on a soumis à la médication hydro-minérale est très-minime. Cela tient à ce que pas une seule source ne jouit de propriétés spécifiques contre l'albuminurie. Cependant, nous devons dire que les eaux alcalines ferrugineuses, comme *Vals* et *Vichy*, et les eaux chlorurées sodiques ont amené quelques bons résultats au début de la maladie. Aussitôt que l'hydropysie se manifeste, leur emploi doit être formellement suspendu, sous peine d'aggravation de la maladie.

AMÉNORRHÉE. — Voyez : *Utérus.*

ANÉMIE. — L'anémie réclame d'une manière générale les eaux ferrugineuses: *Andabre, Auteuil, Bussang, Campagne, Forges, Arezza, Passy,* etc. Lorsqu'elle résulte d'une alimentation insuffisante, d'hémorraghies, d'évacuations excessives, les sources sulfureuses douces et ferrugineuses seront préférables : *Ax, Aix-les-Bains, Cauterets, Eaux-Chaudes, Gréoulx, Saint-Sauveur,* etc. Lorsqu'elle est liée à une constitution lymphatique, on aura recours de préférence aux eaux chlorurées sodiques moyennes et ferrugineuses : *Bourbon-l'Archambault, la Bourboule, Luxeuil,* etc., ou aux bains de mer.

ANGINE. — Cette affection, caractérisée par l'inflammation de la muqueuse qui tapisse les voies aériennes, depuis la trachée artère, jusqu'à l'arrière-gorge, est très-heureusement traitée par les eaux sulfureuses en boisson, inhalations et pulvérisation : *Ax, Amélie-les-Bains, Cauterets, Eaux-Bonnes, Enghien, Luchon, Marlioz, Molitg, Pierrefond, Saint-Honoré, le Vernet,* etc.; par les eaux bicarbonatées sodiques mixtes et chlorurées de *Royat,* et par les eaux du *Mont-Dore.*

ANKYLOSE. — *Bains, Baréges, Evaux, Bourbon-l'Archambault,* etc.

ARTHRITE. — Voyez : *Rhumatismes.*

ASTHME. — Cette affection est heureusement modifiée ou guérie par les eaux énumérées à l'article *Angine.*

ATONIE. — L'atonie en général demande des eaux excitantes, réparatrices toniques et reconstituantes, et l'hydrothérapie.

L'*atonie de l'estomac*, presque toujours liée à une névrose de cet organe, est très-heureusement traitée par les eaux alcalines et gazeuses : *Capvern, Luxeuil, Niéderbronn, Pougues, Plombières, Saint-Alban, Saint-Nectaire, Vals, Vichy,* etc.

Les mêmes sources conviennent aussi très-bien à l'*atonie des intestins.*

L'*atonie de la vessie*, lorsqu'elle entraîne une incontinence d'urine, réclame surtout l'hydrothérapie et les bains de mer. Lorsqu'elle entraîne au contraire une rétention de l'urine, l'atonie de la vessie réclame des eaux minérales fortement stimulantes, telles que *Aix, Baréges, Bourbonne-les-Bains, Luchon,* etc.

Quant à l'atonie de l'utérus, voyez : *Utérus, Leucorrhée.*

ATROPHIE. — L'*atrophie musculaire progressive* réclame l'emploi des eaux chlorurées sodiques : *Uriage, Lamotte, Balaruc,* etc., combiné avec celui de l'électricité, ou bien l'hydrothérapie à l'eau de mer. Il en est de même de l'*atrophie musculaire rhumatismale.*

BRONCHITE. — Cette affection réclame les mêmes eaux que l'*Angine* (voyez ce mot).

CACHEXIE. — On entend en général par cachexie un état d'altération générale et profonde de l'organisme, survenu à la suite d'une maladie chronique grave et prolongée, et spécialement les périodes ultimes des états diathésiques.

Dans les *cachexies par épuisement,* qui ne sont liées à aucune cause spécifique, on emploiera avec succès les eaux chlorurées sodiques et ferrugineuses : *Balaruc, Bourbonne, Bourbon-l'Archambault, la Bourboule, Moutiers, Salins* (Jura), *Salins* (Savoie), *Salies de Béarn,* etc.; *Auteuil, Bussang, Cransac, For-*

ques, *Orezza*, *Passy*, etc., ou bien les sources sulfureuses et ferrugineuses : *Bagnères-de-Luchon* *Cauterets*, etc., ou encore, les bains de mer.

Dans les *cachexies paludéennes*, *Vichy* et *Vals* font merveille. Viennent ensuite les eaux sulfatées magnésiques et calciques, les eaux chlorurées sodiques fortes et enfin les eaux ferrugineuses.

Dans la *cachexie syphilitique*, les eaux sulfurées sodiques : *Ax*, *Aulus*, *Amélie*, *Bagnols*, *Baréges*, *Luchon*, etc.; les eaux chlorurées sodiques : *Balaruc*, *Bourbonne*, *la Bourboule*, *Salins*, etc., agissent souvent avec succès. Ces mêmes eaux conviennent aussi dans la *cachexie mercurielle*.

CAL. — Voyez : *Fracture*.

CALCULS BILIAIRES. — Eaux bicarbonatées sodiques et sulfatées calciques : *Capvern*, *Contrexéville*, *Martigny*, *Vals*, *Vichy*, *Vittel*, etc.

CALCULS URINAIRES. — Voyez : *Pierre*.

CATARRHES. — Voyez : *Angine*, *Bronchite*, *Laryngite*, *Pharyngite*, *Utérus*, *Vessie*.

CHLOROSE. — Eaux ferrugineuses. — Bains de mer. — Eaux sulfureuses ferro-magnésiennes : *Ax*, *Cauterets*. *Eaux-Chaudes*, *Luchon*, etc. — Eaux bicarbonatées calciques : *Pougues*, etc.

CHORÉE. — Eaux chlorurées sodiques. — Bains de mer. — Eaux d'*Ussat*, de *Néris*, de *Plombières*, etc.

COLIQUE HÉPATIQUE. — Eaux bicarbonatées sodiques et sulfatées calciques : *Capvern*, *Contrexéville*, *Martigny*, *Vals*, *Vichy*, *Vittel*, etc.

COLIQUES NÉPHRÉTIQUES. — Voyez : *Gravelle*.

CYSTITE. — Eaux bicarbonatées sodiques et sulfatées sodiques : *Capvern*, *Contrexéville*, *Martigny*, *la Preste*, *Pougues*, *Vals*, *Vichy*, *Vittel*, etc.

DARTRES. — Voyez : *Dermatoses*.

DERMATOSES. — En adoptant les idées professées par Bazin dans son livre sur le *traitement des affections de la peau par les eaux minérales*, voici quelles sont les indications relatives à chaque espèce de dermatose :

Arthridites. Eaux bicarbonatées faibles : *Châteauneuf*, *le Boulou*, *Vic-le-Comte*, *Vic-sur-Cère*, etc. — Eaux bicarbonatées et chlorurées sodiques arsénicales : *la Bourboule*, *Mont-Dore*, etc.

Dermatoses squameuses sèches. — Eaux et boues sulfureuses thermales fortes, moyennes ou faibles suivant les cas : *Ax*, *Baréges*, *Cauterets*, *Luchon*, etc.; *Allevard*, *Amélie*, *Eaux-Chaudes*, *Barbotan*, *Dax*, *Enghien*, *Gréoulx*, *Olette*; *Saint-Honoré*, *Aix-les-Bains*, *Bagnoles*, *Molitg*, *Saint-Amand*, *Saint-Gervais*, *Saint-Sauveur*, etc.

Herpétides. — Eaux sulfurées sodiques : *Amélie*, *Baréges*, *Cauterets*, *Eaux-Chaudes*, *Dax*, etc. — Eaux sulfurées sodiques : *Allevard*, *Cambo*, *Castera-Verduzan*, *Cauvalat*, *Guillon*, *Uriage*, etc. — Eaux chlorurées sodiques sulfureuses, arsénicales : *la Bourboule*, *Plombières*, etc.; la source *Dominique* de *Vals* et la source *Lardy* de *Vichy*, etc.

Scrofulides. — Eaux sulfureuses : *Ax*, *Cauterets*, *Enghien*, *Néris*, *Saint-Sauveur*, *Saint-Honoré*, etc. — Eaux sulfureuses-chlorurées-sodiques : *Allevard*' *Gréoulx*, *Saint-Gervais*, *Uriage*, etc. — Eaux chlorurées sodiques et bromoiodurées : *Bourbonne*, *Bourbon-Lancy*, *Challes*, *Royat*, *Salins* (Jura), *Salins* (Savoie), *Royat*, *Saint-Nectaire*, *Salies de Béarn*, *Salies de Salat*, etc.

Syphilides. — Eaux sulfureuses : *Aulus, Ax, Baréges, Luchon, Saint-Sauveur,* etc. — Eaux chlorurées sodiques bromo-iodurées : *Balaruc, Challes, Lamotte-Salins, Uriage,* etc.

DÉVIATIONS UTÉRINES. — Voyez : *Utérus.*

DIABÈTE. — Eaux bicarbonatées sodiques : *Vals, Vichy,* etc., et mieux : les bains de mer.

DYSMÉNORRHÉE. — Voyez : *Utérus.*

DYSPEPSIE. — *Dyspepsie atonique.* — Eaux bicarbonatées sodiques très-ferrugineuses : *Andabre, Bussang, Forges, la Bauche, la Malou, Pougues, Saint-Pardoux,* etc.

Dyspepsie acide. — Eaux bicarbonatées sodiques et calciques, *Chateldon, Condillac, Couzan, Saint-Alban, Saint-Galmier, Scultzmatt, Vic-sur-Cère,* etc.

Dyspepsie chloro-anémique. — Eaux ferrugineuses bicarbonatées.

Dyspepsie gastralgique. — Voyez : *Gastralgie.*

Dyspepsie flatulente. — Eaux bicarbonatées calciques : *Condillac, Pougues, Saint-Galmier,* etc. — Eaux sulfatées calciques : *Encausse, Contrexéville,* etc. — Eaux chlorurées sodiques : *Niederbronn, Plombières,* etc. — Eaux sulfatées et chlorurées sodiques : *Saint-Gervais,* etc.

DYSURIE. — Voyez : *Atonie de la vessie.*

EMPHYSÈME. — Voyez : *Asthme.*

ENGORGEMENTS. — Voyez : *Foie, Goutte, Prostate, Rhumatisme, Rate, Scrofule, Utérus.*

ENTÉRITE. — Eaux alcalines, laxatives et purgatives.

ENTORSE. — Eaux sulfurées sodiques : *Baréges.* — Eaux sulfatées calciques : *Bains, Bagnoles, Saint-Amand,* etc. — Eaux chlorurées sodiques : *Bourbon-l'Archambault, Bourbonne, Néris, Niederbronn, Salins, Salies,* etc. — Bains de mer.

ÉROSIONS DE L'UTÉRUS. — Voyez : *Utérus.*

FIÈVRE INTERMITTENTE. — Voyez : *Cachexie paludéenne.*

FISTULE. — Voyez : *Nécrose* et *Scrofule.*

FOIE. — Les diverses maladies de foie telles que : engorgements, calculs biliaires, coliques hépatiques, hépatite, réclament l'emploi des eaux bicarbonatées sodiques et sulfatées calciques : *Capvern, Contrexéville, Martigny, Vals, Vichy, Vittel,* etc.

FRACTURES. — Les cals douloureux, suites de fractures, réclament l'emploi des mêmes eaux que les *entorses* (voyez ce mot).

GASTRALGIE. — Les diverses gastralgies réclament l'emploi des mêmes eaux que les *dyspepsies* (voyez ce mot).

GASTRITE. — *Idem.*

GOUTTE. — Eaux bicarbonatées sodiques : *Néris, le Boulou, Vals, Vichy,* etc. et mieux : — Eaux sulfureuses thermales : *Aix-les-Bains, Bagnoles, Cauterets, Luchon,* etc., et mieux les eaux chlorurées sodiques thermales : *Balaruc, Bourbon l'Archambault, Lamotte, Niederbronn, Salins,* etc.

GRAVELLE. — Eaux sulfatées calciques : *Capvern, Contrexéville, Martigny,*

Vittel, etc. — Eaux bicarbonatées calciques : *Aix*, *Celles*, *Condillac*, *Chaudes-Aigues*, *le Boulou*, *Pougues*, *Vals*, *Vichy*, etc.

HÉMIPLÉGIE. — Voyez : *Paralysie.*

HÉMOPTYSIE. — Voyez : *Phthisie.*

HYPOCHONDRIE. — Voyez : *Névrose.*

HYSTÉRIE. — Voyez : *Névrose.*

IMPALUDISME. — Voyez : *Cachexie paludéenne.*

INCONTINENCE D'URINE. — Voyez : *Atonie de la vessie.*

LARYNGITES. — Les laryngites réclament l'emploi des mêmes eaux que les *angines* et les *bronchites* (voyez ces mots).

LEUCORRHÉE. — Voyez : *Utérus.*

LUMBAGO. — Voyez : *Névralgies.*

LUXATIONS. — Les suites des luxations réclament l'emploi des mêmes eaux que celles des *ankyloses* et des *entorses* (voyez ces mots).

LYMPHATISME. — Voyez : *Chlorose*, *Anémie*, *Scrofule.*

MÉTRITE. — Voyez : *Utérus.*

MIGRAINE. — Voyez : *Névralgies.*

NÉVRALGIES. — Les névralgies réclament avant tout des eaux thermales d'une faible minéralisation : *Bains*, *Bigorre*, *Eaux-Chaudes*, *Luxeuil*, *Molitg*, *Néris*, *Plombières*, *Saint-Sauveur*, etc.

NÉVROSE. — Eaux sédatives, toniques et reconstituantes. — Eaux sulfurées sodiques : *Eaux-Chaudes*, *Luchon*, *Aix-les-Bains*, *Saint-Sauveur*, etc. — Eaux bicarbonatées et sulfatées calciques faibles : *Bigorre*, *Encausse*, *Plombières*, *Ussat*, etc. — Les bains de mer.

MALADIES DES OS. — Voyez : *Ankylose*, *Entorse*, *Fracture*, *Luxations*, *Rachitisme*, *Scrofule.*

OTORRHÉE. — Voyez : *Scrofule.*

PARALYSIES. — Les paralysies *cérébrales* réclament spécialement l'emploi des eaux chlorurées sodiques fortes et moyennes thermales : *Balaruc*, *Bourbonne*, *Bourbon-l'Archambault*, *la Bourboule*, *Lamotte*, *Salins*, *Salies*, etc. On peut employer également les eaux à faible minéralisation et à haute thermalité, contre les paralysies cérébrales, mais leur action est plus manifeste dans les paralysies *spinales* et *périphériques.*

PHARYNGITE. — Les pharyngites réclament l'emploi des mêmes eaux que les *angines*, les *bronchites*, les *laryngites*, etc. (voyez ces mots).

PHTHISIE. — C'est seulement dans la phthisie au premier et au second degré qu'il faut recourir au traitement thermo-minéral, ou marin. — Les eaux sulfureuses énumérées à l'article *Angine* sont celles qui doivent être employées de préférence. Depuis les expériences de M. Amédée Latour, sur les effets du chlorure de sodium dans la phthisie, on emploie aussi les eaux chlorurées sodiques et les bains de mer.

PIERRE. — Les calculeux réclament les mêmes eaux que les malades atteints de *gravelle*, de *catarrhe de l vessie* (voyez ces mots).

PLAIES PAR ARMES A FEU. — Eaux sulfurées sodiques : *Baréges, Amélie-les-Bains.*—Eaux sulfatées calciques : *Bains, Bagnoles, Saint-Amand,* etc.—Eaux chlorurées sodiques : *Bourbon-l'Archambault, Bourbonne, Néris, Nierderbronn, Salins,* etc. — Bains de mer.

PROSTATE. — Voyez : *Vessie.*

RACHITISME. — Voyez : *Scrofule.*

RÉTENTION D'URINE. — Voyez : *Atonie de la vessie.*

RHUMATISME. — Le rhumatisme qui survient chez un individu jouissant d'ordinaire d'une bonne santé et ne présentant par les caractères d'un tempérament ou d'une constitution déterminée, peut être traité par des eaux minérales de natures diverses, pourvu qu'elles aient une température élevée et une installation balnéaire appropriée.

Le rhumatisme lié à la diathèse lymphatique et scrofuleuse réclame de préférence parmi les eaux sulfurées actives : *Ax, Aix-les-Bains, Baréges, Bagnols, Luchon* ; et parmi les eaux chlorurées sodiques fortes : *Balaruc, Bourbonne, Bourbon-l'Archambault, la Bourboule.*

Le rhumatisme lié à un état névropathique et de nature mobile réclame de préférence les eaux thermales peu minéralisées de *Bains, Bourbon-Lancy, Luxeuil, Néris, Plombières,* etc.

Le rhumatisme viscéral réclame les mêmes eaux que le rhumatisme lié à un état névropathique, auxquelles il faut ajouter les eaux d'*Aix-en-Provence, Eaux-Chaudes, la Malou, Olette, Saint-Sauveur,* etc.

Les sources bicarbonatées arsénicales, telles que le *Mont-Dore, Vals, Vichy,* conviennent de préférence aux rhumatismes goutteux.

SCROFULE. — La scrofule, suivant son degré d'intensité, et les parties de l'organisme où elle se manifeste, réclame l'emploi : 1° des eaux ferrugineuses ; 2° des eaux sulfureuses ; 3° des eaux chlorurées sodiques et des bains de mer.

SYPHILIS. — Voyez : *Cachexie syphilitique* et *Dermatoses.*

TUMEUR BLANCHE. — Voyez : *Scrofule.*

UTÉRUS (MALADIES DE L'). — *Aménorrhée, Dysménorrhée, Leucorrhée, Métrites, Engorgements utérins, Erosions du col, Ulcérations du corps et du col de l'utérus.* — Il n'existe pas à proprement parler d'eaux minérales spéciales pour le traitement des maladies de l'utérus, et les spécialisations que plusieurs médecins ont réussi à établir ne sont qu'apparentes et ne se rattachent, comme l'a fort bien dit M. Durand-Fardel, qu'à des circonstances d'appropriation assez secondaires. Le médecin qui traite les maladies de l'utérus peut leur appliquer les eaux de toutes sortes, pourvu qu'elles soient en rapport : 1° avec l'état constitutionnel ou diathésique dominant de la femme ; 2° avec la susceptibilité fluxionnaire ou névrosique de l'appareil utérin.

Chez les anémiques, on emploiera les eaux ferrugineuses thermales : *Barbotan, Campagne, Rennes, Sylvanès,* etc.

Chez les lymphatiques ou les scrofuleuses atteintes de catarrhes chroniques, on préfèrera les eaux sulfurées sodiques : *Amélie, Ax, Eaux-Chaudes, la Preste, Olette, Saint-Sauveur,* etc.

Chez les femmss atteintes d'engorgements utérins, on aura recours aux eaux chlorurées sodiques moyennes et fortes : *Bourbon-Lancy, Bourbon-l'Archambault, la Bourboule, Lamotte, Luxeuil, Saint-Nectaire, Uriage,* etc.

Chez les femmes atteintes de métrites chroniques, qui ne permettent que rarement d'avoir égard exclusivement à l'action diathésique, nous conseillerons avec M. Durand-Fardel les eaux faiblement minéralisées et les sulfatées calciques : *Aix-en-Provence, Bains, Bigorre, Encausse, Évaux, Néris, Plombières, Ussat*, etc.

VESSIE. — (*Catarrhe vésical, Engorgement du col, Engorgement de la prostate, Dysurie, Atonie de la vessie, Calculs urinaires, Cystite*, etc.) Les eaux qui conviennent le mieux sont les eaux bicarbonatées sodiques faibles, les eaux sulfureuses dégénérées et, dans le plus grand nombre de cas, les eaux sulfatées calciques. Parmi celles dont l'expérience et le succès ont consacré l'usage, nous citerons : *Capvern, Contrexéville, Cransac, Dax, Euzet, Évian, Martigny, Molitg, Médague, Néris, la Preste, Pougues, Saint-Alban, Saint-Amand, Royat, Soultzmatt, Vals, Vichy, Vic-sur-Cère, Vittel*, etc.

TABLE GÉNÉRALE DES MATIÈRES

I

NOUVEAU GUIDE PRATIQUE AUX EAUX MINÉRALES DE FRANCE

II

NOUVEAU GUIDE PRATIQUE AUX BAINS DE MER DE FRANCE

III

MALADIES TRAITÉES PAR LES EAUX MINÉRALES ET LES BAINS DE MER

TABLE DES EAUX MINÉRALES

PAR DÉPARTEMENTS

AIN. — Cadinière (La), Reyrieux (La).

AISNE. —

ALLIER. — Argentières, Bourbon-L'archambault, Brugheas, Cusset, Hauterive, Jenzat, Néris, Saint-Pardoux, Saint-Yorre, Trollière (La), Vaïsse, Vichy.

ALPES (BASSES). — Digne, Gréoulx.

ALPES (HAUTES.) — Champoléon, Florins-Saint-André, Guibert (Les), Lautaret, Liche (La), Monestier-de-Briançon (Le), Plan-de-Phazy, Rensollon, Saint-Bonnet, Saint-Pierre-d'Argenson, Saléon, Saulce (La), Trescléoux.

ALPES MARITIMES. —

ARDÈCHE. — Celles, Desaigues, Maléon, Neyrac, Saint-Laurent, Thucyt, Vals.

ARDENNES. — Laifour, Mézières, Rethel.

ARIÉGE. — Audinac, Aulus, Ax, Carcanières, Foncirgue, Mérins, Saint-Quiterie-de-Tarascon, Sentein, Ussat, Usson.

AUBE. — Chapelle-Godefroy (La).

AUDE. — Alet, Campagne, Ginoles, Rennes, Salz, Sougrogne.

AVEYRON. — Camarès, Casuejoulx, Cransac, Crol (Le), Prugnes, Sylvanès, Villefranche.

BOUCHES-DU-RHONE. — Aix, Cambrette (La), Roucas-Blanc.

CALVADOS. — Auctonville.

CANTAL. — Chaudesaignes, Fontanes, Fontaneyre, Jalleyrac, Jarrousset, Magnac, Montchanson, Ouche, Pas-de-Compains, Perruchès, Revaute (La), Saignes, Saint-Géraud, Sainte-Marie, Saint-Martin-Valmeroux, Saint-Ours, Saute-Veau, Savergnole, Stalapos, Tessières-les-Boulies, Trémiseau, Vic-sur-Cère.

CHARENTE. — Absac.

Charente-Inférieure. — Soubise.

Cher. —

Corrèze. — Betaille.

Corse. — Caldaniccia, Calvanella, Guagno, Guitera, Orezza, Piétrapola, Puzzichello.

Cote-d'Or. — Santenay, Sémur.

Cotes-du-Nord. — Dinan.

Creuse. — Evaux.

Dordogne. — Panasson, Séneuil.

Doubs. — Guillon, Lac-Villers.

Drome. — Bondonneau, Condillac, Dieu-le-Fit, Montbrun, Propiac, Valence, Vaugnières,

Eure. —

Eure-et-Loir. —

Finistère. —

Gard. — Cauvalat-lès-le-Vigan, Euzet, Fonsanches, Saint-Félix-des-Paillières,

Garonne (Haute). — Bagnères-de-Luchon, Barbazan, Bourrassol, Encausse, Labarthe-Rivière, Montégut, Plan (Le), Sainte-Madeleine-de-Flourens, Saleich, Salies-du-Salat, Salles, Trébons.

Gers. — Aurensan, Barbotean, Castera-Verduzan, Lavardens.

Gironde. — Belloc, Bernos, Cours, Crédo, Montrepos, Recaire, Saucats.

Hérault. — Avesne, Balaruc, Foncaude, Gabian, Lamalou, Rieumajou, Saint-Julien, Veyrase.

Ille-et-Vilaine. — Vitré.

Indre. —

Indre-et-Loire. — Turpenay.

Isère. — Allevard, Auriol, Bachet (Le), Bourg-d'Oisans, Choranche, Cordéac, Correnc, Crémieu, Domène, Echaillon, Ferrière (La), Lacombe, Lamothe, Laval, Monestier-de-Clermont (Le), Oriol, Paute (La), Salat, Soulieux, Terrasse (La), Tréminis, Uriage.

Jura. — Jouhe, Salins.

Landes. — Basthènes, Dax, Eugénie-les-Bains, Gamarde, Pouillon, Préchac, Saubuse, Tercis.

Loir-et-Cher. — Saint-Denis-les-Blois.

Loire. — Couzan, Juré, Lanjeac, Montbrison, Origny, Renaison, Roanne, Sail-les-Bains, Saint-Alban, Saint-Galmier, Saint-Priest-la-Roche, Saint-Romain-le-Puy, Salt-en-Douzy.

Loire (Haute). — Langeac, Soucheyre.

Loire-Inférieure. — Barberie, Chapelle-sur-Erdre, Ebaupain, Forges, Préfailles.

Loiret. — Noyers, Segray.

Lot. -- Bio.

Lot-et-Garonne. — Casteljaloux.

Lozère. — Bagnols, Chaldette (La),

Maine-et-Loire. — Andard, Chalonnes, Chapronnière (La), Chaumont, Chemillé, Courrière, Domeray, Durtal, Ecuillé, Gohier, Launay, Martigné-Briant, Prunier, Quincé, Rosseau, Saint-Barthélemy, Saint-Remy-la-Varenne, Seine, Segré, Sorinière (La), Soucelles, Soudon, Varennes.

Manche. —

Marne. — Sermaise, Vitry-sur-Marne.

Marne (Haute). — Bourbonne-les-Bains, Saint-Dizier.

Mayenne. — Château-Gonthier.

Meurthe. — Nancy.

Meuse. —

Morbihan. —

Moselle. — Bonnefontaine, Cocherey, Forbach, Metz, Saltzbronn, Sarre, Sierk.

Nièvre. — Pougues, Saint-Honoré, Saint-Parize, Saulx.

Nord. — Anzin, Saint-Amand, Vicoigne.

Oise. — Fontaine-Bonneleau, Mortefontaine, Pierrefonds, Verberie.

Orne. — Bagnoles, Bellesme, Saint-Santin.

Pas-de-Calais. —

Puy-de-Dome. — Arlauc, Augnat, Bard, Beaulieu, Besse, Bourboule (La), Chamalières, Chambon (Le), Châteauneuf, Chateldon, Chatelguyon, Clermont, Courpière, Grandrif, Jaude, Marat, Martres-de-Vevre, Médague, Montcel, Mont-Dore, Montpensier, Rouzat, Royat, Saint-Allyre, Saint-Amand-Roche-Savine, Saint-Diery, Saint-Donat, Saint-Floret, Saint-Georges-des-Monts, Saint-Hipolyte'd'Enval, Saint-Myon, Saint-Nectaire, Sauxillanges, Ternant, Trières, Vernet (Le), Vic-le-Comte.

Pyrénées (Basses-). — Cambo, Eaux-Bonnes, Eaux-Chaudes, Garris, Rebenac Saint-Christan, Salies-de-Béarn.

Pyrénées (Hautes-). — Bagnères-de-Bigorre, Baréges, Bué, Cadéac, Capverz, Cauterets, Gazost, Labarthe-de-Neste, Labassère, Pinac, Sainte-Marie, Saint-Sauveur, Siradan, Tramesaignes, Viscos, Visos.

Pyrénées-Orientales. — Amélie-les-Bains, Boulou (Le), Collioure, Dorbes, Escaldas, Forceval, Laroque, Lho-et-Quez, Molitg, Montlouis, Montner, Nohèdes, Nyer, Olette, Preste (La), Quez-et-Lho, Sahila, Saint-Thomas, Solces, Sorède, Thuez, Urbania, Vernet (Le), Vinça.

Rhin (Bas-). — Chatenoy, Niéderbronn, Roshein, Saint-Ulrich, Soultz-les-Bains.

Rhin (Haut-). — Soultzbach, Soulzmatt, atwiller.

Rhône. — Charbonnières, Lyon, Quincié, Roche-Cardon (La), Sarcey.

Saône (Haute-). — Corre, Ecquevilley, Luxeuil, Neuville-lès-la-Charité, Scey, Villeminfroy.

Saône-et-Loire. — Bourbon-Lancy, Crèches, Mâcon, Saint-Christophe.

Sarthe. — Ruillé.

Savoie. — Aix-les-Bains, Brides-les-Bains, Challes, Chamouny, Coise, Pigna, Saint-Isoare, Saint-Simon, Salins.

Savoie (Haute-). — Amphion, Evian, Marlioz, Saint-Gervais.

Seine. — Auteuil, Batignolles, Belleville, Passy.

Seine-et-Marne. — Provins.

Seine-et-Oise. — Enghien, Forges-les-Bains, Montlignon, Versailles.

Seine-Inférieure. — Aumale, Bléville, Forges-les-Eaux, Gournay, Grasville-l'Heure, Nointot, Quiévrecourt, Rançon, Rouen, Sotteville-lès-Rouen, Valmont.

Sèvres (Deux). — Bilazai.

Somme. — Saint-Mard.

Tarn. — Trébas.

Tarn-et-Garonne. —

Var. —

Vaucluse. — Montmirail, Sault, Vacqueyras, Velleron.

Vendée. — Noirmoûtiers (Ile de).

Vienne. — Fontenelle, Psée, Vaire, Verger-Mondon, Vignolles.

Vienne (Haute-). —

Vosges. — Bains, Bulgnéville, Bussang, Contrexéville, Martigny, Outrancourt, Plombières, Saint-Diey, Saint-Vallière, Vittel, Vrécourt.

Yonne. —

TABLE ALPHABÉTIQUE

DES

EAUX MINÉRALES FRANÇAISES

TABLE ALPHABÉTIQUE

DES

BAINS DE MER FRANÇAIS

ERRATA

Page 3, après la ligne 19, devait être l'alinéa suivant :

Électricité. — De certaines expériences auxquelles s'est livré M. Scoutetten devant plusieurs médecins hydrologues, dans plusieurs stations thermales, et qui ont été présentées à l'Académie des sciences en 1865, il semblerait résulter : 1° que l'électricité se développe dans toutes les eaux minérales, proportionnellement aux actions chimiques que déterminent les éléments chimiques, lorsqu'ils existent dans des rapports favorables à des combinaisons nouvelles ; 2° que l'électricité est d'autant plus grande que la température est plus élevée.

PUBLICATIONS DU DOCTEUR PAUL LABARTHE

ARTICLES DE JOURNAUX

(BIOGRAPHIE, BIBLIOGRAPHIE, CRITIQUE, COMPTES RENDUS DE L'ACADÉMIE, ETC.)

L'Événement médical, 1868, *passim.*

L'Opinion médicale, 1870, *passim.*

Le Mouvement médical, 1869, 1870, 1872, *passim.*

OUVRAGES DIVERS

Nos médecins contemporains. *Études biographiques, bibliographiques et critiques sur les célébrités médicales contemporaines.* Ouvrage orné de 24 photographies et de 9 autographes (1868) ; 1 vol. in-12 de 400 pages. Prix . . . . 3 fr. 50

Le chancre simple, *chez l'homme et chez la femme* (1873). 1 vol. in-8° de 150 pages. Prix . . . . 2 fr. 50

Traité des rétrécissements de l'urèthre et des fistules urinaires, par le professeur Henry Thomson, de Londres, traduit de l'anglais sur la 3e édition, et augmenté d'un grand nombre de notes, par le docteur Paul Labarthe. 1 vol. in-8° (*sous presse*).

PARIS. — IMP. SIMON RAÇON ET COMP., RUE D'ERFURTH, 1.

www.ingramcontent.com/pod-product-compliance
Lightning Source LLC
Chambersburg PA
CBHW061000220326
41599CB00023B/3778

* 9 7 8 2 0 1 2 6 9 3 9 3 7 *